医薬品製剤開発のための次世代微粒子コーティング技術

Next-Generation Particulate Coating Technologies for the Development of Pharmaceutical Preparations

《普及版／Popular Edition》

監修 市川秀喜

シーエムシー出版

巻頭言

1　はじめに

　医薬品製剤におけるコーティングプロセスは，転動あるいは流動している粒子群へのコーティング物質の湿式スプレーが主流である。こうした湿式スプレーコーティング技術は長い歴史を持ち，製薬分野では，その先駆的研究とされるDale E. Wursterの気中懸濁被覆法に関する報告[1]がなされたのは1959年に遡る。それから半世紀以上を経過した今日では，コーティングの単位操作としては既に高い技術水準に達しており，その対象も初期の錠剤のフィルムコーティングから，顆粒剤などの多単位製剤への高次な機能性コーティングへと拡大した。さらに近年の口腔内崩壊錠やドライシロップに代表される易服用性経口製剤用の放出制御ユニット製造の必要性に後押しされ，いまや100 μm台の大きさの製品までが対象となりつつある。一方，100 μm以下の粒子径の製品は，そのような易服用性経口製剤のみならず，機能性注射剤などの多様なニーズ[2]があるにもかかわらず，まだ上市されるには至っていない。このレベルの粒子への湿式スプレーコーティングには，生産効率と品質の再現性に難点があり，克服すべき技術的課題が多く残されている。実用化においては凝集を防ぎ，高い収率を維持しつつ，いかに薄いコーティング膜で所望の機能を発揮できるかが重要となる。

　本書では，こうした微粒子へのコーティングについて，①基礎事項と考え方，②材料面，装置・プロセス面，処方・粒子構造設計面からのアプローチ，③実製品の開発事例と展望，④計測や製品特性評価技術を取り上げ，各方面の第一線でご活躍の研究者の方々に執筆のご尽力を頂いた。詳細は各章をご覧頂くことにして，本稿では，微粒子へのスプレーコーティングの現状と課題を概観し，将来の展望を考えてみたい。

2　微粒子コーティングの課題

　製薬分野において，スプレーコーティングの対象が実生産レベルで100 μm台の粒子に突入したのは，2000年代になってからのことである。これ以下のサイズの微粒子のコーティングには絶えず困難さがつきまとい，それは主に2つの要因から生じる。ひとつは，その物性がもたらすハンドリング性の悪さである。一般に，100 μm以下のレベルになると，重力支配から付着力支配となり，粒子同士が容易く凝集するようになるほか，静電気を帯びやすくなり，さらには空気流動も不安定になりやすい。これらはいずれも単核で均一なコーティングの阻害要因となる。もうひとつは，微粒子化に伴う比表面積の増大によってコーティング剤の必要量が飛躍的に多くなること

にある。今,同一密度（1.5 g/cm^3）で粒子直径が1 mm, 100 μm, 50 μmまたは10 μmの球形粒子に,それぞれ膜厚が10 μmとなるようにスプレーコーティングすることを考える。コーティング剤によって形成されるフィルムの密度が1.2 g/cm^{3}であるとすると,核粒子に対するコーティング剤の量は 1 mmの粒子の場合,4.9 wt％である。これに対し,100 μmの粒子では58.2 wt％,50 μmでは139.5％,10 μmの粒子に至っては2080 wt％と,核粒子に対して実に約20倍という膨大な量のコーティング剤が必要になる。50 μmの核粒子を用いて100 kgスケールの生産バッチを想定すると,仮に固形分濃度が10％のスプレー液を調製でき,流速100 g/minでコーティングを実施できるとしても,作業所要時間は232.5時間,ほぼ丸10日かかる計算になる。このように微粒子コーティングでは生産性に難が生じるのは明らかである。当然ながら,より高速でのスプレーが可能な技術の開発がなされれば,工程時間の短縮は図れるが,コーティング剤量の低減にはつながらない。装置・プロセス面の工夫だけで解決できない課題である。一方,10 μmの厚みを要するフィルム機能を例えば1 μmレベルの厚みで実現できれば,上記の想定で必要なコーティング剤量は10 wt％で済む。これにより所要時間は16.7時間まで短縮できる。この例で分かるように,50 μm台の微粒子へのスプレーコーティングを実用化しようとすれば,材料面の技術的進歩や粒子構造設計もまた本質的に欠かせない。

3 材料

医薬品のコーティングに用いられる代表的なコーティング剤と核粒子を表1にまとめて示す。核粒子としては,糖質系およびセルロース系の球形粒子が市販され,顆粒などの多単位製剤に汎用されている。また,微粒子コーティングのニーズから,近年は,100 μm台の粒子径を有する球形核粒子が上市されるようになっている。

微粒子コーティングのためのコーティング基剤には,核粒子の凝集を防ぎ,薄膜で所望の機能を発現できる特性が求められる。凝集防止には材料の結合力の制御がポイントとなる。コーティング基剤は溶液タイプと分散系タイプに大別される。前者は,例えば薬物レイヤリング時の結合剤として利用される。乾燥と同時に成膜が進行するため,一般に強い結合力を示すが,非相溶性の添加剤や（薬物を含む）不溶性固体微粒子の添加によって結合力の低下を生み出せることがある。一方,分散系タイプのうち,その代表例である高分子ラテックスを用いる場合,その軟化温度に応じて結合力の制御が可能なことが示唆されている[3]。コーティング時にラテックス粒子を核粒子表面上に積層のみ行う操作条件を設定し,その後,別途加熱キュアリングにより成膜させる方法を採れば,50 μm台の核粒子に対しても凝集率を数％程度に抑えると共に,薬物放出も制御できる[3]。10 μm台粒子のコーティング操作も可能であるが,このレベルの粒子では皮膜の展延が不十分となり,ポーラスになりやすい。また,静電気による装置壁面への付着も顕著になり,製品特性の不均一化を招く。このような課題に対して,それらの解消を可能にする複数の機能を持たせ,かつ整合性がとれた特別な材料設計が求められる。

表 1 代表的なコーティング基剤と核粒子

Type	Brand	Supplier	Solvent	Soluble in:	Main component
Spray solution	Kolidon VA64	BASF	Water	Water	6 : 4 poly (VP/VA)
	Kollidon 20, 30	BASF	Water	Water	Polyvinylpyrrolidone
	Kollicoat IR	BASF	Water	Water	PEG-grafted with PVA
	POVACOAT	Nisshin Kasei	Water	Water	PVA-AA-MMA copolymer
	Opadry series	Colorcon	Water	Water	Mixture of water-soluble polymer, plasticizer and pigment
	Metolose SM-4	Shin-Etsu	Water	Water	Methyl cellulose
	TC-5	Shin-Etsu	Water	Water	Hydroxypropyl methyl cellulose
	HPC-H, M, L, SL, SSL	Nippon Soda	Water	Water	Hydroxypropyl cellulose
	CMEC	Freund	Water-ethanol	Intestine	Carboxymethyl ethyl cellulose
	HPMCP	Shin-Etsu	Water-ethanol	Intestine	Hydroxypropyl methyl cellulose phthalate
	Kollicoat MAE100 P	BASF	Organic solvent	Intestine	1 : 1 Poly (EA/MAA)
	Eudragit E100	Evonik	Organic solvent	Stomach	Poly (BMA/MMA/DMAEMA)
	Eudragit L100/S100	Evonik	Organic solvent	Intestine	1 : 1/1 : 2 Poly (MAA/MMA)
	Eudragit RS100/RL100	Evonik	Insoluble	(Insoluble)	1 : 2 : 0.1/1 : 2 : 0.2 Poly (EA/MMA/TAMCl)
Spray dispersion	EC N-10 F	Shin-Etsu	Water	Insoluble	Ethylcellulose ground powder
	Aquacoat	FMC	Water	Insoluble	Ethylcellulose pseudolatex
	Surelease	Colorcon	Water	Insoluble	Ethylcellulose pseudolatex
	Eudragit RS30 D	Evonik	Water	Insoluble	1 : 2 : 0.1 Poly (EA/MMA/TAMCl) pseudolatex
	Eudragit RL30 D	Evonik	Water	Insoluble	1 : 2 : 0.2 Poly (EA/MMA/TAMCl) pseudolatex
	Eudragit NE30 D/NE40 D	Evonik	Water	Insoluble	2 : 1 Poly (EA/MMA) latex
	Kollicoat EMM30 D	BASF	Water	Insoluble	2 : 1 Poly (EA/MMA) latex
	Kollicoat SR30 D	BASF	Water	Insoluble	Polyvinyl acetate latex
	Kollicoat Smartseal 30 D	BASF	Water	Stomach	7 : 3 Poly (MMA/DEAEMA) latex
	AQOAT	Shin-Etsu	Water	Intestine	Hydroxypropylmethylcellulose acetate succinate
	Kollicoat MAE30 DP	BASF	Water	Intestine	1 : 1 Poly (EA/MAA) latex
	Eudragit L30 D-55	Evonik	Water	Intestine	1 : 1 Poly (EA/MAA) latex
	Eudragit FS30 D	Evonik	Water	Intestine	7 : 3 : 1 Poly (MA/MMA/MAA) latex
Dry powder	Lubri wax 101/103	Freund		Insoluble	Hydrogenated caster/rape oil
	Polishing wax	Freund		Insoluble	Carnauba wax
	PEP 101	Freund		Insoluble	Poly (ethyleneoxide/propyleneoxide)
Core	Nonpareil 101/103/105/108	Freund			Spherical granules of sucrose-starch/sucrose/lactose-microcrystalline cellulose/mannitol/
	Celphere 102/203/305/507	Asahi Kasei			Spherical granules of microcrystalline cellulose

AA : acrylic acid, BMA : butyl methacrylate, EA : ethyl acrylate, DEAEMA : diethylaminoethyl methacrylate, DMAEMA : dimethylaminoethyl methacrylate, MA : methyl acrylate, MAA : methacrylic acid, MMA : methyl methacrylate, PEG : polyethylene glycol, PVA : polyvinyl alcohol, TAMCl : trimethylammonioethyl methacrylate chloride, VA : vinyl acetate, VP : vinylpyrrolidone.

4 装置・プロセス

転動あるいは流動している粒子群への各種湿式スプレー法には，単核被覆が可能な下限粒子径，および流動化による磨損・破損が起こる上限粒子径が存在する。流動状態が粒子径や粒子密度によってどのように変化するかはGeldert[4]によって整理されており，通常の粉体（比重1.5程度）では20 μmが流動化操作可能な下限界粒子径になる。20～200 μmの範囲では流動化が可能でも，粒子運動が弱くコーティング基剤の結合力に抗うだけの分離力が作用しにくいため凝集しやすく，単核でコーティングすることは容易ではない。このため，流動層などを用いる湿式スプレー法は実用的には200 μm以上の粉粒体に適用され，医薬品では顆粒剤や細粒剤のコーティング技術として威力を発揮している。最近は100 μm以下の微粒子のプロセシングを指向した装置の開発が検討されている。本書でも述べられているように，例えば，転動流動層内に粒子の解砕・整粒機構を付加したり，流動層本体に外部から機械的振動を付加して芯粒子凝集を防止したり，回転する円筒状の空気分散盤を備えた流動層内で粒子に対して遠心力を作用させることによって微粒子の定常的な流動化を図ったり，スプレー様式を工夫して高圧ジェットにより粒子凝集を抑制したりすることを原理としている。

スプレーコーティングにおける粒子の凝集形成は，装置から与えられる機械的な分離力と粒子間に供給されるコーティング剤による結合力の相対的なバランスで決まる。従って，粒子凝集を防止するアプローチとしては，上述したように機械的分離力を高める装置機構に基づくもののほか，コーティング剤のスプレー供給機構の工夫が考えられる。医薬品分野ではコーティング液を圧縮空気によってミスト化するいわゆる二流体ノズルが汎用されているが，生成するスプレーミストの径は通常数十μm程度である。場合によっては核粒子と同レベルのサイズとなる。より微細なミストの生成，あるいは送液時の脈動などにより発生する粗液滴の低減が可能な新しい機構のスプレーノズルの開発が望まれよう。

5 粒子構造設計

湿式スプレー法が作り出す粒子構造は基本的に多層構造である。適当な核粒子を出発物質として，スプレー液を切り替えることで何層でも被膜を作ることが可能である（図1）。核粒子や被膜の物理的・化学的特性を制御することで，その機能を多様に発現させるための粒子設計は無限に可能になる。微粒子コーティングとの関連では，薬物を含む核粒子の設計が製品の成否を決めることが多い。適当な核粒子への薬物レイヤリングは最も一般的な手法であるが，この方法で放出制御のため5 μmの膜厚で仕上がり径50 μmの放出制御型微粒子製剤化を達成しようとすると，膜の体積分率はほぼ50％近く（＝核粒子と同量の膜材料が必要）となり，10 μmの核粒子を用いても薬物含量は35％にしかならない（図2）[5]。これに対して，薬物をイオン交換樹脂粒子に保持（薬

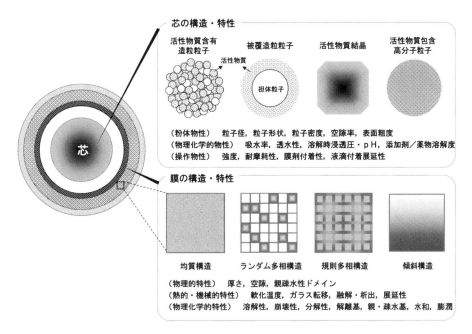

図1　核粒子・膜の物性と構造設計

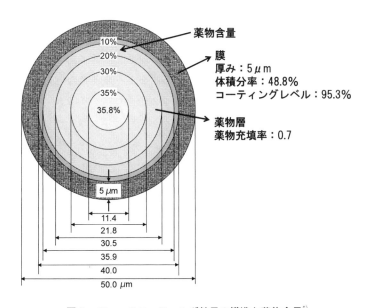

図2　50μmのコーティング粒子の構造と薬物含量[5]

物含量約50%）させてからラテックスをコーティングすると，わずか数%の被膜量で強い徐放化が達成できることがある[6]。このことは，高い薬物含量を維持しつつ，製品仕上がり径を小さく留め，コーティング操作所要時間の短縮をもたらすことを意味しており，薬物を含む核粒子の設

計が有用となりうるひとつの知見であろう。

6　計測・製品特性評価

　QbD（Quality by design）コンセプトにみられるように，医薬品製剤の品質保証はますます重要かつ厳格化されるようになっている。コーティング製剤においては，主にコーティングフィルムの厚みの均一性や構造が製品品質を左右することになる。第6章で紹介されているように，近年の分光学的手法の発達に伴い，コーティング剤の被覆進行度や粒子径分布変化のオンラインモニタリングや計測技術の開発が進んでいる。スプレーコーティング剤は単一成分で用いられるとは限らず，着色剤，遮光剤など複数の添加剤をブレンドすることの方がむしろ多く，それらの相や分布状態はフィルムの性能を左右する。また，高分子ラテックスのような分散系のコーティング剤では，その積層状態や空隙の残存がフィルム形成性，ひいては物質透過性に少なからず影響を与えることになる。このようなフィルムの微細構造を微視的に評価できる構造解析技術の登場が待たれるが，フィルムの厚みは高々10 μm程度であり，また微粒子では粒子個数が多いため，計測対象とするサンプリング数の問題もあり，容易ではない技術であろう。

　コーティング製品の品質は，粒子の流動状態の影響も強く受ける。数値シミュレーションは，近年のコンピューターの演算能力の飛躍的な発展に後押しされ，このような装置内での粒子の流動状態の強力な解析ツールとなりつつある。粒子の流動挙動は，数千万個レベルで解析されるところまで手が届くようになっている。ただし，現状では，粒子のディメンジョンは固定されている。これは，例えば，装置形状と流動状態の関係をシミュレートするなどして装置の設計を考える際には大変有用な情報を与える。一方，コーティングは，粒子の大きさ，形状などが経時的に変化する動的なプロセスである。そこでは，流動している核粒子群へスプレー液滴が衝突し，粒子表面を濡らしながら展延し，同時に溶媒が蒸発してコーティング剤が析出してフィルム形成（溶液系）もしくは積層（分散系）するという複雑な過程を経る。この間，別の核粒子が衝突すれば，凝集が起こることもある。このようなコーティング現象の物理モデル化は容易ではないと思われるが，いずれこうした実プロセスでの事象を考慮した数値シミュレーション法が開発されることを強く期待したい。

7　おわりに

　新しい装置や素材の進歩とあいまって，流動層などを用いた湿式スプレーコーティング技術は，その原理提唱から半世紀近くの時を経てようやく100 μm台の粒子へのコーティングを工業規模で可能にするレベルに達しようとしている。その適用は長らく経口製剤・外用製剤に限られてきたが，100 μm以下の粒子径領域でのプロセッシングが可能になれば，吸入剤や機能性粉末注射剤などの非経口投与製剤の製造も視野に入ってこよう。対象となる医薬品も従来の低分子量のものか

ら，ペプチド・タンパクなどに代表されるバイオ医薬品に拡がる可能性もある。熱・水分などに対してデリケートな物性を持つこうしたバイオ医薬品に対するスプレーコーティング技術は，ラボスケールレベルでの検討は始まっているが[7,8]，まだ確立されたものにはなっていない。それには，無菌・無塵での製造プロセス，生分解性材料の開発など従来とは異なるレベルの技術開発が要求される[7]。また，ここでは触れなかったが，微粒子コーティング製剤を低コストで工業生産するためには，例えば乾式プロセスの展開も必要に思われ，本書でも紹介されているとおり，様々な原理に基づくプロセス技術の開発が進められている。今後の進展に期待したい。

　100 μm以下の微粒子のコーティング技術は，依然としてチャレンジングな課題であり，まだ開発途上にある。微粒子に特有の困難な課題がどのようにブレークスルーされうるか，さらには，今後，どのような技術要件が求められるのか。それによってどのような新しい医薬品製剤が生まれ，それが病苦の患者さんにどのような福音をもたらしうるのか。本書が，微粒子コーティングに携わる方々の閃きを促し，医薬品製剤の研究開発の一助となれば監修者として望外の喜びである。

文　　献

1) D. E. Wurster, *J. Am. Pharm. Assoc.*, **48**, 451（1959）
2) K. Jono, H. Ichikawa, M. Miyamoto, Y. Fukumori, *Powder Technol.*, **113**, 269（2000）
3) H. Ichikawa, K. Jono, H. Tokumitsu, T. Fukuda, Y. Fukumori, *Chem. Pharm. Bull.*, **41**, 1132（1993）
4) D. Geldart, *Powder Technol.*, **7**, 285（1973）
5) 市川秀喜，福森義信，薬剤学，**67**, 288（2007）
6) H. Ichikawa, K. Fujioka, C. M. Adeyeye, Y. Fukumori, *Int. J. Pharm.*, **216**, 67（2001）
7) 市川秀喜，福森義信，薬学雑誌，**127**, 813（2007）
8) Y. F. Maa, M. Ameri, R. Rigney, L. G. Payne, D. Chen, *Pharm. Res.*, **21**, 515（2004）

2012年12月

神戸学院大学

市川秀喜

普及版の刊行にあたって

　本書は2012年に『医薬品製剤開発のための次世代微粒子コーティング技術』として刊行されました。普及版の刊行にあたり，内容は当時のままであり加筆・訂正などの手は加えておりませんので，ご了承ください。

　2019年9月

シーエムシー出版　編集部

執筆者一覧（執筆順）

市川　秀喜	神戸学院大学　薬学部　物性薬学部門　製剤学研究室(2)　教授	
馬渡　佳秀	九州工業大学　大学院工学研究院　物質工学研究系　助教	
福森　義信	神戸学院大学　薬学部　物性薬学部門　製剤学研究室(1)　教授	
小石　眞純	東京理科大学名誉教授	
吉田　直哉	旭化成ケミカルズ㈱　添加剤事業部　セオラス技術開発部　グループリーダー	
大生　和博	旭化成ケミカルズ㈱　添加剤事業部　セオラス技術開発部　グループ長	
津江　晋一郎	日本曹達㈱　二本木工場　生産技術研究所　副主幹	
土戸　康平	エボニック デグサ ジャパン㈱　ヘルスケア部　ファーマポリマーズ	
石井　達弥	エボニック デグサ ジャパン㈱　ヘルスケア部　ファーマポリマーズ	
森田　貴之	エボニック デグサ ジャパン㈱　ヘルスケア部　ファーマポリマーズ	
増田　義典	耕薬研究所　代表	
夏山　　晋	㈱パウレック　技術本部　専務取締役　技術本部長	
鹿毛　浩之	九州工業大学　大学院工学研究院　物質工学研究系　教授	
仲村　英也	大阪府立大学　大学院工学研究科　化学工学分野　助教	
綿野　　哲	大阪府立大学　大学院工学研究科　化学工学分野　教授	
浅井　直親	不二パウダル㈱　研究部　部長	
池田　雅弘	広島工業大学　工学部　機械システム工学科　准教授	
堤　　敦司	東京大学　生産技術研究所　機械・生体系部門　教授	
横山　豊和	ホソカワミクロン㈱　粉体工学研究所　フェロー	
井上　義之	ホソカワミクロン㈱　企画管理本部　企画統括部　企画部　営業企画課　課長代理	
坂本　宜俊	松山大学　薬学部　製剤学研究室　講師	
湯淺　　宏	松山大学　薬学部　製剤学研究室　教授	
植村　俊信	㈲ファーマポリテック　代表取締役　工学博士	

薗田 良一	科研製薬㈱ 総合研究所 製剤研究部 グループマネジャー
大熊 盛之	科研製薬㈱ 総合研究所 製剤研究部 部長
板井 茂	静岡県立大学 薬学部 創剤工学研究室 教授
吉野 廣祐	神戸学院大学 薬学部 ライフサイエンス産学連携研究センター 客員特別研究員
中村 康彦	佐藤薬品工業㈱ 技術顧問
新海 康成	田辺三菱製薬工場㈱ 鹿島工場 製造部 第一課 課長
高島 由季	東京薬科大学 薬学部 製剤設計学教室 准教授
並木 徳之	静岡県立大学 薬学部・実践薬学分野，薬食生命科学総合学府・薬学研究院 教授
奥田 豊	東和薬品㈱ 製剤技術センター 製剤研究部 次長
迫 和博	アステラス製薬㈱ 製剤研究所 所長；静岡県立大学 薬学部 客員教授；九州大学 大学院薬学研究院 客員教授；神戸大学 大学院工学研究科 客員教授
吉田 高之	アステラス製薬㈱ 製剤研究所 剤形研究室 主任研究員
大島 孝雄	科研製薬㈱ 総合研究所 製剤研究部
水本 隆雄	アステラス製薬㈱ 製剤研究所 包装研究室 包装研究室長
長門 琢也	㈱パウレック 技術本部 研究開発部 マネージャ
新瀬 俊太郎	エーザイ㈱ ファーマシューティカル・サイエンス＆テクノロジー機能ユニット 製剤研究部 研究員
横山 誠	エーザイ㈱ ファーマシューティカル・サイエンス＆テクノロジー機能ユニット 製剤研究部 主幹研究員
田中 敏嗣	大阪大学 大学院工学研究科 機械工学専攻 教授
川口 寿裕	関西大学 社会安全学部 准教授
寺田 勝英	東邦大学 薬学部 教授

執筆者の所属表記は，2012年当時のものを使用しております。

目　　次

第1章　微粒子コーティングのサイエンス

1　微粒子の流動化現象 ……… **馬渡佳秀** …… 1
  1.1　粉粒体の流動化様式 …………………… 1
  1.2　微粒子流動化挙動の改善手段——振動場の利用を中心に ………………… 3
  1.3　おわりに ………………………………… 6
2　スプレーコーティング時の粒子凝集と成膜過程 ………… **市川秀喜, 福森義信** … 8
  2.1　はじめに ………………………………… 8
  2.2　粒子の凝集現象 ………………………… 8
  2.3　凝集抑制のためのコーティング剤処方の設計 …………………………………… 11
  2.4　成膜過程 ………………………………… 14
  2.5　おわりに ………………………………… 17
3　乾式コーティングプロセスの考え方と設計 ……………………… **小石眞純** …… 19
  3.1　はじめに ………………………………… 19
  3.2　乾式コーティングプロセスにおける粉体／粉体系での微粒子設計 ……… 19
  3.3　あとがき ………………………………… 30

第2章　材料（核粒子, 結合剤, コーティング剤）

1　微粒子コーティング用核粒子としての球形セルロース粒子の特性 ……………
  ……………… **吉田直哉, 大生和博** …… 32
  1.1　はじめに ………………………………… 32
  1.2　セルフィア®とは ……………………… 32
  1.3　セルフィア®のグレードと粉体物性 …………………………………………… 33
  1.4　セルフィア®の特徴と機能 …………… 33
  1.5　機械的強度と摩損度 …………………… 34
  1.6　粗大粒子の発生率 ……………………… 35
  1.7　セルフィア®CP-203を用いた徐放性顆粒の調製方法 …………………… 35
  1.8　セルフィア®CP-102を用いた苦味マスク顆粒含有OD顆粒の調製方法 … 38
  1.9　おわりに ………………………………… 42
2　微粒子への薬物レイヤリング用バインダーとしての低粘度HPC …… **津江晋一郎** …… 43
  2.1　はじめに ………………………………… 43
  2.2　ヒドロキシプロピルセルロース（HPC） …………………………………… 44
  2.3　低粘度HPCをバインダーとした微粒子レイヤリング例 ………………… 44
  2.4　まとめ …………………………………… 49
3　機能性コーティング基剤としてのアクリル系ポリマーの特性 …………………
  …… **土戸康平, 石井達弥, 森田貴之** … 50
  3.1　はじめに ………………………………… 50
  3.2　苦味マスキング（EUDRAGIT® E PO） ………………………………… 50
  3.3　徐放性微小粒子コーティング

I

（EUDRAGIT® RL/RS 30 D）…… 53
3.4　腸溶性微小粒子コーティング
　　　（EUDRAGIT® L 30 D-55）………… 56
3.5　おわりに …………………………… 59

第3章　装置・プロセス（主にスプレーコーティング，乾式コーティング）

1　側方噴霧微粒子コーティング技術（側方噴霧法）……………… **増田義典** …… 60
　1.1　微粒子コーティング技術概観 …… 60
　1.2　側方噴霧法のコーティング機構 … 61
　1.3　側方噴霧法の機器，制御 ………… 63
　1.4　側方噴霧法のスケールアップ …… 64
　1.5　側方噴霧法の実際 ………………… 66
　1.6　おわりに …………………………… 67
2　複合型流動層コーティング装置（SFP）の特徴 ……………… **夏山　晋** …… 69
　2.1　はじめに …………………………… 69
　2.2　微粒子コーティングへの課題 …… 69
　2.3　微小核粒子の凝集防止機構 ……… 70
　2.4　微粒子コーティングに適した内部循環流動構造の構築 ………………… 71
　2.5　微粒子対応排気フィルタ ………… 74
　2.6　微粒子コーティング用高圧低風量スプレーノズル ……………………… 75
　2.7　アプリケーション ………………… 76
　2.8　まとめ ……………………………… 78
3　循環型流動層コーティングの特徴 ……………………………… **鹿毛浩之** …… 80
4　回転式流動層型微粒子プロセッサーの開発 ……………… **仲村英也，綿野　哲** …… 88
　4.1　はじめに …………………………… 88
　4.2　回転式流動層型微粒子プロセッサー …………………………………… 88
　4.3　微粒子コーティング ……………… 90
　4.4　微細造粒 …………………………… 92
　4.5　おわりに …………………………… 93
5　微少量流動層を用いた微粒子のコーティング ………………… **浅井直親** …… 95
　5.1　はじめに …………………………… 95
　5.2　装置概要 …………………………… 95
　5.3　エアー流量の影響 ………………… 97
　5.4　製剤への適用例 …………………… 99
　5.5　おわりに …………………………… 103
6　超臨界流体を用いた流動層コーティング ……………… **池田雅弘，堤　敦司** …… 104
　6.1　はじめに …………………………… 104
　6.2　流動層と超臨界噴出法を用いたコーティング造粒 ……………………… 104
　6.3　超臨界サスペンション噴出法を用いた微粒子コーティング …………… 108
　6.4　おわりに …………………………… 109
7　メカノフュージョンとノビルタによる乾式微粒子コーティング ……………… **横山豊和，井上義之** …… 111
　7.1　はじめに …………………………… 111
　7.2　メカノフュージョンシステムならびにノビルタの原理と特長 ………… 111
　7.3　粒子複合化強度の評価とその制御 …………………………………… 113
　7.4　医薬品への応用事例 ……………… 114

7.5	おわりに ……………………… 118		9.2	連続プロセスによる乾式微粒子多層コーティング ……………………… 127
8	超高速攪拌混合機による乾式微粒子コーティング …… **坂本宜俊，湯淺 宏** … 119		9.3	バッチプロセスによる乾式微粒子多層コーティング ……………………… 129
8.1	はじめに ……………………… 119		9.4	おわりに ……………………… 133
8.2	超高速攪拌混合機による処理で生じる現象 …………………………… 119		10	遊星ボールミルによる乾式微粒子コーティング …… **薗田良一，大熊盛之** … 134
8.3	乾式微粒子コーティングによる水溶性薬物の溶解速度調節の実際例 … 121		10.1	はじめに ……………………… 134
			10.2	遊星ボールミルによる乾式微粒子コーティング条件 ……………… 134
8.4	乾式微粒子コーティングによる難溶性薬物の溶解速度改善の実際例 … 124		10.3	基本処方の設計 ……………… 135
8.5	おわりに ……………………… 125		10.4	難水溶性薬物の溶解性改善を目的とした処方の精密化 ……………… 137
9	ワックスをバインダーとする乾式微粒子多層コーティング …… **植村俊信** … 126		10.5	おわりに ……………………… 140
9.1	はじめに ……………………… 126			

第4章　処方設計・粒子構造設計

1	流動層コーティングにおける塩類添加を利用した粒子凝集抑制 … **湯淺 宏** … 142		3	膜構造の制御による易溶性薬物・難水溶性薬物の放出制御 …… **吉野廣祐** … 160
1.1	はじめに ……………………… 142		3.1	はじめに ……………………… 160
1.2	HPCならびにHPMCを膜剤としたコーティングにおけるNaCl添加による凝集抑制 ……………………… 142		3.2	膜透過機構 …………………… 160
			3.3	膜構造の改質 ………………… 162
			3.4	おわりに ……………………… 167
1.3	塩類添加による凝集抑制機構 … 145		4	機械的コーティングによる苦味マスキング処方設計 …… **中村康彦** … 168
1.4	塩類添加による凝集抑制法の製剤化への適用 ……………………… 147		4.1	はじめに ……………………… 168
1.5	おわりに ……………………… 149		4.2	苦味の種類と苦味のマスキング法 …………………………… 168
2	機能性高分子とワックスの複合による新放出制御技術の確立 …… **板井 茂** … 152		4.3	ボランティアによる官能的味試験と味の簡易溶出試験法 ………… 169
2.1	はじめに ……………………… 152			
2.2	装置および実験方法 ………… 152		4.4	製剤化による苦味の低下度（M1）と製剤の苦味の強さ（M2）…… 170
2.3	結果および考察 ……………… 154			

- 4.5 物理的苦味マスキングの実施例 … 171
- 4.6 まとめ … 173
- 5 球形薬物結晶を核粒子に用いた徐放性コーティング … 新海康成 175
  - 5.1 はじめに … 175
  - 5.2 テオフィリン徐放性ドライシロップ製剤の粒子設計 … 175
  - 5.3 球形TP結晶の調製 … 176
  - 5.4 球形TP結晶のキャラクタリゼーション … 177
  - 5.5 球形TP結晶の徐放性コーティングによるマイクロカプセル化 … 179
  - 5.6 おわりに … 181
- 6 マイクロカプセル含有錠剤の製造における被膜破壊の抑制 … 高島由季, 湯淺 宏 … 183
  - 6.1 はじめに … 183
  - 6.2 賦形剤による圧縮成形時の応力分散効果 … 184
  - 6.3 腸溶性被膜物性によるマイクロカプセル被膜損傷への影響 … 188
  - 6.4 おわりに … 189

第5章 製品化技術

- 1 臨床的機能性を高める製剤技術 … 並木徳之 191
  - 1.1 はじめに … 191
  - 1.2 臨床的機能性を高めるOD錠の製剤技術 … 193
  - 1.3 おわりに … 197
- 2 微粒子コーティング技術を施した口腔内崩壊錠の開発 … 奥田 豊 199
  - 2.1 はじめに … 199
  - 2.2 ODTの課題とODT化技術の推移 … 199
  - 2.3 新規口腔内崩壊錠技術（RACTAB®）の開発 … 200
  - 2.4 Suspension spray-coating法の確立 … 201
  - 2.5 最適な糖類および崩壊剤のスクリーニング … 204
  - 2.6 機能性微粒子の設計 … 206
  - 2.7 機能性微粒子を含有するRACTAB®製剤への展開 … 207
  - 2.8 まとめ … 207
- 3 新規苦味マスキング技術を用いたベシケアOD錠の設計 … 迫 和博, 吉田高之 … 210
  - 3.1 はじめに … 210
  - 3.2 塩析マスキングシステムの設計 … 211
  - 3.3 薬物放出機構の推測 … 213
  - 3.4 ベシケアOD錠の創製 … 214
- 4 流動層コーティング法によるイトラコナゾール固体分散体製剤の製剤設計 … 大島孝雄, 大熊盛之 … 217
  - 4.1 はじめに … 217
  - 4.2 固体分散体の製造方法の検討 … 217
  - 4.3 固体分散体の錠剤化 … 220
  - 4.4 イトラコナゾール錠50mg「科研」の製剤的特徴の評価 … 221

4.5 おわりに ……………………… 222
5 徐放性微粒子コーティング技術に基づく
  ハルナールD錠の開発設計……………
  ……………………… 水本隆雄 224
  5.1 緒言 ………………………… 224
5.2 ハルナールD錠の開発 ………… 224
5.3 ハルナールD錠の製剤設計 …… 224
5.4 市場での評価 ………………… 228
5.5 まとめ ………………………… 229

第6章　計測・特性評価技術

1 微粒子コーティング操作における近赤外
  分析装置を用いた品質モニタリング ……
  ……………………… 長門琢也 231
  1.1 はじめに …………………… 231
  1.2 研究方法 …………………… 232
  1.3 研究結果と考察 …………… 233
  1.4 さいごに …………………… 237
2 レーザー励起ブレークダウン分光法を用
  いた顆粒製剤のコーティング被覆量評価
  ……………… 新瀬俊太郎,横山　誠 238
  2.1 はじめに …………………… 238
  2.2 レーザー励起ブレークダウン分光法
      （LIBS）…………………… 238
  2.3 LIBSを用いた顆粒剤のコーティング
      被覆量評価 ………………… 239
  2.4 おわりに …………………… 243
3 数値シミュレーションによる流動層内の
  粒子流動挙動の解析
  ……………… 田中敏嗣,川口寿裕 245
  3.1 離散要素法と粒子流動化挙動数値予
      測技術 ……………………… 245
3.2 DEM-CFDカップリング法 ……… 245
3.3 流動層および噴流層への適用例とそ
    の検証 ……………………… 246
3.4 DEM-CFDカップリング法の展開
    ……………………………… 250
4 メカノフュージョン処理による粒子の表
  面物性改質 ……………… 寺田勝英 254
  4.1 はじめに …………………… 254
  4.2 メカノフュージョン処理による粒子
      の表面状態 ………………… 254
  4.3 メカノフュージョン処理による錠剤
      成形性への影響 …………… 255
  4.4 メカノフュージョン処理した粒子で
      成形した錠剤の崩壊性及び溶出性
      ……………………………… 256
  4.5 メカノフュージョン処理による粒子
      表面の改質と表面自由エネルギーか
      ら見た表面状態 …………… 257
  4.6 核粒子とコーティング剤との粒子表
      面の相互作用の検討 ……… 259
  4.7 まとめ …………………… 260

第1章　微粒子コーティングのサイエンス

1　微粒子の流動化現象

馬渡佳秀[*]

1.1　粉粒体の流動化様式

　気固系の粉体ハンドリングプロセスにおける流動化現象とは，上向きのガス流れにより生じる粒子への流体抗力と粒子が流体中で受ける浮力を粒子自らに作用する重力から差し引いた見掛け自重とがバランスした状態となる現象を指し，そのような状態では粒子はガス流れの中で浮遊状態となる。この現象が側壁のある閉鎖空間内で行われた場合，粒子群はあるガス流速で浮遊懸濁状態となり，そのようなガス流速は最小流動化速度，u_{mf}と呼ばれている。すなわち，最小流動化速度よりも低いガス流速の範囲では，粒子へ作用する抗力が小さいために粒子層内の粒子の配置状態に変化をもたらさないため，ガスは粒子間に存在する間隙を通過するのみである。通気するガス流速をさらに増加させると前述したように粒子の見掛け自重とガス流れにより粒子へ作用する抗力が拮抗し，粒子群は浮遊状態，すなわち流動化状態へ粒子層の状態が遷移する。流動化状態にあっては個々の粒子がガス気流中に分散するため，気固間の接触特性が他の接触プロセスに比べて良好となる。また，粒子層の流動化状態は通気するガス流速の大きさにより変化し，粒子層全体がガス流れにより浮遊状態となる穏やかな流動化状態から通気ガス流速が増加するに従って気泡を粒子層内に混在する気泡流動化状態，さらに乱流流動化，高速流動化へ徐々に粒子濃度が希薄となるような状態に移行する（図1）。

　粉体の流動化状態は上述したように通気するガス流速の大きさにより状態が遷移するが，使用する粉体物性も流動化状態に大きな影響を及ぼす。特に前段に示した様な粒子層への通気ガス流速の大きさによる流動様式の変化は，比較的粒子径が大きい，言い換えると提供されたガス流れの中で粒子が比較的良好に分散する様な系で現れる。しかしながら，粒子サイズが微小化すると，粒子層の流動化様式は大粒子で見られるそれと大きく異なるようになる。一般的に粒子径が小さくなると自身に作用する重力の影響よりも粒子間に働く相互作用（ここでは主に分子間力を指す）の影響が静的な力学的バランス上において相対的に大きくなる。そのような状態では粒子同士の凝集が顕著となり，それら一次粒子が形成する凝集体のサイズ，密度および形状のような物理的特性にも大きなばらつきが現れる場合が多い。凝集性微粒子により構成される粒子層では，凝集状態の不均一性が層内の空隙分布の不均一性を招くため，通常の流動層と同様にガス通気による流動化を試みた場合，ガス流れの中で容易に分散できる比較的大きなサイズで構成される粒子層とは異なる流動様式を示す例が多く報告されている。凝集性微粒子で構成される粒子層は前述し

---

[*]　Yoshihide Mawatari　九州工業大学　大学院工学研究院　物質工学研究系　助教

医薬品製剤開発のための次世代微粒子コーティング技術

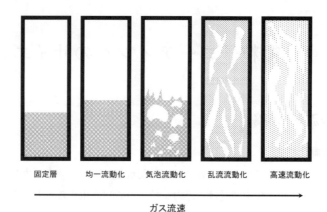

図1　ガス流速の増加による流動化様式の遷移

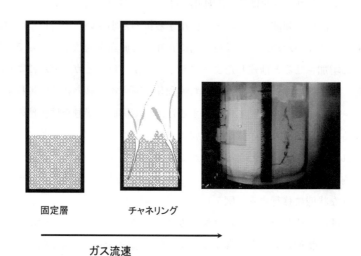

図2　C粒子の流動化様式（チャネリング）

た通り様々なサイズ，密度および形状を有する凝集体で構成されているため，粒子層下部から流入したガスの粒子層内の流路は，比較的低流速であれば固定層のように粒子間もしくは凝集体間の間隙を透過するのみである。しかし，通気するガス流速が増大すると粒子層内を均一にガスが透過できず，固定されたガス流路を形成する。このようなガスの固定流路の形成はチャネリング現象と呼ばれており，粒子層内に流入したガスは選択的にこのガスチャネルを透過するので粒子とガスの接触効率は流動性の低下と共に著しく低下する。経験的には平均粒径が約40μmよりも小さくなると徐々に良好な流動性を失い，ガスチャネルを形成するような流動様式へ変化することが知られている（図2）。

　図3はGeldart[1]による粒子の流動化分類図であり，粒子径と粒子と流体の密度差の関係から粒

第1章　微粒子コーティングのサイエンス

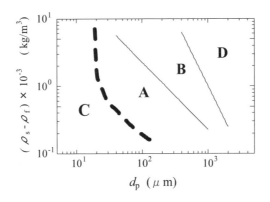

図3　Geldartによる粉体流動分類図[1]

子径もしくは粒子と流体の密度差の小さい方からおおよそC, A, B, Dの4グループに分類したものである。その中でAおよびBグループに属する粒子は良好な流動化状態が得られる一方でCグループに属する粒子は粒子間の凝集の影響が大きな粒子グループであり，一般に難流動性であるとされているが，それらAおよびCグループ間の境界は他のグループ間のそれに比べて経験的に示されている。そのようなCグループ粒子（以下C粒子とする）の流動化様式としてこれまでに，安定な凝集体を形成して比較的高いガス流速で流動化できたとする報告[2〜7]がある一方で，他方では粒子の種類によっては流動化できないケースもあるとした報告[3,6]も為されている。また最近の粒子製造技術の進歩により，一次粒子径がサブミクロンオーダーよりもさらに小さなナノレンジの粒子も大量に供給されるようになったため，それらの流動化特性に関する実験的アプローチが多く報告されている。一次粒子がナノオーダーとなると既に強固な凝集体を形成しており，それらの流動化様式は粗大な粒子（A, Bグループ以上のサイズ）のそれと類似すると言われている。このようにCグループの流動化機構に関してはオリジナル粒子が凝集した二次粒子（凝集体）の物性が流動化特性に大きく関与することが推測されており，その凝集サイズの推算モデルの提案もなされている[8〜11]が，流動化状態にある凝集体に関する知見には明らかになっていない点が未だ多い。

1.2　微粒子流動化挙動の改善手段—振動場の利用を中心に

　微粒子のガス流動化は前項で述べたように粒子間に作用する相互作用の影響により，凝集体の形成とそれに伴う層内の粒子・凝集体による複雑な層構造がガス流れの不均一化が固定ガスチャネルの形成による流動性低下を招く。そのため，不均一なガス流れを如何に均一化するのかが流動化改善手段の鍵となる。様々な改善方法，例えば機械的な攪拌[12]や振動[13〜19]，音波[20〜22]，磁場[23,24]，遠心力[25〜27]などの方法が流動性を改善する方法として提案されている。いずれも流動層による操作が困難な付着・凝集性微粒子の流動性の改善に対して効果的であることが報告されて

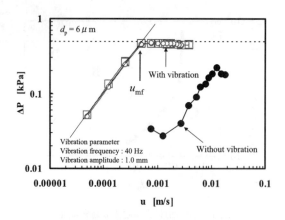

図4　流動化曲線（ガス流速と層圧力損失の関係）

いるが，装置に付加的に二次装置の付帯を必要とするために装置のスケールアップに課題を有する．また，使用できる対象粒子の制限がある（磁場）など，汎用装置として広く適用されている開発装置が少ないのが現状である．本項では改善方法の一つである振動付加による効果について紹介する[28~33]．

図4はガス流速と層の圧力損失の関係を示しており，層の流動化状態の評価には通気ガス流速と粒子層の圧力損失との関係の測定と目視による層の粒子挙動の観察により行われるケースが多く見られる．振動を付加しない場合，層の圧力損失はガス流速に対して直線的な関係となっており，これは図3に示した固定ガスチャネルの形成が流動化ガスの層内の選択的透過を促しており，層全体にガス分散が為されていないことを示している．一方，振動を付加した場合は，層が流動化しているガス流速の範囲と固定層のそれが明確になり，これより層を流動化させるために必要な最小のガス流速であるu_{mf}を決定できる．図5に振動強度Λ（振動加速度と重力加速度の比）とu_{mf}の関係を示す．粒子径が30 μm以下の粒子では，Λが小さい範囲で固定ガスチャネルを十分に破壊できず層を流動化できなかったが，振動を付加することで流動化が可能となり，さらにΛの増加によって流動化に必要なガス流速を低減できることが示されている．また，流動化が容易であるA粒子（図では60，100 μmに相当）でも振動の付加によりu_{mf}に対する低減効果が認められる．また，振動を付加する目的の一つにガスチャネルを粒子層に伝搬する振動エネルギーにより破壊しその常在化を阻害することにある．しかしながら，そのような振動付加による固定チャネルの破壊挙動に関する報告例はほとんど見当たらない．そこで筆者らは，振動により固定チャネルが断続的に破壊される様子を詳細に観察し，そのような固定チャネルの連続的な破壊挙動が観察される下限のガス流速，u_{cha}を測定した．固定チャネルの連続的な破壊挙動はガス分散の促進を意味することを考慮し，流動性の改善に大きく関与する流動化様式と考え，振動場におけるC粒子の良好な流動化条件の指標とした．図6(a)は振動強度Λとu_{cha}の関係を異なる一次粒子径について示している．全ての粒子径の場合でu_{cha}の値はΛの増加と共に減少しており，より強い振

第1章 微粒子コーティングのサイエンス

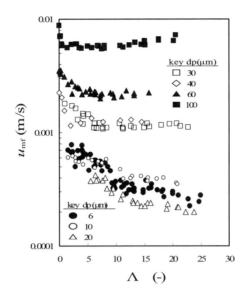

図5 振動強度Λと最小流動化速度の関係

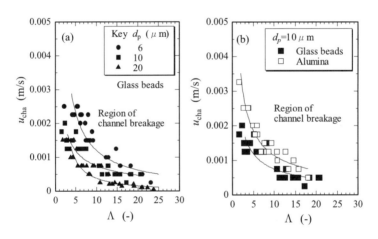

図6 振動強度とチャネルの連続破壊挙動の下限ガス流速の関係[33]
(a)粒子径の影響，(b)粒子材質の影響

動の付加によってより低流速まで良好な流動性が維持できることを示唆している。また，粒子径が小さくなるに従ってより高いガス流速がチャネルの断続的破壊に必要となった。これは粒子間相互作用の影響が粒径の減少に従って相対的に大きくなることで説明できる。図6(b)は 同一粒径で粒子材質が異なる場合のu_{cha}のΛ依存性を比較している。一次粒子の物性が異なることでu_{cha}のΛ依存性に違いが現れている。一次粒子の物理的性質の違いは凝集体で構成される層構造にも影響を与えると考えられ，このことが異なる一次粒子が形成する凝集体層内を伝搬する振動エネ

ギーの伝搬機構に違いを生じていることが推察される。

1.3 おわりに

　本節では粉粒体の流動化様式，特に凝集性微粒子の流動化現象について述べた。また，難流動性とされる凝集性微粒子の流動化状態を改善する方法の一つとして機械的振動を付加するケースについて紹介した。微粒子の凝集機構の詳細は未だ不明な点が多く，今なお様々な測定・評価技術が検討されている。微粒子の凝集機構の解明とそのハンドリング技術の進展が今後も強く望まれる。

文　　献

1) D. Geldart, *Powder Technol.*, **7**, 285-292（1973）
2) J. Chaouki, C. Chavarie and D. Klvana, *Powder Technol.*, **43**, 117-125（1985）
3) S. Morooka, K. Kusakabe, A. Kobata and Y. Kato, *J. Chem. Eng. Jpn.*, **21**, 41-46（1988）
4) W. A. Pacek and A. W. Nienow, *Powder Technol.*, **60**, 145-158（1990）
5) G. Y. Zhao, C. W. Zhu and V. Hlavacek, *Powder Technol.*, **79**, 227-235（1994）
6) Z. Wang, M. Kwauk and H. Li, *Chem. Eng. Sci.*, **53**, 377-395（1998）
7) C. Zhu, Q. Yu, R. N. Dave and R. Pfeffer, *AIChE J.*, **51**, 426-439（2005）
8) Y. Iwadate, Y. and M. Horio, *Powder Technol.*, **100**, 223-236（1998）
9) T. Zhou and H. Li, *Powder Technol.*, **101**, 57-62（1999）
10) T. Zhou, T. and H. Li, *Powder Technol.*, **111**, 60-65（2000）
11) Y. Mawatari, T. Ikegami, Y. Tatemoto and K. Noda, *J. Chem. Eng. Japan*, **36**, 277-283（2003）
12) M. Kuipers, N. J., E. J. Stamhuis and A. A. C. M. Beenackers, *Chem. Eng. Sci.*, **51**, 2727-2732（1996）
13) S. Mori, A. Yamamoto, S. Iwata, I. Haruta, Y. Yamada and E. Mizutani, *AIChE. Symp. Ser.*, **53**, 88-94（1990）
14) E. Marring, A. C. Hoffmann and L. P. B. M.Jaanssen, *Powder Technol.*, **79**, 1-10（1994）
15) S. M. Tasirin and N. Anuar, *J. Chem. Eng. Japan*, **34**, 1251-1258（2001）
16) J. R Wank, S. M. George and A. W. Weimer, *Powder Technol.*, **121**, 195-204（2001）
17) C. H.Nam, R. Pfeffer, R. N. Dave and S. Sundaresan, *AIChE J.*, **50**, 1776-1785（2004）
18) C. Xu and J. Zhu, *Chem. Eng. Sci.*, **60**, 6259-6541（2005）
19) J. M. Valverde and A. Castellanmos, *AIChE. J.*, **52**, 1705-1714（2006）
20) R. Chirone and L. Massimilla, *Chem. Eng. Sci.*, **49**, 1185-119（1994）
21) C. Zhu, G. Liu, Q. Yu, R. Pfeffer, R. N. Dave and C. H. Nam, *Powder Technol.*, **141**, 119-123（2004）

22) E. K. Levy and B. Celeste, *Powder Technol.*, **163**, 41-50 (2006)
23) Q. Zhu and H. Li, *Powder Technol.*, **86**, 179-185 (1996)
24) Zhou, Li, Runli Diao, Tao Zhou, Hui Wang, Hiroyuki Kage, Yoshihide Mawatari, *Adv. Powder Technol.*, **22**, 427-432 (2011)
25) G. H. Qian, I. Bagyi, I. W. Burdick, R. Pfeffer, H. Shaw, J. G. Steavens, *AIChE J.*, **47**, 1022-1034 (2002)
26) S. Matsuda, H. Hatano, T. Muramoto and A. Tsutsumi, *AIChE J.*, **50**, 2763-2771 (2004)
27) H. Nakamura and S. Watano, *Powder Technol.*, **183**, 324-332 (2008)
28) K. Noda, Y. Mawatari and S. Uchida, *Powder Technol.*, **99**, 11-14 (1998)
29) Y. Mawatari, T. Koide, Y. Tatemoto, T. Takeshita and K. Noda, *Adv. Powder Technol.*, **12**, 157-168 (2001)
30) Y. Mawatari, T. Koide, Y. Tatemoto, S. Uchida and K. Noda, *Powder Technol.*, **123**, 69-74 (2002)
31) Y. Mawatari, T. Akune, Y. Tatemoto and K. Noda, *Chem. Eng. Technol.*, **25**, 1095-1100 (2002)
32) Y. Mawatari, M. Tsunekawa, Y. Tatemoto and K. Noda, *Powder Technol.*, **154**, 54-60 (2005)
33) Y. Mawatari, *J. Soc. Powder Technol., Japan*, **42**, 648-651 (2005)

2 スプレーコーティング時の粒子凝集と成膜過程

市川秀喜[*1], 福森義信[*2]

2.1 はじめに

医薬品のコーティング製剤の製造には，スプレーコーティングが長らく汎用されてきた[1]。そこでの最も基本的な要件は，対象とする個々の粒子に対してそれらを凝集させることなく被覆して被膜を構築することに尽きるのは言うまでも無い。こうしたコーティング操作における粒子の凝集の防止と良好な被膜の形成は，コーティング技術全般にみられる共通課題である。しかしながら，対象とする粒子のサイズが小さくなると，その課題は顕在化してくる。特に100 μm以下の微粒子に対しては，錠剤や顆粒のコーティングとは異なるレベルでの凝集防止と成膜の方策が求められるようになる。本節では，ドラフトチューブ付き噴流層を用いたボトムスプレー式コーティング装置（GrowMax 140型，㈱不二パウダル）を用いた100 μm以下の微粒子へのスプレーコーティングの実施例に基づいて，粒子の凝集現象[2,3]，凝集抑制・防止のためコーティング剤処方の考え方とその例[3~5]，コーティング剤の成膜プロセス[5,6]に関する筆者らの知見を紹介する。

2.2 粒子の凝集現象

微粒子化の限界を広げようとすれば，まず粒子の凝集が問題となる。図1に流動層や噴流層中でスプレーされている粒子の凝集現象を模式的に示す。スプレーコーティングにおける核粒子の凝集は，スプレー液滴の衝突によって供給されるコーティング剤の粒子間架橋の形成によって生じる。一般に，二流体ノズルで生成するスプレー液滴の大きさは数十μm程度となる。従って，汎用されている錠剤や顆粒剤のコーティングのように，核粒子に対して液滴径が十分に小さい場合

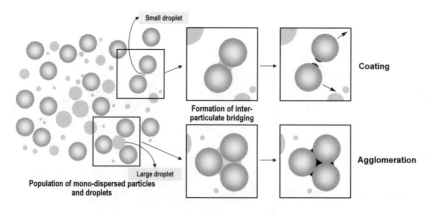

図1 単分散核粒子と液滴の衝突における凝集・被覆の粒子径依存性

[*1] Hideki Ichikawa 神戸学院大学 薬学部 物性薬学部門 製剤学研究室(2) 教授
[*2] Yoshinobu Fukumori 神戸学院大学 薬学部 物性薬学部門 製剤学研究室(1) 教授

には,凝集を回避するのは比較的容易である。これに対して,液滴径に比べて核粒子が相対的に小さくなってくると,液滴によって形成された粒子間の結合を衝突や空気抵抗によって分離させるのが困難になる。

スプレーによって生ずる液滴の粒子径分布は,図2の例に示すように,非常にブロードなのが普通である。これらの液滴のうち,大きいものほど凝集を起こしやすいことになるが,一体どれくらいの大きさの液滴がどの程度の凝集を引き起こすであろうか。気中懸濁化されてスプレーされている粒子群の凝集分散の理論的な解析は容易なことではない。最も単純な扱い方は,コンピューターシミュレーションによって,粒子群からランダムに粒子を抽出して,あらかじめ設定した凝集確率から判断して凝集するか分離するかを決定する方法である[7~10]。このような確率的方法は汎用性はあるが,凝集確率という量が抽象的であるため,実際のプロセスとの対応,その物理的な意味合いが明確でない。ここでは実際プロセスで起こっていることを素朴に考えてみたい[2]。

凝集の原因はスプレーされた液滴によって形成された粒子間架橋にある。この架橋の強さには液滴径,スプレー液中コーティング剤濃度,核粒子に作用する分離力に相対的な架橋強度などが関係する。いま球形粒子2個からなる最小の凝集物を考える。この凝集物が形成された瞬間はこの架橋は液体のままであろう。次第に乾燥しながら流動化し,その間に他の粒子が衝突する。その時,架橋が液体で十分な量があれば空気抵抗と衝撃力に打ち勝って,第3番目の粒子が凝集体に仲間入りすることもあり,また2個の凝集体が衝突の衝撃によって分離してしまうこともあろう。このもっとも単純な場合を考えても問題はきわめて複雑である。

そこで,単純化して,図2のように2個の最小凝集物を形成させることのできる最小の液滴を定義して,その直径をD_m,体積をV_mとする。発生したV_mより小さな液滴で形成された凝集物は,空気抵抗や衝突の衝撃で分離するとしたわけである。一方,例として図2に示した3個の凝

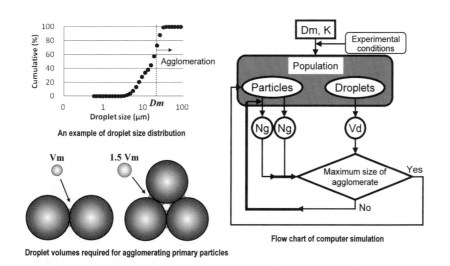

図2 コーティングにおける凝集モデルとシミュレーション手順

集物が形成される場合を考えると，3個の接点を介して結合し，各粒子は2個の接点で保持されている。液滴が3接点に均等に分配されると仮定すると（実際にそうなるかどうかには，乾燥速度やぬれなどが関係してこよう），1個の粒子の結合に預かるのは液滴の2/3であろう。したがって，この液滴が3/2Vmの体積であれば，概ね3個の粒子からなる凝集体が形成されることになろう。このように考えて，3個以上の凝集物が最密充填状態で形成されていくとして形成限界液滴を推定することができる。このモデルからは一次粒子1個分の成長に必要な液滴体積Vuが0.573Vmとなる。これは粒子を保持するのに必要な結合力は凝集物の粒子径に依存しないとした場合であるが，現実には流動化空気の速度次第で大きな粒子ほど壊れやすかったり，逆に圧密効果で粒子成長が早かったりといった状況があるのは容易に想定される。そのための補正は最も単純にはVu＝0.573Vm/Kのようにすることができよう。Kが1より大きいときは凝集物の方が成長は早いことになる。ここでは単純に考えたが，実際は相当に複雑で，今後，離散要素法などに基づく高度な数値シミュレーションによる正確な解析が望まれる。

このような考察を基に作成した簡単なシミュレーションモデル[2]の概要を図2に示す。実験条件にあわせて一次粒子と液滴の母集団を作り，液滴1個を降らせる度にその液滴が形成可能な最

表1 粒子径の異なる核粒子へのスプレーコーティングにおける凝集傾向と
コンピュータシミュレーション結果[2]

			Core size (μm)			
			32-44	44-53	53-63	63-75
Formulation:	Core (g)		25			
	Spray solution	HPC (g)	10			
		CMC-Na (g)	1			
		Water	added			
		Total (mL)	400			
Operating conditions*:	Inlet air temperature (℃)		80			
	Outlet air temperature (℃)		26-31			
	Inlet air flow rate (m^3/min)		0.35	0.50	0.70	0.70
	Spray liquid flow rate (mL/min)		3.7	3.9	4.0	4.0
	Spray air pressure (MPa)		0.22			
Product:	Yield (%)		72	87	87	86
	Mean diameter (μm)		80	71	71	81
Agglomeration:	Core size, Dc (μm)		44.0	56.2	67.2	79.9
	Dm (μm)		37.1	41.9	45.7	49.0
	K		1.50	1.01	0.60	0.32
	Fraction of agglomerates (%)		95.6	75.1	58.7	51.8
	Fraction of droplets generating agglomerates (w/w%)		2.73	1.31	0.74	0.46

* A spouted bed coater with a draft tube (Grow Max 140, Fuji Paudal)

第1章 微粒子コーティングのサイエンス

大の凝集体を作る作業を繰り返す。最後はシミュレーション結果が実際の生成物の粒子径分布に最もよく適合するようにDmとKを選ぶ。

表1に2.5 w/v%のヒドロキシプロピルセルロース（HPC）水溶液を32〜75 μm（Dcは単核カプセル化された場合の粒子径の推定値）の乳糖にドラフトチューブ付きボトムスプレー型噴流層コーティング装置でスプレーコーティングした場合の実験結果とシミュレーションの結果を示す。Dcが小さくなると約50 μmを境にKが1より大きくなっているのは，凝集物の粒子成長が促進されることを示している。Dmは37〜49 μm程度であり，乳糖粒子径が小さい場合ほど小さな液滴が凝集に関与するようになる。また，スプレー液のわずか1%程度が凝集に寄与するだけで数十%もの凝集物が発生することがわかる。図2から推察されるように，二流体ノズルによるスプレーコーティングではこの程度の粗液滴の発生は避けがたい。また，粒子に作用する解砕力を大きくする機構や操作条件を採れば凝集が抑制されるが，核粒子が結晶であると粉砕されてしまうことになる。したがって，コーティングでは核粒子の特性がきわめて重要であり，有効成分を含む緻密・微細で粒子径のよく揃った球形粒子を精度良く調製できる技術が求められよう[11]。

2.3 凝集抑制のためのコーティング剤処方の設計

微粒子コーティングにおける凝集抑制は，コーティング剤の結合力低下と液滴径縮小に帰結する。50 μm以下の粒子になればそれに見合うだけの液滴径の縮小は現実には困難であるが，前者に関しては，コーティング剤の様状や適切な添加剤の選択により，ある程度の凝集防止が可能である。

2.3.1 溶液系

一般に，水または有機溶媒を溶剤とする高分子溶液を用いたスプレーコーティングではその強い結合力ゆえに凝集が生じやすく，それは核粒子が微細化するほど顕著になる。図3に代表的な溶液系のスプレーコーティングを行った場合の生成物の粒子径分布を示す[3,4,12]。エチルセルロース（EC）のエタノール溶液を32〜44 μmの炭酸カルシウム核粒子にスプレーした系では，著しい凝集が生じ，生成物の90%以上（図中の屈曲点以上の粒子重量%が凝集物に相当する）が凝集体である。ECに対して疎水性の強いコレステロール（CH）を添加すると，凝集の抑制傾向がみられるようになるが，生成物の薬物溶出特性や薬物含量の粒子径依存性が強く表れる[12]。これは，疎水性の強い物質の有機溶剤系でのコーティングで発生しやすい静電気による微粒子の器壁付着がその原因である。このような製品特性の粒子径依存性は，例えば，陽イオン性界面活性剤（STAC）を1%程度添加した処方系（図中の2：1：0.03 EC-CH-STAC）により改善が可能であり，凝集体の発生は10%程度まで抑制できる[12]。HPC水溶液の乳糖核粒子（53〜63 μm）へのスプレーにおいても著しい凝集が観察されるが，ポリエチレングリコール（PEG）や塩化ナトリウム（NaCl）を10%量添加すると，PEGはHPCの結合力を弱め，NaClはHPCとの非相溶性による均質膜の形成阻害のために凝集を抑制できる[3]。このように，有機溶剤系，水系を問わず，溶液系では添加剤によって凝集を抑制することはある程度可能であるが，添加量の増大を持ってし

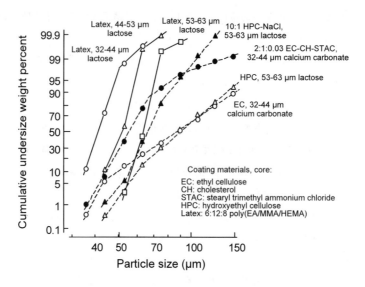

図3 溶液系と分散系コーティング剤の凝集傾向の比較[4]

ても実用レベルまで抑制することは困難なことも多い。

2.3.2 分散系

　溶液系とは異なり，水系ラテックスに代表される高分子のコロイド分散系では，適切な操作条件を採用すれば，凝集を顕著に抑制できる[4〜6]。図3に，自家合成したアクリル系ラテックスタイプのpoly（Ethyl acrylate-Methyl methacrylate- 2 -Hydoxyethyl methacrylate）（p(EA-MMA-HEMA)）を用いて乳糖核粒子にスプレーコーティングした場合の生成物の粒子径分布を示す[4]。32〜44 μmの乳糖粒子に対しても凝集を1％程度に抑えられることがわかる。このような水系ラテックスにおける低凝集傾向は，市販のラテックスタイプのコーティング剤でも観察される[13]。

　ラテックスの物性と凝集の関係を明らかにするために，p(EA-MMA-HEMA)のモノマー組成を変化させて，53〜63 μm乳糖へのスプレーコーティング時の凝集傾向や収率を調べた結果を図4に示す[4]。図の横軸はp(EA-MMA-HEMA)中のEA含量を示し，その増加はフィルムの軟化温度Ts（●）を低下させる。製品の収率（○）やp(EA-MMA-HEMA)の乳糖への付着収率（△）は総じて高いが，p(EA-MMA-HEMA)スプレー液に共分散させたpigment微粒子の付着収率（□）は60％台に留まっており，高分子ラテックスはそれ自体の核粒子への付着性は良好であるが，固体微粒子を核粒子へ結合させて固定化する能力は乏しいことが示唆される。一方，フィルムのTsが吸気温度（60℃）以上の領域では，製品の凝集率（▲）は1％以下と低く抑えられているが，Tsが吸気温度を下回ると一気に凝集率が増大する。このように高分子の軟化は，強い結合力を産みだし，核粒子の凝集につながることになる。筆者らの経験では，高分子ラテックスの軟化温度が吸気温度よりも5〜10℃程度高い条件で操作すると，高分子の付着収率を高く維持しつつ，凝集率を低く抑えることに有用である。適切な条件設定を採れば，図5に示すように，

第1章　微粒子コーティングのサイエンス

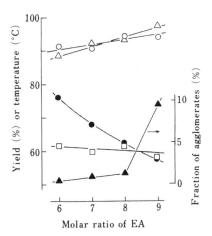

Fraction of agglomerates: ▲. Yield: ○, product; △, polymer; □, pigment. Softening temperature: ●.
Molar ratio of EA-MMA-HEMA (X : Y : Z): Z=8, X + Y=18.
Core particles: lactose (53-63 μm, 25 g). Operating conditions of Grow Max 140 spouted bed coater: inlet air temp., 60℃; outlet air temp., 25-29℃; inlet air rate, 0.9 m³/min; spray liquid flow rate, 1.8 mL/min; spray air pressure, 0.15 MPa.

図4　モノマー組成比が異なるp(EA-MMA-HEMA)ラテックスの軟化温度とその乳糖微粒子へのスプレーコーティングにおける凝集率および収率[4]

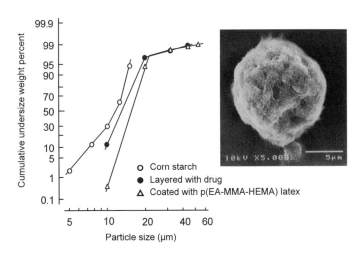

図5　高分子ラテックスでスプレーコーティングされたコーンスターチ粒子の粒子径分布と粒子の外観[5]

平均粒子径12μmのコーンスターチ粒子に対するコーティングにおいても凝集率を数％程度に低く抑えた単核被覆操作も可能である[5]。

　スプレーコーティング時の粒子の凝集機構を図6に模式的に示す。高分子分散液系における凝集率の低さは、高分子の軟化温度が吸気温度を上回る条件でスプレーコーティングするときに観察され、それは成膜性に影響を与える。この成膜特性は高分子の結合力を反映するため、核粒子

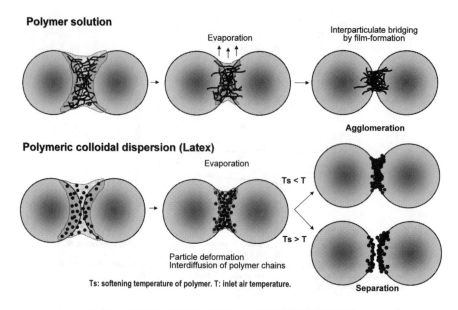

図6 溶液系と分散系コーティング剤の凝集機構の比較

の凝集傾向に密接に関わりがあり，素材が成膜しやすいほど，核粒子間に固体架橋が形成されやすくなり，核粒子の凝集が進行する。従って，乾燥と成膜が同時に起こる溶液系では凝集が避けられない。これに対し，水分散系高分子では，分散粒子が相互に融着して初めて成膜するため，低成膜条件にてコーティングで行うことができれば，凝集を防止できる。ただし，こうして得られたコーティング粒子では，高分子ナノ粒子は核粒子上に付着・積層しているだけであり，膜としての機能を発揮させるためには，これを成膜させる手段が別途必要になる。

2.4 成膜過程

高分子溶液系では，乾燥と同時に成膜が起こるのに対し，高分子分散液の成膜には種々の要因が影響を与える（図7）[14, 15]。スプレーされ核粒子に付着した液滴からの水の蒸発に伴い，分散粒子は濃縮され，緻密にパッキングされていく。この段階で作用する毛細管圧が成膜の主な駆動力とされている。その際，水の速い蒸発，高分子の不十分な可塑化，核粒子への水の吸収，核粒子の溶解などが成膜を阻害する原因となる。また，コロイド分散系はデリケートな界面化学的物性を有するため，可塑剤や可溶性の添加剤の使用時には，コロイド粒子の分散安定性を損なわない条件を選ぶことに留意が必要である。これらは被膜構造に影響を及ぼし，ひいては膜機能に意図しない変化をもたらす。一方で，あまりに成膜に有利な条件を作り出すと，高分子粒子は核粒子間の結合剤としても働くため，微細な核粒子に対しては凝集の危険を伴うことになる。

高分子ラテックスなどの分散系によるスプレーコーティングにおいて，コーティング粒子の凝集防止と被膜形成を両立させる手段の1つとして，加熱により成膜させる方法（加熱キュアリン

第1章 微粒子コーティングのサイエンス

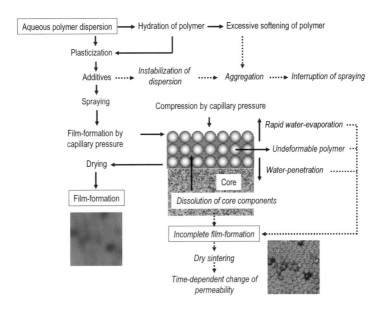

図7 高分子ラテックスからの成膜とその阻害要因

グ）が挙げられる[4,5]。一般には，高分子の軟化温度近傍もしくはそれ以上の温度環境下でコーティング粒子をキュアリングし，成膜を完了させる。その際，被膜の軟化による粒子同士の固着が起こりやすく，微粒子では特に注意が必要である。そのため，例えば，微細な無機粉体（軽質無水ケイ酸など）を数％程度添加・混合し，コーティング粒子を被覆して固着を防止する方法が採られることがある[4,5,13]。

分散系の成膜の問題は，核粒子のサイズが微細になるほど顕在化してくる。例えば，図5に示した加熱キュアリングを施した後のコーティング粒子の表面にはミクロンレベルの細孔が観察される[5]。10 μm台の核粒子のように，慣性が小さく，スプレー液滴よりも小さなサイズになると，液滴の均等な分配や粒子同士あるいは装置器壁への衝突による膜の十分な展延は期待できないことを伺わせる。従って，加熱キュアリング以外の方法で成膜を達成させる手法を見出すことも重要になる。

自己成膜能を有するコアシェル型の高分子ラテックスの設計例[6]を図8に示す。このラテックスは，下限臨界共溶温度（LCST）をもつ感温性poly（*N*-isopropylacrylamide）（p(NIPAAm)）を前述のp(EA-MMA-HEMA)コアにグラフト化した構造を持つ。P（NIPAAm）はLCST（32℃/水中，29℃/生理食塩水中）を境にして，それ以下の温度では水和膨潤，それ以上では脱水和して収縮する特性を示す。従って，コーティング操作をLCST以下の温度で実施すれば，適度な水分保持によって静電気を帯びやすい微粒子の装置器壁付着の抑制が期待できる。また，人体の体温はLCST以上の温度であるため，コーティング層中でチャネル構造をとると想定されるp(NIPAAm)シェルが収縮する。これによって近接しているラテックス粒子同士には密な結合が

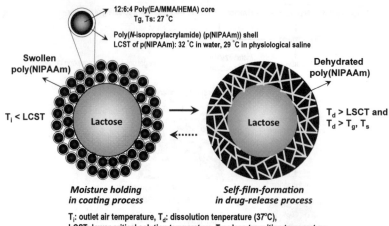

図8 自己成膜能を有する感温性コアシェル型ラテックスの例[6]

生まれ，あたかも水中で自発的に成膜が進行するようになることが期待される。このラテックスを53〜63μmの乳糖粒子にコーティングして得られた生成物の粒子径分布と各フラクションでのコーティング収率ならびに乳糖の放出試験結果を図9に示す。p(NIPAAm)シェルを含有しない系では，コーティング収率に粒子径依存性が見られ，特に小粒子系側の低収率はコーティング操作中の静電気による粒子の器壁付着によって滞留するためである。これに比べて，p(NIPAAm)シェルを有するラテックスを用いた場合は，粒子径分布がよりシャープになり，小粒子側の収率

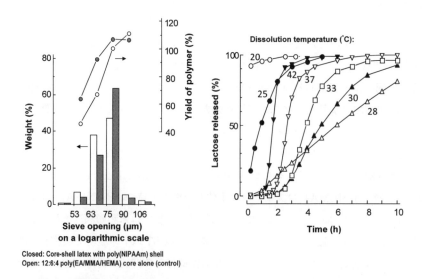

図9 感温性コアシェル型ラテックスでコーティングした乳糖粒子の粒子径分布，コーティング収率および放出特性[6]

の増加が見られ,粒子径依存性が改善される傾向にあった。これは,p(NIPAAm)の保水特性によって帯電防止効果が表れている結果と推察される。一方,図9に示す生理食塩水中での乳糖放出は温度依存的な放出様式が認められる。このコーティング粒子は加熱キュアリングを施していないが,LSCT近傍の温度(28℃)で長時間にわたる0次放出を示している。なお,同じ粒子に80℃で12時間の加熱キュアリングを施しても乳糖の放出速度に明確な差は認められなかった。一方,LCST以下の20,25℃では比較的速やかな放出が見られ,不完全な成膜もしくはp(NIPAAm)の水和による透過性亢進を示唆する。これらのことから,LCST以上の温度になるとp(NIPAAm)は収縮し,これが水溶性の乳糖に対しても強い拡散障壁として働くコーティング層の形成の進行をもたらすことが示唆される。

2.5 おわりに

　本節では,100μm以下の微粒子を対象とするスプレーコーティングにおける凝集現象と成膜プロセスについて,主にコーティング剤の材料物性に焦点を当てた検討における結果を述べた。種々のコーティング基剤が市販・開発される中で,特にラテックスタイプの高分子分散系は,適切な操作条件をとれば,凝集防止と被膜形成を両立できることに特徴があり,微粒子コーティングには有用性の高い材料といえよう。特にアクリル系のラテックスは,モノマーの種類が豊富で合成も比較的容易であり,化学組成のみならず,そのコロイド粒子構造をも制御することができるため,様々な機能を生み出すことが可能と目される点で魅力的である。今後,そのような微粒子コーティング用の新たなコーティング剤の開発が待たれるところであり,ここで紹介した知見がその一助になれば幸いである。

文　献

1) G. C. Cole, "Pharmaceutical Coating Technology", p.1, Taylor & Francis (1995)
2) Y. Fukumori, H. Ichikawa, K. Jono, Y. Takeuchi, T. Fukuda, *Chem. Pharm. Bull.*, **40**, 2159 (1992)
3) Y. Fukumori, H. Ichikawa, K. Jono, T. Fukuda, Y. Osako, *Chem. Pharm. Bull.*, **41**, 725 (1993)
4) H. Ichikawa, K. Jono, H. Tokumitsu, T. Fukuda, Y. Fukumori, *Chem. Pharm. Bull.*, **41**, 1132 (1993)
5) H. Ichikawa, H. Tokumitsu, K. Jono, T. Fukuda, Y. Osako, Y. Fukumori, *Chem. Pharm. Bull.*, **42**, 1308 (1994)
6) H. Ichikawa, S. Kaneko, Y. Fukumori, *Chem. Pharm. Bull.*, **44**, 383 (1996)
7) H. Sunada, A. Otsuka, Y. Kawashima, H. Takenaka, *Chem. Pharm. Bull.*, **27**, 3061 (1979)

8) H. Sunada, A. Otsuka, Y. Tanaka, Y. Kawashima, H. Takenaka, *Chem. Pharm. Bull.*, **29**, 273 (1981)
9) H. Sunada, A. Otsuka, Y. Yamada, Y. Kawashima, H. Takenaka, J. T. Carstensen, *Powder Technol.*, **38**, 211 (1984)
10) K. Sugimori, S. Mori, Y. Kawashima, *Pharm. Tech. Japan*, **4**, 87 (1988)
11) H. Ichikawa, Y. Fukumori, *Int. J. Pharm.*, **180**, 195 (1999)
12) Y. Fukumori, H. Ichikawa, Y. Yamaoka, E. Akaho, Y. Takeuchi, T. Fukuda, R. Kanamori, Y. Osako, *Chem. Pharm. Bull.*, **39**, 164 (1991)
13) H. Ichikawa, Y. Fukumori, C. M. Adeyeye, *Int. J. Pharm.*, **156**, 39 (1997)
14) 室井宗一, 高分子ラテックスの化学, p.235, 高分子刊行会 (1986)
15) Y. Fukumori, "Multiparticulate Oral Drug Delivery", p.79, Informa Healthcare (1993)

3 乾式コーティングプロセスの考え方と設計

小石眞純[*]

3.1 はじめに

界面科学の立場からみた粉体の表面改質には，コーティング（単分子層被覆）改質，トポケミカル（場所化学的）改質，メカノケミカル（機械化学的）改質，メカニカル（機械的）改質，カプセル化（膜被覆）改質，高エネルギー（熱，プラズマ，レーザー，スプレー溶射利用による改質，拡散処理（浸漬・浸透・溶融・溶着，イオン注入）による改質，沈殿反応（表面複合化）改質，集積化（粒子層被覆）改質，超臨界流体技術による複合化改質，噴霧熱分解法による複合化改質，交互吸着法（layer-by-layer assembly）による複合化改質，鋳型（テンプレート）技術利用改質などがある[1]。

シソーラス（情報語関連辞書）によれば，表面改質は「surface treatment, surface finishing, surface polishing, surface modification」などと表現される。ここでは総てを含めての考え方で説明する。

乾式コーティングにおける考え方と設計では，多くの有意な解説があるので参考にして多面的にまとめることが大切である[2~3]。すなわち，①ナノ構造制御による医薬用ミクロ粒子製造プロセスの実用化，乾式粉体コーティングによるマイクロカプセル化，ナノ微粒子を用いた放出制御製剤の開発などの評価・解析・応用が重要なこと，また，②粉体の精密混合技術を有効に活用・応用することで，乾式機械的処理法により粉粒体の複合化，表面改質が可能なことが示唆されている。

他方，乾式コーティングプロセスでは，帯電粒子の付着力に留意する必要がある。粒子の付着力は，粉体の流動性，凝集性と密接に関連している。

医薬品と分野は異なるが，電子写真，電子ペーパー，静電粉体塗装，電気集塵など粉体粒子に帯電を施し，その挙動を静電気力により制御する技術が進歩し，普及しているのが現状である。

乾式コーティングにおいても，粒子に作用する静電気力，帯電粒子間に働く力，電気映像力（影像力，鏡像力），グレーディエント力，さらに付着限界粒子径を理解しておくことが望ましい[4]。なお，帯電粒子の付着力に関与する因子は，粒子径・表面自由エネルギー（ファン・デル・ワールス力の寄与），湿度，帯電量，表面粗度，粒子形状などがあり，粉体／粉体系処理では，充分な理解が必要である。

3.2 乾式コーティングプロセスにおける粉体／粉体系での微粒子設計

3.2.1 微粒子設計における基礎的事項

粉体／粉体系での乾式コーティングプロセスでは，気相および液相中での微粒子の性質の違いに留意が必要である。一般的に，微粒子は凝集粒子として粒子集合体を構成しているが，流体中

---

[*] Masumi Koishi 東京理科大学名誉教授

(空気中)では慣性力が粒子径により異なる。静止流体中での粒子は小さくなるほど停止する距離は小さくなり，流体の流れに粒子が追従しやすい。この結果は10 nm～10 μm範囲の実験である。ただし，粒子の個数濃度と質量濃度の関係に配慮しての議論が望まれる[4]。

以上の事実から，粉体の付着限界粒子径を考えてみる。乾式コーティングでは，粒子間の付着力を考える場合，粒子には各種の付着力に加えて重力，慣性力も同時に作用していることを忘れてはいけない。一つの球形粒子に働く付着力をF，重力をWとし，その比をαとすると，$\alpha = F/W$になる。$\alpha = 1$となる粒子径を付着限界粒子径d_{ac}という。

付着力，粒子の密度は色々であるが，一般に付着限界粒子径$d_{ac} = 1$～10 μmになることが多い。他方，粒子集合体である粉体の充填状態を考えてみると，平均粒子径～空隙率の関係より1～100 μm範囲では，粉体粒子は架橋現象をともなうので粒子径の増加によって空隙率は減少し，その後に一定になる。この一定となる粒子径を臨界粒子径d_cという。色々な粉体ではおおよそ数10～100 μm範囲である[5]。

付着限界粒子径と臨界粒子径に配慮すると，①臨界粒子径より大きい粉体／粉体系での乾式コーティングプロセスでは，化学工学的な考察が主になるであろう。他方，②臨界粒子径より小さい粉体／粉体系での乾式コーティングプロセスは，付着限界粒子径に留意する必要があり，化学的，物理化学的考察が望ましい。

すなわち，①装置中心の乾式コーティングプロセス思考と②素材中心の乾式コーティングプロセス思考の取り扱いの違いに留意した研究が必要になる。

さて，粉体／粉体系の乾式表面改質または複合化設計の基礎的な単純プロセスを図1に示す[6]。すなわち，混合比―混合状態―粒子間相互作用の3軸で表示してある。構築技術の三次元表現であり，粒子間相互作用により完全規則的な表面改質・複合化粒子の設計が可能である。Ordered

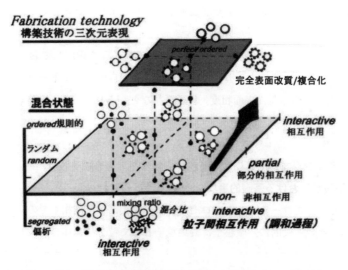

図1　粉体／粉体系の異種粒子混合状態の3軸表現による模式図

mixtureは優れた均質性があり,薬学分野での応用が中心に進められた。

　乾式プロセスの混合研究の流れと技術的評価を考えてみると,例えば,医薬品,化粧品,食品,農薬,粉末冶金,窯業などでは,原料となる粉体は一般に2種類以上を混合して用いるので,均質な混合状態の実現が重要になる。具体的には,どのようにして均質に混ぜるのか,また均質か否かを如何に判断するかが命題である。特に,精密混合技術が必要不可欠な医薬品製剤分野では,1975年にHerseyが粉体の混合状態に注目し,2種類の粉体の相互作用の概念を導入した。すなわち,ordered mixtureの概念は,異種の粉体間に付着相互作用がある状態で,従来の統計的にランダムな粉体の混合状態より,さらに均一性・均質性に優れた混合物の得られる可能性を示した。

　1943年にLaceyが始めた固体粒子の混合研究からHerseyまでの研究（1975年～）が一つの基礎的な流れであるが,新しい混合概念「大粒子に小粒子が付着した均質性に優れた状態」は"ordered mixture"と命名された。その後,混合に関する多くの研究が報告されているが説明を省略する。

　規則混合は広く精密微細混合として定義されている。精密混合の"精密"は,組成を単に均質にするだけでなく,制御された配列にすることを意味している。また,"微細"は,制御された配列が分子・原子の次元で実現されることを意味している[7]。

　粉体混合と精密微細混合の概念の違いが指摘されており,①粉体混合の場合は,組成を均質化することが最終目的であるが,②精密微細混合の場合,組成を制御された配列状態にするのは,その配列により粒子や材料に新機能の付与である。後者では,粉砕・造粒・表面被覆・ヘテロ凝集・微粒子製造・薄膜製造・表面改質・複合化などの適用技術が利用できると指摘されている。なお,使用する装置には容器回転形,容器固定形,複合形（回転・固定形の組合せ）,機械撹拌形,流動撹拌形,高速せん断・衝撃形などがあり,素材の組合せに考慮して活用することが望まれる[3]。

3.2.2　精密微細混合による微粒子設計とは

　粉体／粉体系の混合によるordered mixture状態の基盤モデルを図2,3に示す[6]。図3は表面平滑,表面多孔などの母粒子への可能な表面改質／複合法である。ミクロ精密微細混合による機能性微粒子設計である。一般的には臨界粒子径以下の粒子の表面が対象である。なお,乾式コーティングでは複数回の処理により,更なる多機能膜を調製でき,その有効な活用ができるであろう。

　例えば,粒子間相互作用の機構では,乾式混合に独特なform-closed bonds-inter lockingが主役を果たすことになる。高速気流中衝撃または高速せん断衝撃のような粉砕操作による被覆混合で有効な相互作用である[8]。

　図4,5は高速気流中衝撃により3分程度処理したポリメチルメタクリレート（PMMA）微粒子の表面被覆状態である。高分子間の相互帯電性に依存した粒子間相互作用が律速になり,またメカノフュージョンとインターロッキングによるPMMA皮膜カプセルおよびPMMA粒子膜が形成され複合粒子となる。単純混合では不規則なPMMA粒子被覆状態である。高速気流中衝撃処理は奈良ハイブリダイザーを使用したが,この装置については後述する[6]。なお,PMMA配合は

医薬品製剤開発のための次世代微粒子コーティング技術

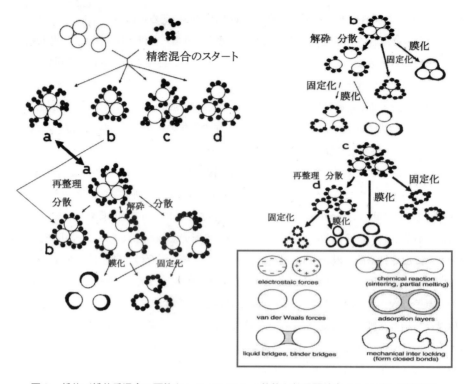

図2　粉体／粉体系混合の可能な ordered mixture 状態と粒子間結合メカニズムの模式図

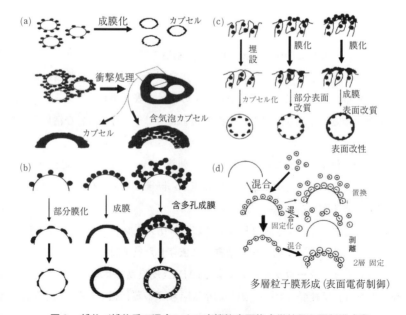

図3　粉体／粉体系の混合による多機能表面複合微粒子の調製模式図

第1章 微粒子コーティングのサイエンス

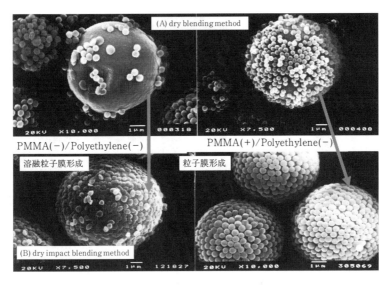

図4 PMMA/Polyethylene系粉体の乾式混合による表面改質／複合化プロセス

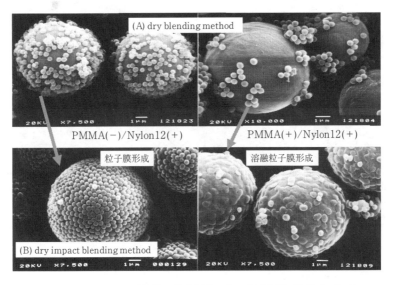

図5 PMMA/Nylon12系粉体の乾式混合による表面改質／複合化プロセス

30 wt%である。

図6はシリカ粒子被覆ポリエチレン球である。メカノフュージョン現象によりポリエチレン球表面の凹部へシリカ粒子が付着／固定化される。この粒子層の形成は，ある意味では熱接着による異種粒子間のインターロッキングと解釈できる[6]。

花粉の表面模様また昆虫の複眼は表面形態モデルとして参考になるので図7，8に示しておく[9]。花粉は外被層と二つの壁，外被層／外壁／内壁と多層構造であり，花粉の種類により外壁模様は

23

医薬品製剤開発のための次世代微粒子コーティング技術

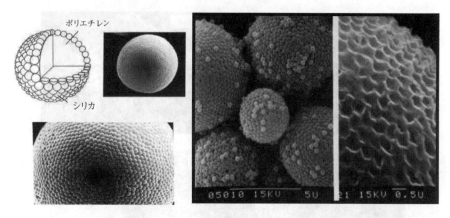

図6　シリカ改質ポリエチレン球の表面状態とシリカ微粒子を脱落（剥離）させた後のポリエチレン球の表面状態（シリカ配合：30 wt％）

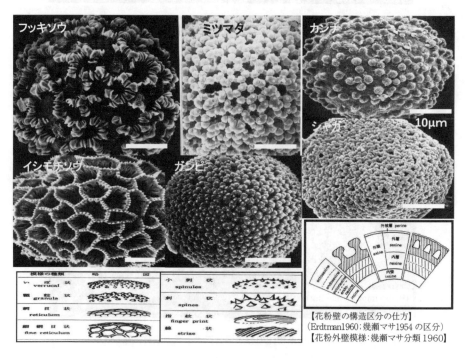

図7　各種花粉の表面模様
岡山理科大学名誉教授　三好教夫教授提供

決まる。外壁はスポロポレニンを多く含む化学的に安定した部分で，その厚さはスギ花粉で約1μm，ニレ花粉3μmである。

　他方，昆虫の個眼／複眼は粒子膜形成時の配列モデルになる。色々な規則的配列があるが，一例としてホソヒラタアブの個眼の配列を図8に示した。図3，4，5の表面改質／複合化の写真

第1章　微粒子コーティングのサイエンス

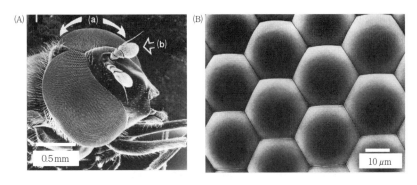

図8　ホソヒラタアブの頭部
(A)：(a)複眼，(b)触角，(B)：①複眼表面は小粒状構造（個眼の集まり），②複眼
を拡大すると正六角形個眼が規則的配列，③花アブ体長は10 mm位（細身）

と比較できる。

3.2.3　精密微細混合による機能構築微粒子

　既に，乾式コーティングによる微粒子設計の基礎的事項を説明したが，分子，ナノメートルからミクロン，ミリの大きさでの種々な機能構築の考え方が提案されており，有意な研究・解説なので読む機会のあったものを記載しておく。

　①　最初に，Nanomaterial, Nano-object用語の階層構造について考えてみる。
　Nanomaterialは，Nano-objectとNanostructured Materialに大別される。
　ナノ物体は外寸法がナノスケールで，Nanoplate, Nanofibre, Nanoparticleに分類される。なお，ナノファイバーはNanorod, Nanotube, Nanowireになる。順に，非中空ナノファイバ，中空ナノファイバ，導電性ナノファイバである。一方，内部や表面にナノスケールの構造を持つ材料はナノ構造化材料である。
　精密微細混合における機能構築においても，上述の素材の組合せには留意が必要であろう[10]。ナノ粒子のかたち・空孔構造の制御とその応用により乾式コーティング素材の幅も広がり，微粒子機能構築の成果も大きくなると推察できる。
　ここでは，ナノ素材について説明したが，ミクロン素材でも同様な扱いが可能であることは言うまでもない。

　②　シクロデキストリンが示す新しい可能性を分子製剤学の観点からの検討，また製剤への新たな利用展開（物性と包接特性，生体膜・生体内成分との相互作用，経口・経粘膜吸収性，蛋白質性薬物の凝集抑制，放出制御・標的指向化，多形転移挙動の制御：DM-β-CyD，γ-CyDの利用），難水溶性薬物の溶解性改善，などの研究がある。分子カプセルとしての機能発現に図2〜6の複合化の扱いも望まれる[11]。

　③　外部滑沢法による錠剤中の主薬安定性および滑沢剤分布の評価，錠剤保存時の硬度低下に対する酸化マグネシウムの低下抑制効果，滑沢剤，皮膜剤のポテトスターチ粒子表面への乾式コ

ーティングなどの基礎研究がある[12]。

ここでは，図9に乾式コーティングによる薬物粒子分散被覆ポテトスターチ，さらにその表面にカルナバワックスまたはカラギーナン被覆の改質／複合化粒子を整理して示した。図10は外被覆条件の異なる分散被覆薬物粒子の溶出機構の模式図である。

この結果は界面の複合化を臨界粒子径以下のスターチ粒子を選び高速気流中衝撃法で調製した筆者らの実験である。Drug-diluent hybrid powderはミクロ緩衝粉砕により薬物粒子の微細化ができ，従来の粉砕機による粉砕粒子よりも微粒子化が可能である。難溶性薬物の溶解性改善，あるいは均質な粉砕と凝集防止に活用できる技法であろう。母粒子（芯）の選択により新たな機能付与になる。

図10は再度の処理によるカプセル化にも相当する。膜厚と膜の稠密程度により，表面改質，被覆造粒あるいはカプセルと呼称できる。

ところで，乾式粉砕では1μm近傍で微粒子の凝集体形成がはじまり，この負の粉砕，あるいは逆粉砕が問題になる。このチェックポイントを活用するのが，母粒子（芯粒子）の利用である。前述の薬物―デンプン粒子系での薬物の粉砕は，高速気流中衝撃法を有効利用したもので，粉砕粒子は分散状態でデンプン粒子表面に付着・固定化されている。すなわち，凝集防止ができる。

④　メカノケミカル現象は，乾式コーティング技術の一つである。色々な考え方と手順があるが，粉砕機における粒子挙動の予測，多成分系混合粉砕による共結晶など参考になる研究を学べ

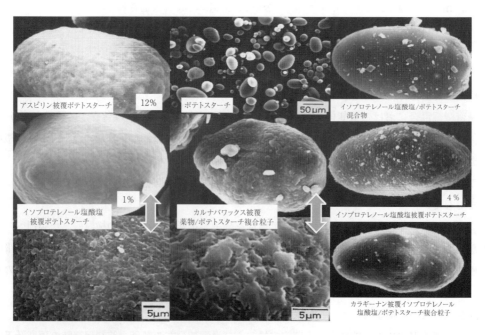

図9　薬物粒子分散被覆ポテトスターチ(A)/ワックス（カラギーナン）被覆A粒子の表面状態
　　　高速気流中衝撃処理を使用

第1章 微粒子コーティングのサイエンス

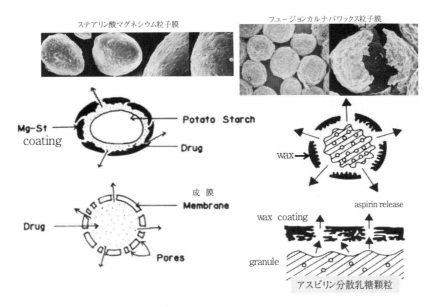

図10 外被覆条件の異なる分散薬物粒子の溶出機構の模式図

ば良いであろう[13]。

3.2.4 高速気流中衝撃法による乾式微粒子コーティング

粉体粒子のマクロ界面制御におけるマクロの意味は，分子次元の化学的・物理化学的なミクロ界面制御技術に対応する，機械的な界面制御技術のことである。

なお，単粉体と複数粉体系を扱う場合では，粉体粒子の運動状態に差異があるが，ここでは両方について臨界粒子径以下の粉体を中心に総合的に考えることにする。

粉体のレオロジーでは，①粉体の流動によって生ずる角特性，②付着力，③粉体の圧縮，④粉体の自由流動などが検討事項である。例えば，粉体が流動して，すなわち粒子の運動状態から静止状態に変わることで生ずる角の性質は重要な物理量の1つである。

摩擦角の種類には，内部摩擦角，安息角，壁面摩擦角，運動角があるが，安息角に注目してみると，例えば電子ペーパー用の電子粉流体[14]は動的安息角がゼロであり，液体と同じ挙動を示す。

このような自由流動性の複合粒子は簡単に調製できる。また，粉体塗装用の粉体粒子，電子写真用コピートナー粒子などは安息角が約30度に調製され，凝集と分散の調節がなされている。他方，同様な表面改質によりトナー粒子の球形化による流動性制御，グラファイト粒子の流動性改変，カーボンナノチューブの分散性改良，球状化セメントによる流動性改良[14]，生体硬組織代替材料（複合焼結体）の物性向上[14]などがなされている。

ハイブリダイゼーションシステムは高速気流中衝撃法で知られており，概要を図11に示す。カタログによれば，物理的（機械的，熱的）手法を用いて乾式で微粉体の表面を微粉体で表面改質（粉体／粉体系）し，機能性複合粉体材料を創製するハイテクノロジーと記載されている。粒子設

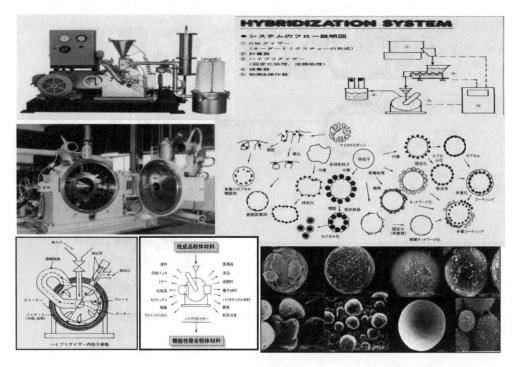

図11　奈良ハイブリダイゼーションシステムと乾式コーティング（高速気流中衝撃法）

計のアイデアを具現化する装置がハイブリダイゼーションシステムである。

乾式で微粉体同士の接合を可能にしたシステムで，O. M.ダイザー（ordered mixtureの形成），計量供給機，ハイブリダイザー，捕集器と，それらのコントローラーから構成されている。

粉体／粉体系では，O. M.ダイザーで混合分散作用によりinteractive ordered mixtureを調製する（図1～3）。続いて，一定計量粉体はハイブリダイザーに投入，処理される。ハイブリダイザーは高速回転するローター，ステーター，および循環回路で構成されており，機内に投入された被処理物は，これらの作用により機内に分散されながら，衝撃力を主体に粒子の相互作用も含め圧縮，摩擦，せん断力などの機械的作用を繰り返し受け，短時間（1～10分）で固定化，成膜化，球形化などの処理が均質に行われ，捕集器で速やかに回収される。

処理法は回分運転であるが，計量供給器と連動させたバッチ連続運転が出来る。また，ハイブリダイザーシステムは不活性ガス導入，液体導入なども出来るが，ステーター，循環回路，ローターを冷却出来るため，耐熱性の低い物質も処理できる。なお，粒子を複数回処理も可能であり，適度な時間経過後に何回でも材料投入ができるため，多層被覆粒子が調製できる。

なお，昇華性粉体は容易に多孔粒子あるいは表面多孔粒子に均質に吸蔵できることも今後の話題であろう。また，脆性破壊できる粉体ではセメントのように被覆用微粒子セメントを調製しながら，母粒子セメントを微粒子セメントで被覆する利点がある[14]。医薬品の場合にも同様なことの有効利用が期待される[12]。なお，予め母粒子にデンプン，乳糖などを配合して粉体／粉体系の

第1章 微粒子コーティングのサイエンス

乾式コーティングは容易になされるであろう。

図12は，多くの処理の中より若干の処理事例を示した[15]。粒子膜，マイクロカプセル化，微粒子内包カプセル化，干渉粉砕による微細化結晶など観察される。

ハイブリダイザーは，機能性構築微粒子の幅広い応用・活用が期待されるが，基本的には，装置内で分散可能な粉体の組合せであればよく，雰囲気の制御・温度の制御により複合化，改質化，カプセル化は可能である。融合・混成の複合化は組合せ系により，どちらかが主役を果たすことになる。フュージョン，ハイブリッドに加えて，トライボロジー効果も有効に利用されていると説明しても過言ではない。

装置内の構造は極めて単純であり，複合化・改質化・カプセル化の原理は容易に理解されるが，既に指摘したように，液体導入，若干の加圧・減圧条件を設定することで，高速回転するロータ ー，ステーターの有効利用率が変化できるのが利点であろう。

また，操作中に循環回路内を粉体が高速流動するので，分散状態を再構築出来る利点がある。粉砕機では無理な条件の有効活用に相当する。

本装置では，分級機能は不要なので，投入粉体の総ての処理に，装置回路を有効利用できる構造設計が今後の装置チェックポイントになるであろう。

少し繰り返しの議論になるが，装置内では静電気力，物理的・機械的力などが主役であり，粉体集合体の濃度も関与することになる。この点は粉砕機の原理を活用して検討するとよい。また，

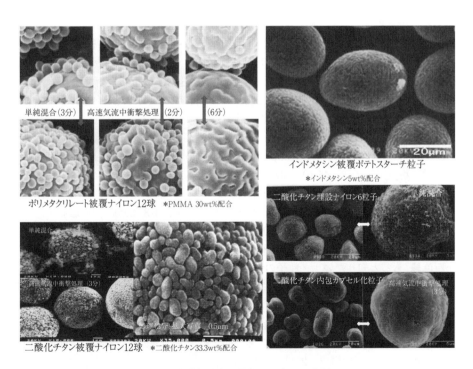

図12 高速気流中衝撃処理の色々な事例

医薬品製剤開発のための次世代微粒子コーティング技術

コロイド次元の超微粒子を改質助剤として添加することも，扱う粉体の基本的物性を改変することなく活用できる有用な技法といえる。助剤は，出来たら0.5 wt％以内の添加が望ましく，1～3 wt％添加して良好な結果を得たとしても充分な最終複合化物にはならないであろう。

3.3 あとがき

乾式コーティングプロセスの考え方と設計を主体に，高速気流中衝撃処理技法，装置などを説明した。粉体／粉体系の微粒子設計は製剤技術においても古くから研究され，実用化されているのが現状である。今回の説明が粒子設計工学に役立てば幸いである。

文　献

1) 小石眞純，もっと知りたいナノ粒子の世界，p.5，日刊工業新聞社（2009）；精密工学会表面改質に関する調査研究分科会編，表面改質技術—ドライプロセスとその応用，p.2～8（1988）；内藤牧男編著，究極のかたちをつくる—粉が織り成す次世代モノづくり，p.195，日刊工業新聞社（2009）；小石眞純編著，微粒子設計，p.148，工業調査会（1987）；石川修，粉体工学会誌，**48**(6)，417（2011）

2) 市川秀喜，福森義信，薬剤学，**67**(5)，288（2007）；福森義信，ファルマシア，**43**(12)，1179（2007）；福森義信，粉砕，No.50，3（2006/2007）；朝日正三，精密微細混合技術，粉体技術，**3**(8)，72（2011）；粉砕の新たな展開と高度利用—粉砕の基礎から新利用技術まで—（第47回夏期シンポジウム特集），粉体工学会誌，**49**(3)，p.162（2012）

3) 佐藤宗武，岩崎智宏，顔料，**49**(2)，1（2005）；㈳日本粉体工業技術協会編，粉体混合技術，p.33，60，88，日刊工業新聞社（2001）；㈳日本粉体工業技術協会編，編集委員長　矢野武夫，混合混練技術，p.25，日刊工業新聞社（1980）；Tadao Sugimoto (editor), Fine Particles-Synthesis, Characterization, and Mechanisms of Growth, p.699, Marcel Dekker, Inc.,〈13.3 "Formation of fine composites"小石眞純，本田宏隆執筆〉（2000）

4) 竹内学，粉体工学会誌，**45**(6)，430（2008）；㈳日本粉体工業技術協会編集，微粒子工学—分散の基礎と応用—，p.5，9，朝倉書店（1998，2刷）；日高重助，粉体工学会誌，**45**(6)，419（2008）；松山達，山本英夫，粉体工学会誌，**45**(6)，373（2008）；内藤牧男，究極の粉をつくる，p.27，日刊工業新聞社（2008）

5) 川北公夫，小石眞純，種谷真一，粉体工学（基礎編），p.92，槇書店（1974）

6) 小石眞純，もっと知りたいナノ粒子の世界，p.22，24，105，154，日刊工業新聞社（2009）；川島嘉明，粒子設計と製剤技術，p.53，薬業時報社，乾式コーティングによる粒子の複合化，石坂隆史，小石眞純執筆（1993）；牧野昇，江崎玲於奈編著，総予測21世紀の技術革新，p.237，工業調査会，技術予測17："機能構築微粒子"，小石眞純執筆（2000）；種村正美，形の科学会誌，球面ネットワーク構造の数学的モデル：球面調節法で安定な点配置，同程度の球面六角形や五角形で構成，**27**(1)，52（2012）

7) ㈳日本粉体工業技術協会編, 粉体混合技術, p.83, 日刊工業新聞社（2001）
8) Ralf Weinekotter and Hermann Gericke, Mixing of Solids, Kluwer Academic Publishers, p.103（2000）；粉体工学会編, 粒子設計工学　新素材開発のキーテクノロジー, p.92, 産業図書（1999）
9) 三好教夫, 藤木利之, 木村裕子, 日本産花粉図鑑, p.320, その他頁, 北海道大学出版（2011）；小石眞純, 本田宏隆, 松野昂士, 喰代修, 微粒子・超微粒子—目でみるそのミクロ構造—, 総合技術出版, p.172（1988）；岩波洋造, 花粉学, p.28-29（1980）
10) 柳下皓男, 粉体技術, **3**(2), 46（2011）；大谷吉生, 粉体技術, 1(10), 24（2009）；蒲生昌志, 色材協会誌, **83**(4), 185（2010）；特集/ナノパーティクルテクノロジーの構築と実用化への展開, 粉砕, p.3-47（2012）
11) 東顕二郎, 薬剤学, **71**(5), 279（2011）；上釜兼人, 平山文俊, 有馬英俊, 薬剤学, **67**(2), 66（2007）；東大志, 有馬英俊, ファルマシア, **42**(10), 1005（2006）；土戸康平, 吉橋泰生, 米持悦生, 寺田勝英, 粉体工学会誌, 48(9), 612（2011）
12) 山村尚弘, 薬剤学, **71**(4), 223（2011）；坂本宜俊, 中村承平, 松川亨, 可知重人, 安倍洋子, 祖父江久恵, 祖父江光広, 湯淺宏, 薬剤学, **71**(6), 344（2011）；Dean S. T. Hsieh (editor), Controlled Release Systems: Fabrication Technology, Volume Ⅰ, 109（1988）〈Chapter 6: "Mechano-chemical encapsulation process by dry blending"：石坂隆史, 小石眞純執筆〉；H. Yoshizawa, M. Koishi, *J. Pharm. Pharmacol.*, **42**, 673（1990）; T. Ishizaka, H. Honda, M. Koishi, *J. Pharm. Pharmacol.*, **45**, 770（1993）; T. Ishizaka, H. Honda, Y. Kikuchi, K. Ono, T. Katano, M. Koishi, *J. Pharm. Pharmacol.*, **45**, 770（1993）
13) 藤永真由美, 吉橋泰生, 米持悦生, 寺田勝英, 粉体工学会誌, 48(9), 618（2011）；仙名保, **8**(11), 463（2001）；齋藤文良, 粉砕, 51号, 24（2008）；深水啓朗, 薬剤学, **71**(5), 27（2011）; T. Fukami, T. Ishii, T. Io, N. Suzuki, T. Suzuki, K. Yamamoto, J. Xu, A. Ramamoorthy, k. Tomono, A nanoparticle processing in solid state dramatically increases the cell membrane permeation of a pharmaceutical drug Probucol, *Mol. Pharmaceutics*, **6**, 1029（2009）；竹内寛久, 仲村英也, 綿野哲, 粉体工学会誌, **49**(3), 191（2012）
14) I. Tanaka, M. Koishi, and K. Shinohara, *Cement Concrete Research*, 32, 57（2002）; I. Tanaka, N. Suzuki, Y. Ono, M. Koishi, *Cement Concrete Research*, **28**, 63（1998）; T. Matsuno, M. Morita, K. Watanabe, K. Ono and M. Koishi, *J. Mater. Sic.; Materials in Medicine*, 14, 547（2003）；田沼逸夫, 増田善友, 櫻井良, 色材協会誌, **80**(6), 254（2007）；高木光治, 粉砕, No.52, 28（2009）
15) 小石眞純, もっと知りたいナノ粒子の世界, 多数頁参照, 日刊工業新聞社（2009）

第2章 材料（核粒子，結合剤，コーティング剤）

1 微粒子コーティング用核粒子としての球形セルロース粒子の特性

吉田直哉[*1]，大生和博[*2]

1.1 はじめに

　最近の微粒子コーティング技術は，薬物を苦味マスキングした製剤や口腔内崩壊錠といった高付加価値製剤に利用され，患者へのQOL（Quality of Life）向上の他，医薬品のPLCM（Product Life Cycle Management）の上でも重要になりつつある。コーティング技術は，従来，カプセル剤用途の顆粒剤で主として利用されてきたが，核粒子が微粒子化したことと，微粒子でも安定した製品が製造できる微粒子コーティング装置が開発されたことで，微粒子コーティング技術として発展し，錠剤への利用も行われるようになってきた。特に，微粒子コーティング顆粒を含有させた口腔内崩壊錠の場合，コーティング粒子を微粒子化することで，口腔内でざらつきを感じることなく服用できる利点がある。口腔内崩壊錠の場合，口腔内で違和感なく服用できる核粒子の平均粒子径は小さければ小さいほど良いが，一般に薬物やフィルムを被覆した後の平均粒子径が200μm以下であれば許容範囲とされる。さらに，核粒子を微粒子化することで，より多くの薬物を被覆できるようになり，薬物含有量UPや錠剤数の低減化等，多くのメリットを付与することも可能である。

　そこで，今回，微粒子コーティング用の核としても使用可能な球形セルロース（セルフィア®）の特性と機能，そして，セルフィア®を使用した顆粒含有錠及び苦味マスク顆粒含有OD錠の応用例を紹介する。

1.2 セルフィア®とは

　セルフィア®は，医薬品添加物規格収載の「結晶セルロース（粒）」（USP/NF，Ph.Eur.：Microcrystalline Cellulose）であり，結晶セルロースを水のみで造粒した，白色ないしは帯黄白色の粒で，におい及び味はなく，フィルムコーティング型の徐放性製剤，苦味マスキング製剤，あるいは微粒子コーティング用製剤などの核粒子として開発した結晶セルロース100％の球形核粒子である。水中に入れるとわずかに膨潤するが，不溶性である。また，エタノールなどの有機溶媒にも不溶である。セルフィア®は，繊維性植物からパルプとして得たα-セルロースを鉱酸で部分的に解重合し，精製後，球形化して得られる。セルフィア®の製法は図1の通りである。

[*1] Naoya Yoshida 旭化成ケミカルズ㈱ 添加剤事業部 セオラス技術開発部 グループリーダー

[*2] Kazuhiro Obae 旭化成ケミカルズ㈱ 添加剤事業部 セオラス技術開発部 グループ長

第2章 材料（核粒子，結合剤，コーティング剤）

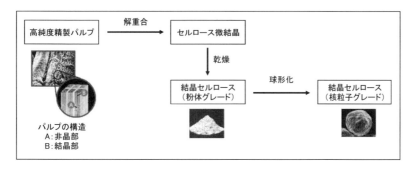

図1　セルフィア®の製法

グレード	CP-102	CP-203	CP-305	CP-507	CP-708
粒子径 [μm]	106-212	150-300	300-500	500-710	710-850
真球度	1.2	1.1	1.1	1.2	1.2
嵩密度 [g/cm³]	0.83	0.87	0.97	0.93	0.93
摩損度 [%]	0	0	0	0	0
吸水能 [%]	100	100	100	70	65

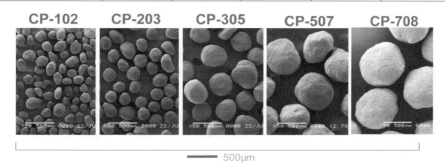

図2　セルフィア®の参考特性値

1.3　セルフィア®のグレードと粉体物性

　セルフィア®のグレードは，粒子径が異なり，図2の全5種類である。最も粒子径の小さいグレードはセルフィア®CP-102で，その平均粒子径は約150μmであり口腔内崩壊錠の核粒子として適した大きさである。また，どのグレードも摩損度が0%であり機械的強度の強い条件にも対応できる特性を有している。

1.4　セルフィア®の特徴と機能

　セルフィア®は結晶セルロースのみを原料としているので，薬効成分との反応性が低く，安定であり，真球度が高く，粒度分布がシャープなので，より精緻なコーティングが可能である。また，水に溶解せず，かつ，適度な吸水性があるので，顆粒同士の凝集が減少し，水系コーティング時のコントロールが容易で，再現性が良好であり，特に，機械的強度が強いので，コーティン

グ時の割れや粉化がなく，小粒子グレードを使用することにより，微粒子コーティングにも対応可能である。セルフィア®の主な特徴と機能は下記のとおりである。

① 薬物との反応性が低い
　→ 下掛けコーティングの必要なし
② 真球度が高く，粒度分布がシャープ
　→ 薬物の溶出変動が小さい
③ 不溶性で最適な吸水性
　→ 凝集しやすい薬物，コーティング組成に有効
④ 機械的強度に強い
　→ 強い条件（スプレー圧，速度，回転数など）で高速化が可能
⑤ 小粒径品のラインナップ
　→ 薬物量を多く被覆することが可能
　→ 下掛けコーティングの必要なし

1.5　機械的強度と摩損度

転動流動層（マルチプレックスMP-01，パウレック製）に核粒子として，セルフィア®CP-305または，糖質系球形核粒子を各1.5kg仕込み，ブレードの回転数を380 rpm，風量70 m³/hrで5分間運転を行った。結果を図3に示す。運転前後の各粒子の粒度分布を比較した結果，セルフィア®CP-305の核粒子はほとんど変化していないが，糖質系球形核粒子は破壊され，微粉化していることがわかる。このことから，セルフィア®は，シャープな粒度分布で，機械的強度に強いため，均一に薬物やフィルムコーティングを施すことができ，安定した溶出コントロールが可能である。

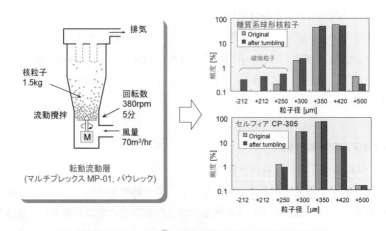

図3　セルフィア®と糖質系球形核粒子の比較結果

第2章 材料(核粒子,結合剤,コーティング剤)

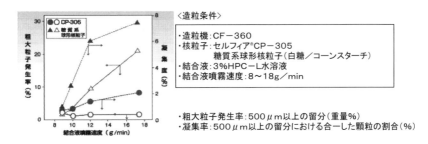

図4 粗大粒子発生率の比較結果

1.6 粗大粒子の発生率

遠心流動造粒機(CF-360,フロイント製)に核粒子として,セルフィア®CP-305または,糖質系球形核粒子を仕込み,3%HPC-L水溶液にて水溶性薬物のレイヤリングを仕込量に対し20%被覆となるまで行った(図4)。レイヤリング終了後の粗大粒子の発生率と凝集率を測定した結果,セルフィア®は,糖質系球形核粒子に比べ粗大粒子の発生率は1/10に,凝集率は1/4に抑制できる結果であった。このことから,セルフィア®は不溶性でありながら最適な吸水性を保つことで,凝集しやすい薬物やコーティング組成に非常に有効な核粒子であることがわかる。

1.7 セルフィア®CP-203を用いた徐放性顆粒の調製方法

セルフィア®を核粒子とし,その上に薬物を被覆させ,さらにフィルムコーティングを施した顆粒(FC顆粒)を含有する錠剤を作製するには,顆粒表面のフィルム層が打錠時の圧力で破損しないことがポイントである。さらに,そのFC顆粒が他の賦形剤と混合し,打錠されるまでに分離・偏析しないことも大きなポイントである。今回,この2点を課題として検討した結果を紹介する。

1.7.1 レイヤリング顆粒およびフィルムコーティング顆粒の調製

レイヤリングの機器はGPCG-10型ワースタータイプを使用し,平均粒子径235μmのセルフィア®CP-203にモデル薬物のリボフラビン(VB$_2$)を2%被覆した顆粒を調製した。フィルムコーティングの機器は転動流動層(マルチプレックスMP-25型,パウレック製)を使用し,2%VB$_2$レイヤリング顆粒に対し20%の徐放性フィルムコーティングを施した(図5)。徐放性フィルムコーティング剤には,フィルムの柔軟性が高いオイドラギッドNE30Dをベースに,溶出制御剤にHPMC(ヒプロメロースTC-5E)を配合した。さらに,NE30D単独では,粘着性が強い分,コーティング時にFC顆粒が凝集し効率が低下するため,柔軟性に影響しない程度に凝集抑制剤としてエチルセルロース水分散液(ECD)と酸化チタン(TiO$_2$)を配合した。

1.7.2 徐放性顆粒含有錠の調製

徐放性コーティング顆粒(FC顆粒)を50%配合した処方で錠剤をロータリー打錠機にて作製した。崩壊性改善目的に部分アルファー化澱粉(PCS PC-10)を配合した賦形剤処方で行った

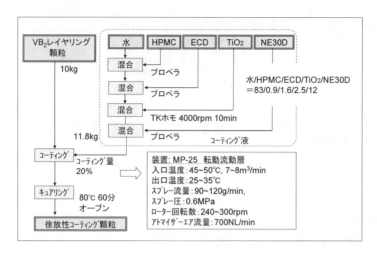

図5　徐放性コーティング顆粒の調製方法

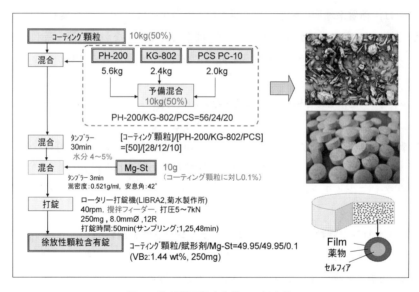

図6　徐放性顆粒含有錠の調製方法

(図6)。図6の賦形剤処方では，PH-200：KG-802＝70：30としているが，これは，FC顆粒が分離・偏析を起こし，含量均一性に問題が生じた為，結晶セルロースの種類と比率を検討した結果，この比率が最適であったことから選択した。具体的には，粉体間の引張破断変位（弱い力で圧縮した粉体層を引張破断させ，粉体層が破断した時の粉体層の伸度）をアグロボット（ホソカワミクロン製）で測定し，賦形剤の圧密時の流動性の指標として相対性流動性指数をシアスキャン（日本ルフト販売）で測定した。双方の測定結果から粉体間の適度な抵抗により分離・偏析を防止し，かつ粉体の流動性を保つ範囲を調べたところ，PH-200：KG-802＝70：30が最も優れた結果であ

第2章 材料(核粒子,結合剤,コーティング剤)

1.7.3 徐放性顆粒含有錠の評価結果

約50分間連続打錠し,打錠後1分,25分,48分の時点で錠剤をサンプリングし,評価した結果を表1に示す。各時間とも,錠剤重量CV,含量値,含量CVの許容レベルを下回り,実機スケールにおいて,賦形剤処方「PH-200/KG-802/PCS=56/24/20」の分離・偏析抑制効果を確認した。

1.7.4 徐放性コーティング顆粒及び錠剤の溶出プロファイル

図7の溶出プロファイルは,コーティング顆粒より錠剤の方が若干,速いが許容レベル(±10%)であり,良好な結果であった。オイドラギッドNE30Dの柔軟なフィルム特性により,打錠時に受けるフィルムの損傷は少なく,コーティング顆粒と錠剤の溶出プロファイルがほぼ同等にできたと考える。

また,6ヶ月間(40℃,75%Rh,密栓瓶保管)の保存安定性でも,錠剤の硬度低下や変色などもなく安定した結果であった(溶出試験条件;第14改正日本薬局方,pH1.2,0.07mol/L HCl,パドル回転数100 rpm,吸光度445 nm)。

1.7.5 フィルムの耐圧性について

上述の錠剤は,打圧が5~7kNであったが,フィルムの耐圧性を確認する意味で,さらに高い打圧領域(約9kN,約14kN)で錠剤を作製し,溶出の比較を行った。徐放性フィルムコーティ

表1 錠剤の評価結果

サンプリング時間		1st(1 min)	2nd(25 min)	3rd(48 min)	許容レベル
錠剤重量	[mg]	252.6	251.6	251.6	
錠剤重量CV	[%]	0.66	0.78	0.86	≦1.0
錠剤硬度	[N]	70	73	76	≧50
崩壊時間	[s]	93	104	108	
摩損度	[%]	0.03	0.04	0.02	≦0.5
含量	[%]	101.1	101.0	99.7	98.5~101.5
含量CV	[%]	0.87	1.39	1.15	≦2.0

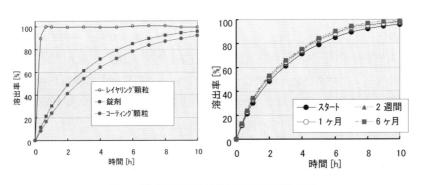

図7 顆粒と錠剤及び経変後の溶出試験結果

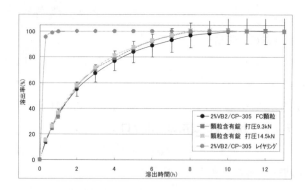

図8　高打圧時の錠剤溶出試験結果

ング処方は，これまでと同様，「オイドラギッドNE30D／エチルセルロース水分散液（ECD）／HPMC（TC-5）／TiO₂＝70.6／9.4／5.3／14.7」，コーティング量20％とした。図8から，高い打圧でも薬物の溶出性には差がなく，フィルムの耐圧性を確認できた。これは，核粒子であるセルフィアが高い打圧でも大きく変形せずに顆粒形状が維持されたことと，NE30Dをベースとしたフィルム層の柔軟性により，高い打圧でもフィルムが破損しなかったことの2つが主要因と考える。

1.8　セルフィア®CP-102を用いた苦味マスク顆粒含有OD顆粒の調製方法

苦味マスク顆粒含有OD錠の場合，口腔内でFC顆粒のザラツキを感じない大きさ，いわゆる微粒子化することが必要で，この場合，セルフィア®の中で最も小さいCP-102（平均粒子径約150μm）が好適である。また，OD錠は崩壊試験若しくは口腔内試験で30秒以内若しくは30秒程度に崩壊することが望ましいため，FC顆粒と組み合わせる賦形剤処方も重要なポイントとなる。そこで，以下にセルフィア®CP-102を用いた応用例を紹介する。

1.8.1　レイヤリング顆粒および苦味マスクフィルムコーティング顆粒の調製

レイヤリング，コーティングの機器は転動流動層（マルチプレックスMP-25型，パウレック製）を使用し，平均粒子径146μmのセルフィア®CP-102に苦味成分のカフェイン（CAF）を2％被覆した顆粒を調製した。フィルムコーティングは2％CAFレイヤリング顆粒に対し20％の苦味マスクフィルムコーティングを施した（図9）。苦味マスクフィルムコーティング処方には，粘着抑制剤としてエチルセルロース水分散液（ECD），酸化チタン（TiO₂），タルク（Talc）を配合した。また，苦味マスキング機能と即効性（速溶出性）機能の相反する機能を持たせるために，NE30DとECDを同量配合して苦味マスクを，さらに，水溶性のポリビニルアルコール・コポリマー（PVA）を配合して，速溶出性の機能を持たせた。

1.8.2　苦味マスクコーティング顆粒の粒子形状

核粒子のセルフィア®CP-102，2％CAFレイヤリング顆粒及び20％苦味マスクコーティング顆粒の形状をSEMで観察した（図10）。各粒子はロータップ篩振とう機で粒度分布を測定し平均粒

第2章 材料（核粒子，結合剤，コーティング剤）

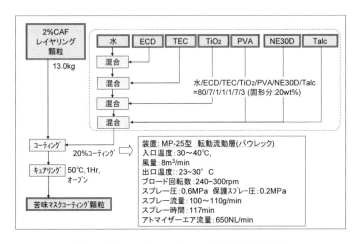

図9　苦味マスクコーティング顆粒の調製方法

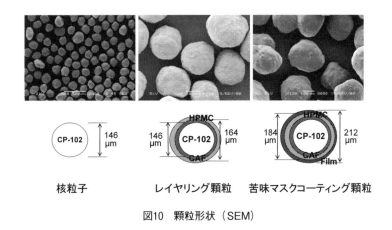

図10　顆粒形状（SEM）

子径を算出した。その結果，2％CAFの被覆層の厚みは約9μm，徐放性コーティング層の厚みは約14μmであった。

1.8.3　苦味マスク顆粒含有OD錠の調製

苦味マスクコーティング顆粒（FC顆粒）を30％配合した処方を用い，ロータリー打錠により錠剤を作成した（図11）。この処方は，微粒子コーティング顆粒の成形性が悪く，打錠障害（主にスティッキングとバインディング）が発生したため，打錠障害の抑制と，OD錠レベルの崩壊性を両立させることが大きなポイントであった。滑沢剤を増やすことのみでは，打錠障害は解消できたものの，OD錠レベルの崩壊性が得られなかったため，賦形剤処方について，造粒顆粒中のエリスリトールとMCCの比率やMCCのグレードを変える検討を行った。MCCをセオラス®KG-1000にすることで，打錠障害は解消したが，崩壊時間が50〜60秒と満足ゆく崩壊時間が得られなかったため，さらに添加剤を後末添加することで，打錠圧力を低減させて崩壊性を改善すること

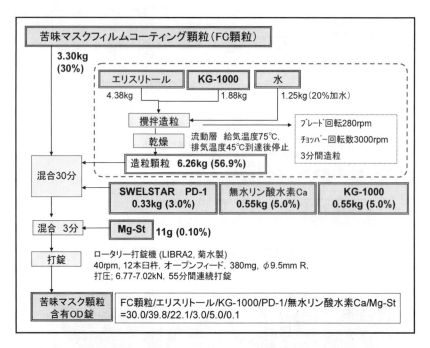

	規格	連続打錠時間					平均
		5分後	15分後	30分後	45分後	55分後	
粉末充填深さ		9.61					9.61
押上Y（1/10kg）		230	231	223	219	234	227.4
本圧（kg）		688	693	684	677	702	688.8
予圧（kg）		350	359	360	350	360	355.8
平均重量（mg） n=20		379.8	382.6	383.8	382.4	382.5	382.2
重量CV（%） n=20	2.0%以下	0.620	0.632	0.570	0.795	0.781	0.680
平均厚み（mm） n=20		5.154	5.154	5.163	5.164	5.166	5.160
平均硬度（N） n=20	60N以上	64.0	67.9	66.8	66.4	69.6	66.9
平均崩壊時間（秒） n=6	60秒以下	29.0	30.8	30.5	29.7	31.2	30.2
口腔内崩壊時間（秒） n=2		44.0	43.5	44.0	45.5	44.5	44.3
摩損度（%） n=20	0.2%以下	0.156	0.118	0.160	0.139	0.125	0.140
平均含量（%） n=10	95%以上	97.4	97.3	97.9	97.8	97.6	97.6
含量CV（%） n=10	2.0%以下	0.364	0.274	0.329	0.328	0.404	0.340
含量均一性 判定値（%）	15.0%以下	3.47	3.33	2.82	2.88	3.25	3.15

図11　苦味マスク顆粒含有OD錠の調製方法及び錠剤評価結果

を試みた。その結果，無水リン酸水素Caとセオラス®KG-1000を5％ずつ後末添加することでOD錠レベルの崩壊時間（30秒程度）を得ることができた。高成形性のセオラス®KG-1000を後末添加することで，低打圧化が可能となり，それにより，錠剤の崩壊性がかなり改善されるが，セオ

第2章　材料（核粒子，結合剤，コーティング剤）

ラス®KG-1000の配合量が多いと口腔内の食感（もさつき感）が悪くなるため，口当りが良く，崩壊性も付与できる無水リン酸水素Caと併用することで，錠剤硬度60N以上，摩損度0.2％以下，崩壊時間約30秒の苦味マスク顆粒含有OD錠を作製することが可能になった。

1.8.4　苦味マスクコーティング顆粒及び苦味マスク顆粒含有OD錠の溶出プロファイル

苦味マスク顆粒含有錠の溶出プロファイルについては，薬物（カフェイン）の閾値から1分後の溶出率が10％以下であれば，苦味がマスキングされていると判断した。更に，苦味マスクはしているが，30分後には90％以上溶出する，いわゆる速溶出性の溶出プロファイルを目標にコーティング処方を設計した。

図12の結果から，FC顆粒及び錠剤の溶出性は，苦味マスクと速溶出性の目標をクリアし，ほぼ同等の溶出性であった（溶出試験条件；第14改正日本薬局方，pH1.2，0.07 mol/L HCl，パドル回転数100 rpm，吸光度273 nm）。

1.8.5　安定試験の溶出プロファイル

6ヶ月間（40℃，75％Rh，密栓瓶保管）の保存安定性でも，錠剤の硬度低下や変色などもなく溶出は安定した良好な結果であった（図13，溶出試験条件；第14日本薬局方，pH1.2，0.07 mol/

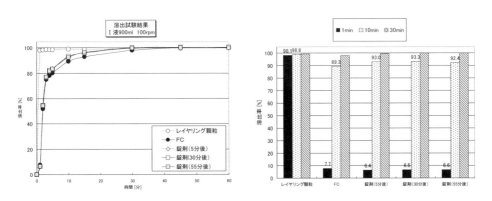

図12　顆粒及び錠剤の溶出試験結果

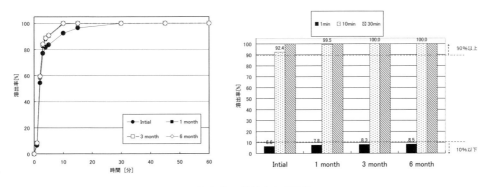

図13　経変後の錠剤溶出試験結果

L HCl,パドル回転数100 rpm,吸光度273 nm)。

1.9 おわりに

セルフィア®は,糖質系球形核粒子に比べ,機械的強度が強く,適度な吸水性を有することから,小粒径でありながら,低摩損,低凝集の薬物レイヤリング及びフィルムコーティングが可能である。フィルムコーティング顆粒は,徐放性,腸溶性はもちろん苦味マスクなど多くの用途に展開され,特に,今後は顆粒含有錠や口腔内崩壊錠のような付加価値のある,さまざまな医薬品製剤及び健康食品製剤などへ応用できるものと考える。

最後に本報告が,ユーザー各位における,微粒子コーティング製剤の一助となれば幸いである。

文　　献

1) 宮本,柳沼,坂元,鎌田,アビセル時報,(49)(1992)
2) 五味,柳沼,鎌田,アビセル時報,(53)(1998)
3) 仲間,松本,垣澤,五味,CEOLUSレポート,1, P27 (2003)

2 微粒子への薬物レイヤリング用バインダーとしての低粘度HPC

津江晋一郎*

2.1 はじめに

近年,医薬品のライフサイクルマネジメントの一環として,口腔内崩壊錠の開発が盛んに行われている。また,口腔内崩壊錠の開発に伴い,薬物や各種コーティングを施した機能性微粒子の開発が行われている。このような機能性微粒子の目的としては「苦味マスキング」,「徐放性」,「腸溶性」などが挙げられるが,口腔内崩壊錠の場合,口腔内で錠剤が崩壊することから,顆粒のザラツキ感をなくすために粒径を小さくすることが要求される[1]。そういった背景から,粒子径が100μm以下の微粒子へのコーティング技術の開発に対するニーズが高まっている。また,100μm以下の微粒子には,経口剤のみならず,注射剤としても,薬物送達システムとして大きな期待がかけられている。しかし,それらの調製・製造は,その適応範囲の広さにも関わらず困難である。

100μm以下の微粒子に対するコーティングの困難さは,対象粒子の凝集が極めて起こりやすいことにあり,これはコーティング剤により形成される粒子間架橋の結合強度に帰結する。従って,凝集の抑制にはコーティング剤の結合力を低下させることが重要になる。しかし,例えば,上述の口腔崩壊錠用コーティング粒子の製造に見られるように,核粒子に薬物を被覆造粒(レイヤリング)するような場合,レイヤリング用バインダーが必要とされ,これには核粒子同士の凝集を引き起こさない一方で,薬物粒子を核粒子に収率良く固定できるだけの適切な結合力を有する必要がある。市川らは造粒用結合剤として長らく汎用されている低粘度ヒドロキシプロピルセルロース(以下HPCと略記)がそうした特徴を有していることを見出した[2,3]。

本節では,低粘度HPCを薬物レイヤリング用バインダーとして使用する場合に課題となる核粒子の凝集防止について,ドラフトチューブ付き噴流層装置(図1参照,以下ワースター装置と略

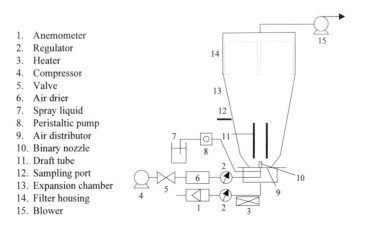

1. Anemometer
2. Regulator
3. Heater
4. Compressor
5. Valve
6. Air drier
7. Spray liquid
8. Peristaltic pump
9. Air distributor
10. Binary nozzle
11. Draft tube
12. Sampling port
13. Expansion chamber
14. Filter housing
15. Blower

図1 ドラフトチューブ付き噴流層装置の概略図

* Shinichiro Tsue 日本曹達㈱ 二本木工場 生産技術研究所 副主幹

記）を用いた微粒子へのHPCのスプレーコーティングモデル系にて検討した種々のデータを基に概説する。

2.2 ヒドロキシプロピルセルロース（HPC）

　HPCは自然界に広く存在するセルロース（パルプ）を原料とし，これを水酸化ナトリウムで処理した後，エーテル化剤であるプロピレンオキサイドと反応させ，セルロースにヒドロキシプロポキシ基を導入することで得られる非イオン性のセルロースエーテルである。親水基と疎水基を持ち，セルロースの水酸基同士の水素結合を妨げることにより，水や極性有機溶媒への溶解を可能にし，低級アルコール類に溶解する数少ないセルロース誘導体である。水系および非水系を問わず溶解させて使用することができる。また，HPCは1971年に日本薬局方品として収載され，日本曹達㈱ではNisso HPCとして1967年の企業化以来40年以上，数多くの製薬企業に製品を供給している。

　医薬品分野ではその特性から，錠剤・顆粒剤製造時の結合剤，およびコーティング剤として広く使用されている。Nisso HPCはその分子量により重合度の低いものからSSL，SL，L，M，Hの異なる5銘柄がある。さらにSL，L，M，Hに関しては通常粒子品に加えて粒子径の小さい微粉品，SSLに関しては微粉品よりもさらに粒子径の小さい微粒子品（SFP）があり，現在Nisso HPCとして全10銘柄を上市している（表1）。

　本節ではSSL，SL，Lの3銘柄を低粘度HPCとして表記している。

表1　Nisso HPCの銘柄構成

Grade		SSL	SL	L	M	H
Viscosity (at 20℃, 2% aq.) (mPa·s)		2.0–2.9	3.0–5.9	6.0–10	150–400	1000–4000
Weight average molecular weight*(Mw)		～40,000～	～100,000～	～140,000～	～620,000～	～910,000～
Particle size**	Regular		●	●	●	●
	Fine powder		●	●	●	●
	Super fine powder (SFP)	●				

　＊　Reference values
＊＊　Regular: 40 mesh pass, Fine powder: 100 mesh pass, SFP: 330 mesh pass.

2.3 低粘度HPCをバインダーとした微粒子レイヤリング例

　以下にワースター装置での微粒子レイヤリング用バインダーとして低粘度HPCを用いた場合の特徴について紹介する。

2.3.1 各種添加剤の添加効果

　ワースター装置にて53～63μmの乳糖核粒子にモデル薬物としてカルバゾクロムスルホン酸ナトリウム（以下CCSSと略記）をHPC-Lで固定化し，その上にHPC-Lのコーティングを施したHPCコーティング粒子を調製した例[4]について紹介する。福森らはHPCコーティング粒子調製時

第2章 材料（核粒子，結合剤，コーティング剤）

のコーティング液に10種類以上の添加剤を添加し，その添加効果について検討している[4]。ここでは特筆すべき添加効果のあった，ポリエチレングリコール6000（以下PEGと略記），NaClおよび低粘度カルボキシメチルセルロースナトリウム（以下CMC-Naと略記）の添加効果について概説する。

(1) 実験条件

ワースター装置によるHPCコーティング粒子調製における処方および操作条件を表2に示す。

(2) 実験結果

上記添加剤をHPC質量に対し10％の割合で添加したスプレー液について，噴霧生成させた場合の液滴径および調製したHPCコーティング粒子の特徴をまとめて表3に示す。

いずれの添加剤を添加した場合も噴霧生成させた液滴径に大きな変化は見られないが，スプレー液にPEG，NaClを添加したものは粒子の凝集が抑制された。PEGを添加した場合，HPCの結合力を低下させ粒子の凝集が抑制されている。これは調製したHPCコーティング粒子を打錠した錠剤の硬度が低下していることに裏付けられる[4]。また，HPCと相溶性のないNaClはHPCの均一フィルムの形成を阻害し，粒子の凝集が抑制される[4]。微粒子レイヤリング操作における凝集要因の一つとして，微粒子の静電気によるチャンバー内壁への付着が知られている。CMC-Naを添加した場合，顕著な凝集抑制効果は示しておらず，生成物の特徴には明確に表れてはいないものの，静電気によるチャンバー内壁への微粒子の付着が抑制傾向にあった[4]。

2.3.2 スプレー操作条件による影響

続いて，53～63μmの乳糖核粒子にHPC水溶液をワースター装置で直接スプレーコーティング

表2 HPCコーティング粒子の調製における操作条件

Core (lactose 53–63 μm)		24 g
Fixing of drug	HPC-L	2 g
	CCSS	2 g
	Water	added
	Total	100 ml
Coating	HPC-L	10 g
	Additive	1 g
	Water	added
	Total	400 ml
Operating conditions:		
Inlet air temperature	(°C)	80
Outlet air temperature	(°C)	28–35
Spray pressure	(MPa)	0.23
Inlet air rate	(ml/min)	3.5–3.8
Spray rate	(m³/min)	0.5–0.8
Nozzle diameter	(mm)	0.8

表3 HPCコーティング粒子の調製における添加剤の効果とスプレー液滴径

Additive	None	PEG	NaCl	CMC-Na
Product:				
Yield（%）	83	83	83	88
Mass median diameter（μm）*	88	67	67	83
Fraction larger than 75 μm（%）**	69	18	18	62
Yield of HPC（%）	94	94	99	96
Moisture absorption（%）***	3.3	3.6	6.4	3.8
Tablet hardness（kgf）	6.8	0.8	6.2	6.2
Droplet:				
Mass median diameter（μm）	17.1	16.4	17.3	17.0
$D_{84.1\%}$（μm）	25.8	25.2	27.5	25.5
Relative viscosity	6.7	6.7	6.9	14.6

* Theoretical, 70.0 μm; particle density, 1.407 g/cm^3.
** It was observed by microscopy that fraction larger than 75 μm was composed of agglomerates.
*** At RH 75% and 37 ℃ for 4d.

した場合のスプレー操作条件が生成物に与える影響[5]について紹介する。市川らはスプレー操作条件として，スプレー空気圧，送液速度，HPC濃度，HPCグレードの効果について検討しており，その内容について概説する。

(1) 実験条件

ワースター装置によるHPCコーティング粒子調製のスプレー操作条件と生成物の特性などをまとめて表4に示す。

(2) 実験結果

① スプレー空気圧の効果

HPC-Lを用い，スプレー液濃度をHPCとして2.5%（HPCとしてw/v%で表示），送液速度を3.6 ml/minに固定しスプレー空気圧を変化させた場合のスプレー液滴径（積算50%径および積算84.1%径）を図2(A)，生成物の粒度分布を図3(A)に示す。

図2(A)および図3(A)の結果から，スプレー圧が増加するにつれて液滴径は小さくなること，これに対応して粒子の凝集は抑制されている。

② 送液速度の効果

HPC-Lを用い，スプレー液濃度をHPCとして2.5%，スプレー空気圧を0.23 MPaに固定し，送液速度を変化させた場合のスプレー液滴径を図2(B)，生成物の粒度分布を図3(B)に示す。

図2(B)より液滴径に対する効果をみると，送液速度の増加に伴って液滴径はわずかに増大する傾向にあるが，スプレー圧の効果ほど顕著ではなかった。一方図3(B)より，送液速度が3.6 ml/min以下の場合，生成物の粒度分布に対して送液速度は顕著な影響を与えていないが，4.2 ml/minになると凝集傾向が増大している。

第2章 材料（核粒子，結合剤，コーティング剤）

表4 HPCコーティング粒子の調製におけるスプレー操作条件と生成物特性

Core (lactose 53-63 μm) (g)							25							
Spray solution:														
HPC-L	(g)	10	10	10	10	10	10	10	10	10	10	10		
HPC-SL	(g)												10	
HPC-SSL	(g)													10
CMC-Na	(g)	1	1	1	1	1	1	1	1	1	1	1	1	1
Water Total	(ml)	400	400	400	400	400	400	400	400	300	250	200	400	400
Spray conditions*:														
Liquid flow rate (ml/min)		3.6	3.6	3.6	3.6	3.6	2.6	3.2	4.2	3.6	3.6	3.6	3.6	3.6
Spray air pressure (MPa)		0.20	0.23	0.26	0.29	0.32	0.23	0.23	0.23	0.26	0.26	0.26	0.23	0.23
Particle adhesion**:														
Inner surface of draft tube		+	−	−	−	−	−	−	++	+	+	++	−	−
Chamber wall		−	−	−	−	−	++	−	−	−	−	−	−	−
Product:														
Yield (%)		87	91	90	89	86	89	89	93	86	92	91	91	91
Mass median diameter (μm)		102	72	70	67	66	69	71	83	75	80	85	69	68
Droplet:														
Mass median diameter (μm)		14.4	12.5	11.3	10.4	9.6	12.2	12.3	12.6	13.1	13.3	13.8	10.7	8.8
$D_{84.1\%}$ (μm)		28.0	24.8	22.7	19.6	18.7	25.2	24.8	24.9	26.6	27.1	28.5	21.6	16.6
Relative viscosity		14.6	14.6	14.6	14.6	14.6	14.6	14.6	14.6	23.2	32.8	58.2	12.1	6.2

* Operating conditions: inlet air temperature: 60℃, outlet air temperature: 29-32℃, inlet air flow rate: 0.32 m³/min.
** −: not adhered, +: slightly adhered, ++: fairly adhered.

③ HPC濃度の効果

HPC-Lを用い，一定送液速度（3.6 ml/min）の条件下でスプレー液中のHPC濃度を変化させた場合のスプレー液滴径を図2(C)，生成物の粒度分布を図3(C)に示す。

HPC濃度が2.5%から3.3%になると液滴径は大きくなるが，3.3%以上では顕著な差はみられない。尚，HPC濃度が高くなるとドラフトチューブ内壁への著しい粒子付着が生じ，スプレー空気圧を0.26 MPaに高めても，HPC高濃度ではドラフトチューブ内壁への粒子付着があった（表4）。図3(C)よりHPC濃度の増加は粒子の凝集傾向を増大させ，分布幅を粗粒子側に拡げている。

④ HPCグレードの効果

スプレー条件（スプレー空気圧：0.23 MPa，送液速度：3.6 ml/min，HPC濃度：2.5%）を固定し，各種グレードのHPC水溶液をスプレーした場合のスプレー液滴径を図2(D)，生成物の粒度分布を図3(D)に示す。

図2(D)より，LおよびSLに比べ粘度の低いSSLでは粗液滴の発生がより低く抑えられている

医薬品製剤開発のための次世代微粒子コーティング技術

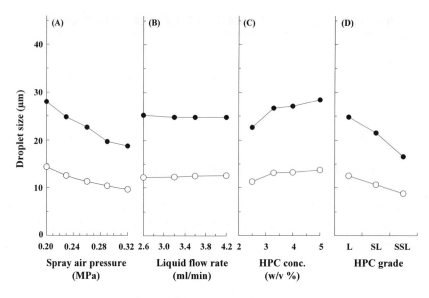

図2　スプレー液滴径に与えるスプレー操作条件の影響
○：$D_{50\%}$（μm），●：$D_{84.1\%}$（μm）

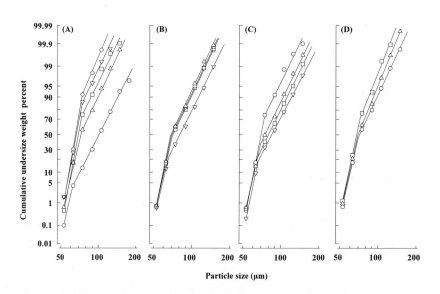

図3　生成物の粒度分布に与えるスプレー操作条件の影響
(A)spray air pressure.　○：0.20 MPa，△：0.23 MPa，□：0.26 MPa，▽：0.29 MPa，◇：0.32 MPa
(B)liquid flow rate.　○：2.6 ml/min，△：3.2 ml/min，□：3.6 ml/min，▽：4.2 ml/min
(C)concentration of HPC in spray solution.　○：2.5%，△：3.3%，□：4.0%，▽：5.0%
(D)HPC grade.　○：HPC-L，△：HPC-SL，□：HPC-SSL

第2章　材料（核粒子，結合剤，コーティング剤）

ことがわかる。図3(D)より，凝集傾向はL＞SL＞SSLの順に小さくなり，この結果はその順序で液滴径が小さくなっていくことと対応する。

2.4　まとめ

　一般に湿式造粒用の結合剤として広く使用されているHPCを微小核粒子への薬物レイヤリング用バインダーとして使用した場合，その結合力から核粒子の凝集が問題となる場合が多い。そこで本節では，凝集抑制をテーマに，ワースター装置での微粒子レイヤリング用バインダーに低粘度HPCを使用した2つの例を紹介した。HPCへの添加剤の添加は，その凝集抑制機構は様々であるが，HPC単独では成しえない微粒子への薬物レイヤリングを可能にする。また，HPC単独の処方においてもスプレー操作条件を最適化することで100μm以下の微小核粒子に対するスプレーコーティングが可能となる。後者の例では薬物を含有しない系での評価であったが，実際にモデル薬物を含有した実験でも同様の結果が得られている[6]。このように微粒子レイヤリング用バインダーとして低粘度HPCを使用する場合，スプレー液処方のみならずスプレー操作条件のバランスが重要となる。この発展形として高粘度HPCを用いた徐放性コーティングや錠剤コーティングなど展開の幅は広いと思われる。今後，このまとめが製剤開発に携わる方々への一助となることを期待する。

文　　献

1) 田畑哲朗, *PHARM TECH JAPAN*, **24**(1), 157-162（2008）
2) Ichikawa H., Fukumori Y., Adeyeye C. M., *Int. J. Pharm.*, **156**, 39-248（1997）
3) Ichikawa H., Aoyagi K., Fukumori Y., *AAPS Journal*, **7**(S2), 301（2005）
4) Fukumori Y., *et al.*, *Chem. Pharm. Bull.*, **41**(4), 725-730（1993）
5) 市川秀喜ほか, 第32回粉体に関する討論会講演要旨集, つくば, pp.183-187（1994）
6) 大野優太ほか, 第16回流動化・粒子プロセッシングシンポジウム講演論文集, 新潟, pp.73-75（2010）

3 機能性コーティング基剤としてのアクリル系ポリマーの特性

土戸康平[*1]，石井達弥[*2]，森田貴之[*3]

3.1 はじめに

近年，医薬品のライフサイクルマネジメントの一環として，口腔内崩壊錠化が盛んに行われているが，口腔内崩壊錠を製する際には微粒子，微小粒子へのコーティング技術は必要不可欠である。機能性コーティング基剤として知られる種々のEUDRAGIT®を用いることで，「苦味マスキング」「徐放性」「腸溶性」などの機能を付与したコーティング微粒子，微小粒子を得ることができる。本節ではこれらの機能を持つEUDRAGIT®を用いた際のコーティング操作をケーススタディと共に説明する。

3.2 苦味マスキング（EUDRAGIT® E PO）

昨今，患者の服薬コンプライアンスの向上を目的とした製剤技術が多く開発されており，原薬の苦味マスキングの需要が高まっている。機能性コーティングポリマーとして知られるEUDRAGIT®は，本分野への応用にも有効であり，EUDRAGIT® E POを用いた基本的な処方例，およびその実験資料を紹介する。

3.2.1 EUDRAGIT® E POの物理化学的性質

EUDRAGIT® E POは，メタクリル酸ジメチルアミノエチルを50％含有するカチオン性のポリマーである。このポリマーは水に不溶であるが，pH5.0以下の酸性条件においてポリマー構造中の3級アミノ基が4級アンモニウム化し，速やかに溶解する。一方，pH5.0以上の条件では水を吸収することにより膨潤する性質をもつ。従って，一般的に胃溶性コーティング基剤として知られているが，苦味マスキングにも用いられることが多く，口腔内の環境では溶解しないが胃に到達すると速やかに溶解する微小粒子を調製することができる。EUDRAGIT® E POは平均分子量47,000の高分子であるが，ガラス転移点（Tg）は50［degC］と低く，ε_R（elongation at break，引張り強度）が200［％］と大きく柔らかいポリマーであるため，微小粒子コーティング後に打錠する際，打錠圧によりコーティング膜が破壊される可能性が非常に低いという特性も併せ持つ。

3.2.2 推薦処方とコーティング液調製

EUDRAGIT® E POの推薦処方を表1に示す。EUDRAGIT® E POに対し，10［w/w％］のラウリル硫酸ナトリウム（SLS）と15［w/w％］のステアリン酸（SA）を加えることでコーティング液調製時にEUDRAGIT® E POが自己乳化し，その粒子径が60〜80［nm］付近のコロイド領域まで到達する（図1）。この時，処方中に加えるSAはCovidien（旧Mallinckrodt）社製のものを指定する。また，EUDRAGIT® E POにSLSとSAを加えることで高い防湿性が見出された

[*1] Kouhei Tsuchito　エボニック デグサ ジャパン㈱　ヘルスケア部　ファーマポリマーズ
[*2] Tatsuya Ishii　エボニック デグサ ジャパン㈱　ヘルスケア部　ファーマポリマーズ
[*3] Takayuki Morita　エボニック デグサ ジャパン㈱　ヘルスケア部　ファーマポリマーズ

第2章 材料（核粒子，結合剤，コーティング剤）

表1 EUDRAGIT® E POの推薦処方

	Weight [g]	Solid [g]	on E PO [%]
EUDRAGIT® E PO	100	100	
SLS	10	10	10
SA	15	15	15
Talc	35	35	35
water	840		
Total	1000	160	

SA: Covidien（旧Mallinckrodt）社製を指定

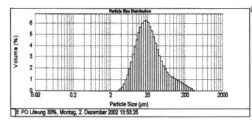 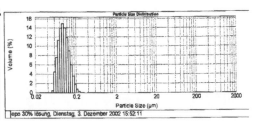

図1 粉末状態とコロイド液中でのEUDARGIT® E POの粒度分布

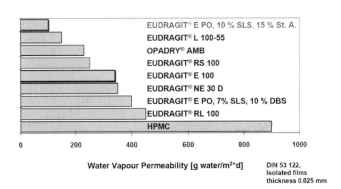

図2 キャスティングフィルムの水蒸気透過量

（図2）。

　ホモジナイザーを用いて撹拌しながら，精製水にSLS，SA，EUDRAGIT® E POを順番に溶解させると，透明なコロイド液が得られる。泡立ちが激しい場合はEUDRAGIT® E POを加えた後，プロペラ撹拌機でゆっくりと撹拌し続けることで透明なコロイド溶液が得られる。処方中には滑沢剤としてTalcが加えられているが，代替品としてモノステアリン酸グリセリン（GMS）を用いることができる。推薦処方ではEUDRAGIT® E POに対し35［w/w％］のTalcを加えているが，

これと同等の滑沢効果を得るために必要なGMSの量はEUDRAGIT® E POに対し5［w/w％］である。Talc処方と同じポリマー濃度，総固形分濃度でコーティング液を調製するとGMS処方では処方液量全体が減少し，コーティング操作時間を短縮させることが可能である。また，コーティング操作時のTalc沈降などの問題も同時に回避することができる。GMSは水に溶けず，また分散性も悪いため，まず始めに75［degC］付近まで熱したお湯に溶解させる。この時，GMSの分散剤としてポリソルベート80（PS80）をGMSに対して40［w/w％］（ポリマーに対して2［w/w％］）加える必要がある。続いて，ホモジナイザーをかけたまま室温程度に下がるまで空冷する事で安定したGMS分散液が得られる。

3.2.3 実験と結果

苦味を有するモデル薬物としてアセトアミノフェン（APAP）を用い，上述のEUDRAGIT® E PO標準処方にてコーティングを行った（表2）。コーティング操作条件で特筆すべき点は排気温度（＝製品温度）とスプレー圧である。ポリマーのガラス転移点の関係から排気温度は28［degC］と比較的低く設定する必要がある。またEUDRAGIT® E PO標準処方はコロイド溶液であるため粘度が十分低く，0.2〜0.25［MPa］程度のスプレー圧でも十分小さなミストを得ることができる。この時，排気温度が30［degC］を超えると微小粒子同士の凝集傾向が顕著に現れ，スプレー圧が0.4［MPa］を超えるとポリマーミストがスプレードライ化されコーティング皮膜が疎になることが確認された。

アセトアミノフェン微小粒子に対し，ポリマー量として核粒子に対し15［w/w％］および30［w/w％］のコーティングを施したコーティング微小粒子と，そのコーティング微小粒子を用いて製錠した錠剤について溶出試験を行った（図3）。コーティング微小粒子と錠剤の溶出結果が良好に一致していることから，打錠によってコーティング皮膜が破壊されていないことがわかる。また，それぞれのコーティング率におけるコーティング微小粒子の苦味マスキング時間を評価した結果（ボランティア：日本人男性9名の算術平均値），核粒子に対し15［w/w％］のコーティ

表2　EUDRAGIT® E POのコーティング操作条件

Inlet air temp. ［degC］	26.0–38.0
Exhaust air temp. ［degC］	22.0–30.0
Inlet air amount ［m^3/min］	4.5
Spray rate ［g/min/kg］	10.4
Atomizing air press. ［MPa］	2.0–2.5
Drying (on tray dryer at 40 degC) ［hour］	1
核粒子	アセトアミノフェン (Special Granular, 150–420 μm, Mallinckrodt Inc.)
実験装置	流動層造粒乾燥装置（トップスプレー，Glatt WSG-5）
仕込み量	6 kg
ノズル径	1.2 mm（Schlick 970）

第2章 材料（核粒子，結合剤，コーティング剤）

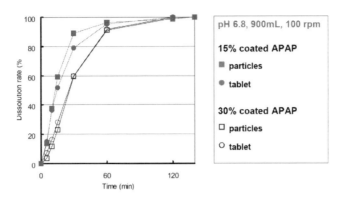

図3 コーティング微小粒子と錠剤での溶出試験結果

ング量においては約30秒，30［w/w％］では約60秒のマスキング時間を示し，口腔内の服用感も良好であったことが示唆された。

3.3 徐放性微小粒子コーティング（EUDRAGIT® RL/RS 30 D）

徐放性製剤は通常製剤と較べて製剤としての投与回数を減少させることが最も大きな目的であることから，一投与回数当りの投与薬物量を大きく設定することが多い。一錠剤中に多量の薬物を含有させた製剤において，その錠剤を一層のコーティング徐放層で制御するとき，錠剤のフィルムコーティング層の剥離や錠剤そのものの破断・破損などのリスクを考慮すると，必ずしもアドバンテージがある製剤とは言い切れない。一方，あらかじめ徐放層を被覆された薬物微小粒子群を打錠することによって得られるマルチプルユニット錠であれば，上記したリスクを回避あるいは可能な限り小さくでき，より安全な製剤が設計できる。近年の脱有機溶媒化という傾向を考慮し，徐放性能を有するEUDRAGIT®のうちEUDRAGIT® RL/RS 30 Dを用いた処方を紹介する。

3.3.1 EUDRAGIT® RL/RS 30 Dの物理化学的性質

EUDRAGIT® RL/RS 30 Dはメタクリル酸メチル，アクリル酸エチルおよびメタクリル酸塩化トリメチルアンモニウムエチルからなるポリマーの30［w/w％］水系ディスパージョンで，その化学構造式中に4級アンモニウム基を有する。pHに非依存な水不溶性ポリマーであるが，水への膨潤性（透過度）を利用することで，徐放性（持続性）製剤に用いられている。EUDRAGIT® RLとEUDRAGIT® RSのポリマー基本骨格は同様であるが，親水性の4級アンモニウム基の添加割合がそれぞれ10％，5％と異なるためにEUDRAGIT® RLは高い膨潤性を，EUDRAGIT® RSは低い膨潤性を持つ。この2種のポリマーは基本骨格が同様のため任意の割合で混合が可能であり，その混合割合に応じた水の透過度を持つ徐放性コーティング膜が得られる。また，この処方における溶出メカニズムはコーティング皮膜中の拡散律速であるためコーティング皮膜の厚み，すなわちコーティング量を調節する事でも任意の溶出挙動を創出することができる。

3.3.2 推薦処方とコーティング液調製

EUDRAGIT® RL/RS 30 Dの推薦処方を表3に示す。ポリマーの可塑剤としてEUDRAGIT® RL/RS 30 Dに対し20 [w/w%] のクエン酸トリエチル (TEC) を加える必要がある。可塑剤を加えることでポリマーフィルムに可塑効果を付与すると同時に，最低造膜温度 (MFT) が下がる。図4にEUDRAGIT® RL/RS 30 Dに対する，各種可塑剤の種類とその添加量におけるMFTの変化を示す。可塑剤としてTECを用いるとMFTが十分に下がり理論上最低値である 0 [degC] を取り，コーティング時の有効熱量が最大となる。また，可塑剤として一般的によく用いられるPEG6000は，EUDRAGIT® RL/RS 30 DのMFTを下げることができないため，特別な理由が無い限り推奨しない。また，滑沢剤としてEUDRAGIT® RL/RS 30 Dに対し50 [w/w%] のTalcを添加しているが，EUDRAGIT® E POの処方と同様にGMSに置き換えることでコーティング操作時間の短縮が図れる。

ディスパージョンタイプのEUDRAGIT®を撹拌する際，ホモジナイザーなどを用いると，その高い剪断力によってEUDRAGIT®の乳化状態が破壊される可能性があるため，プロペラスターラーやマグネティックスラーラーなどの剪断力の低い撹拌機を用いることをすすめる。コーティング液調製は簡便であり，プロペラスターラーなどを用いEUDRAGIT® RL/RS 30 DにTECを溶解させる。一方，予め別のビーカーにて精製水中にTalcをホモジナイザーを用いてしっかりと分

表3 EUDRAGIT® RL/RS 30 Dの推薦処方

	weight [g]	solid [g]	on dry polymer [%]
EUDRAGIT® RL/RS 30 D	500	150	
TEC	30	30	20
Talc	75	75	50
Water	670		
Total	1275	255	

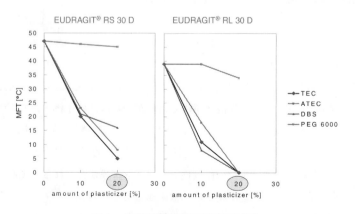

図4 各種可塑剤添加時のMFT変化

散させる。Talcの分散後，両者をプロペラスターラーなどで撹拌しながら混和することで液調製は完了する。

3.3.3 実験と結果

モデル薬物にテオフィリン微小粒子（D_{50}＝600〜800［μm］）を用いて，流動造粒乾燥機GPCG WSG-5（Glatt社製）トップスプレーにてコーティングを行った。操作条件を表4に示す。注目すべきパラメータは，製品温度（＝排気温度）が26［degC］と低温であることと，スプレーアトマイズエア圧が0.18［MPa］と低圧なことである。EUDRAGIT® RL/RS 30 Dはガラス転移温度（Tg）が，それぞれ約50/55［degC］であるが，処方中に可塑剤が存在しているため製品温度（＝排気温度）を30［degC］以上で操作するとポリマー由来の粘着性が発生する。30［degC］以下の低温であればある程，ポリマー由来の粘着性が消失するため凝集などを起こさずにコーティングを行うことができる。EUDRAGIT® RL/RS 30 Dにかかわらず，一般的にフィルムコーティングでは操作温度が低ければ低いほど緻密な膜が形成されるので，この点においてもアクリルポリマーはコーティング時のアドバンテージがある。EUDRAGIT® RL/RSのディスパージョンでは，ディスパージョンに圧力が加わると分散安定性が阻害される可能性があるため，アトマイズエア

表4　EUDRAGIT® RL/RS 30 Dのコーティング操作条件

Inlet air temp. ［degC］	42
Inlet air vol. ［m³/min］	4.5
Product temp. ［degC］	26
Nozzle bore ［mm］	1.2
Atomizing air press. ［MPa］	0.18
spray rate ［g/min/kg］	6.3

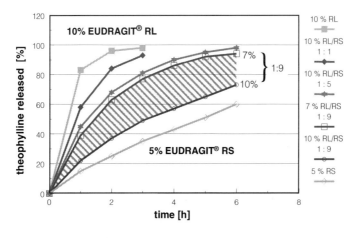

図5　EUDRAGIT® RL/RS 30 Dコーティング微小粒子の溶出試験結果

圧を可能な限り低くする事を推奨している。また，ディスパージョンの粘度はほぼ水と同様のため，0.18［MPa］程の低いスプレー圧であっても十分な液滴が得ることができる。

図5にポリマーコーティング量対するテオフィリンの溶出プロファイルを示す。核粒子に対し10［w/w%］のEUDRAGIT® RL 30 D，5［w/w%］のEUDRAGIT® RS 30 Dをコーティングした場合の溶出結果はそれぞれのポリマー自身の透過性（permeability）に由来する。EUDRAGIT® RL 30 DとRS 30 Dをそれぞれ1：1，1：5，1：9の割合で混合したところ，混合比率に特異的な溶出曲線を得ることができるだけでなくEUDRAGIT® RL 30 DとRS 30 Dの合計のコーティング量を変化させることによっても任意の徐放プロファイルを得ることができる。

3.3.4 インプロセスキュアリング

EUDRAGIT®のディスパージョンのみならず，高分子ラテックスのディスパージョン系では，ポリマー分子が分散媒へ溶解しているのではなく分散している状態であり，コーティングスプレー後，粒子状態で核粒子表面に存在している。この粒子状態からフィルムへと移行させるプロセスが必要であり，それをキュアリングと呼ぶ。EUDRAGIT® RL/RS 30 Dにおいては，約40［degC］の棚式乾燥機内で最低10時間のキュアリングが必要となる。

一方，インプロセスキュアリングという手法によってこのキュアリング時間を大幅に短縮することができる。ポリマーコーティング操作後の流動層内で精製水をスプレー噴霧（約8.0［mL/min］）し，コーティング微小粒子を流動させながらキュアリングを行うことでコーティング粒子同士の凝集を防ぎつつ，静止乾燥中では実現が難しい製品温度として50［degC］付近でのキュアリング操作が可能となり，30分間のインプロセスキュアリングで24時間の静止キュアリング（40［degC］）と同等の効果を得ることができる。

3.4 腸溶性微小粒子コーティング（EUDRAGIT® L 30 D-55）

腸溶性コーティングは，胃内で不安定な薬物の胃液との接触の回避や，胃への刺激性を有する薬物からの胃の保護を目的として従来から用いられている手法である。腸溶性EUDRAGIT®ポリマーであるEUDRAGIT® L 100-55，EUDRAGIT® L 100，EUDRAGIT® S 100はそれぞれ溶解開始pHが5.5，6.0，7.0であり，それらを単味あるいは組み合わせて用いることで，小腸から大腸に至るまで目標とする部位で薬物を溶出させる腸溶性コーティングが実現できる。本項では水系コーティングに着目し，EUDRAGIT® L 30 D-55の基本的処方とコーティング事例について紹介する。

3.4.1 EUDRAGIT® L 30 D-55の物理化学的性質

EUDARGIT® L 30 D-55は，アクリル酸エチルとメタクリル酸からなる共重合体の水分散液であり，構造中のカルボキシル基が耐酸性を示し，pH5.5以上で溶解するポリマーである。また，EUDARGIT® L 100-55はEUDARGIT® L 30 D-55を噴霧乾燥したパウダー品であり，両者は同じ構造式を有している。EUDARGIT® L 100-55は有機溶媒系あるいは乾式での使用を前提としたポリマーであるが，水へ再分散させることにより水系での使用も可能である。EUDARGIT® L 30

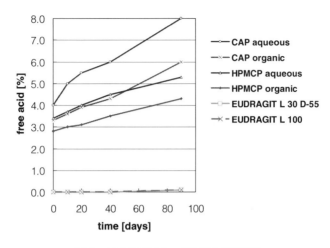

図6 加水分解によって生じた遊離酸量

D-55およびL 100-55の特徴として,ポリマー自身の安定性が極めて良好であることが挙げられる。図6にEUDARGIT® L 30 D-55,L 100-55 および種々セルロース基剤の安定性を比較した結果を示す。20［degC］,100［%RH］における3ヶ月間の保存安定性試験の結果,セルロース基剤の官能基から加水分解によって生じた遊離酸は数［%］であったのに対し,EUDARGIT®ポリマーは0.2［%］以下であった。したがって,酸に対して不安定な薬物を対象とする場合,EUDARGIT® L 30 D-55およびL 100-55を用いることによって,保存安定性に優れたコーティング品を調製することが可能となる。

3.4.2 推薦処方とコーティング液調製

EUDARGIT® L 30 D-55の推薦処方を表5に示す。ポリマーへの可塑剤としてTECを,滑沢剤としてTalcをEUDARGIT® L 30 D-55の乾燥固形分に対しそれぞれ10［w/w%］,50［w/w%］添加する。この時,先の項と同様にTECはポリマーへの可塑効果の他,MFTを減少させる効果を併せ持つ。また,滑沢剤としてGMSを使用することが可能であり,コーティング操作時間の短縮が図れる。

コーティング液調製はEUDARGIT® RL/RS 30 Dと基本的に同様であり,Talcを別系統のビー

表5 EUDARGIT® L 30 D-55の推薦処方

	weight [g]	solid [g]	on dry polymer [%]
EUDARGIT® L 30 D-55	1333.3	400	
TEC	40	40	10
Talc	200	200	50
Water	986.7	554.7	
Total	2560	1984	

Solid content 25.0%

カーにてホモジナイザーを用いしっかりと分散させた後，プロペラスターラーなどの剪断力の弱い攪拌機を用いて混和する。

3.4.3 実験と結果

モデル薬物としてアセトアミノフェンをレイヤリングした微小核粒子を用い，上述したEUDARGIT® L 30 D-55処方にてコーティングを行った。コーティング操作条件は様々な要因に依存しているが，一例として参考条件を表6に示す。特に注意しなければならない点は，排気温度（＝製品温度）が，25.7～26.9［degC］と低くなっており，この温度以上でコーティングを行うと，ポリマーのガラス転移点に起因する凝集が見られ始めることである。また，本例のようにあらかじめ薬物がレイヤリングされている場合は，バインダーであるPVPやHPMCなどが微小粒子の表面に存在しているところに水分散液をスプレーしていくことになるので，コーティング初期においてはスプレー速度を十分低くするなどの対策により凝集（造粒）を防ぐことができる。得られたコーティング粒子のJP1液（0～2時間）および2液（2～8時間）における溶出試験

表6　EUDARGIT® L 30 D-55のコーティング操作条件

Inlet air temp.［degC］	31.0-36.0
Outlet air temp.［degC］	25.7-26.9
Inlet air vol.［m³/min］	0.6-0.8
Spray rate［g/min/kg］	2.0-5.5
Atomizing air press.［MPa］	0.25
Atomizing air vol.［NL/min］	50

核粒子	アセトアミノフェン含有球形結晶セルロース（セルフィア® SCP-100，旭化成ケミカルズ）
実験装置	流動層造粒乾燥装置（MP-01 SPC，ワースター，パウレック）
ノズル径	0.2 mm（Schlick 970）
仕込み量	500 g

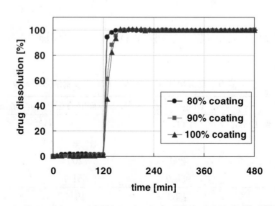

図7　EUDRAGIT® L 30 D-55コーティング微小粒子の溶出試験結果

第2章 材料（核粒子，結合剤，コーティング剤）

結果（JP15，パドル法，50 rpm）を図7に示す。ポリマー固形分として80［w/w％］のコーティングにより，試験開始から2時間では十分な耐酸性が得られ，その後のpH6.8のバッファーにおいては速やかな溶出が確認された。コーティング微小粒子圧縮成形し錠剤にする際，打錠時にポリマー皮膜が破壊されることを防ぐ目的で医薬品添加剤の中でも最も柔らかいものの一つであるEUDRAGIT® NE 30 Dを混合する処方がよく用いられる。

3.5 おわりに

上記のように種々の特徴を有するEUDRAGIT®を用いることにより，苦味マスキング，徐放性，腸溶性を付与したコーティング微小粒子の調製が可能である。また，近年PLCMの観点から口腔内崩壊錠化が進んでいるが，口腔内崩壊錠用微小粒子にはマウスフィーリングへの考慮から平均粒子系が100～150［μm］の微小粒子を採用することが多い。この領域の微小粒子に団粒を生じることなくコーティングを施すのは困難な場合があるが，EUDRAGIT®を用いたコーティング液の粘度は低いため，コーティングプロセス中における粒子径のコントロールが容易である。また，EUDRAGIT®の微小粒子コーティングは一般的に約27～30［degC］の低温で行なわれるため，熱に弱い原薬にも適用することができ，EUDRAGIT®が形成する柔軟な皮膜の利点として打錠圧への耐性だけでなく，服用時のマウスフィーリングにも優れていることが挙げられる。

第3章 装置・プロセス（主にスプレーコーティング，乾式コーティング）

1 側方噴霧微粒子コーティング技術（側方噴霧法）

増田義典*

1.1 微粒子コーティング技術概観

　微粒子コーティング技術は，図1の如く一般的な流動コーティング法（側方噴霧法，上方噴霧法，下方噴霧法），複合型流動コーティング法（転動機構付，整粒機構付）に分けられる。側方噴霧法は，傾斜器壁装着噴霧ノズルよりコーティング液を液状にて循環流動する被コーティング物に供給する方法である。上方噴霧法は，被コーティング物の上方よりコーティング液を液滴状態で供給する方法であり，一般的な流動造粒法と同じである。下方噴霧法は，被コーティング物の下からコーティング液を液滴・液状態で供給する方法であり，噴霧ノズル上部の内部に円筒状機器を配置し，被コーティング物の循環流動性を高めた方法がワースター法と言われている。複合型流動コーティング法は，垂直器壁装着噴霧ノズルよりコーティング液を液・液滴状態にて供給する方法である。

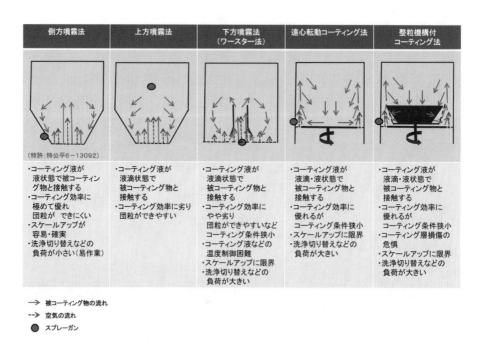

図1　微粒子コーティング技術概観

＊ Yoshinori Masuda　耕薬研究所　代表

第3章　装置・プロセス（主にスプレーコーティング，乾式コーティング）

これらコーティング法の特色は，以下の如くである。側方噴霧法は，コーティング液が液状態で被コーティング物と接触するのでコーティング効率に極めて優れ，噴霧ノズル空気流の破砕作用により団粒ができにくいことである。

また，噴霧ノズルへのコーティング液付着がない，コーティングが噴霧ノズル近傍で進行するなどから長時間の安定的コーティングが可能，スケールアップが容易・確実なことである。さらに，機器構造が極めてシンプルであるので洗浄性，取扱性に優れることである。上方噴霧法，下方噴霧法は，コーティング液が液滴・液状態で被コーティング物と接触するのでコーティング効率に劣り団粒ができやすい上に一旦できた団粒をとき離すこと，即ち解離することができない。また，下方噴霧法は，噴霧空気流と被コーティング物流が並流状態になるのでコーティング条件の狭小化，スケールアップの限界，機器構造複雑化による取扱負荷などが推察される。複合型流動コーティング法は，コーティング液が液・液滴状態で被コーティング物と接触するのでコーティング効率に優れる。しかし，コーティング条件の狭小化，スケールアップの限界，機器構造複雑化による取扱負荷などが推察される。

1.2　側方噴霧法のコーティング機構

側方噴霧法は，コーティング液が液状態で被コーティング物と接触することが，液滴状態，液滴・液状態で接触するとする他法との根本的な違いであり優位点である。

即ち，噴霧ノズルより吐出したコーティング液柱に被コーティング物が噴霧空気の吸引作用により取り込まれ混合後，噴霧空気の破砕・分級作用を受け分散し乾燥するものである。図2の如く，コーティング液は被コーティング物表面に極めて薄い被膜を形成すると考えられる。この繰り返しにより最初に形成された皮膜の一部を溶解しながら次の皮膜を形成し所望の厚さの皮膜を形成することができる。

これに対し，上方噴霧法に代表される他法は，コーティング液が液滴，液滴・液状態となった後に，表面乾燥しながら被コーティング物と接触・付着し展延すると考えられる。この繰り返しにより先に付着展延した皮膜上に次の一部乾燥状態にある液滴が付着展延する積層により皮膜が形成されると考えられる。

側方噴霧法は，コーティング組成の結晶化が被コーティング物表面で行われるため安定的に皮膜形成され一定の品質機能を有した皮膜となる。これに対し，他法は液滴になった時点でコーティング組成の結晶化が始まるので変動を受けやすくなると考えられる。

噴霧ノズル取り付け位置など機器との関係のメカニズムについて紹介する。

側方噴霧法は，傾斜機器面に噴霧ノズルを装着することが大きな特色である。

図2にあるように，傾斜機器面に接する領域はほとんど空気流のない領域で被コーティング物が一定速度で安定的に循環する領域である。この領域にある被コーティング物にコーティング液を液状で供給し噴霧ノズル先端のポテンシャルコア域で被コーティング物と混合，転移帯で噴霧空気の破砕力により分散後，大量の空気流があり被コーティング物が低密度状態にある乾燥領域

医薬品製剤開発のための次世代微粒子コーティング技術

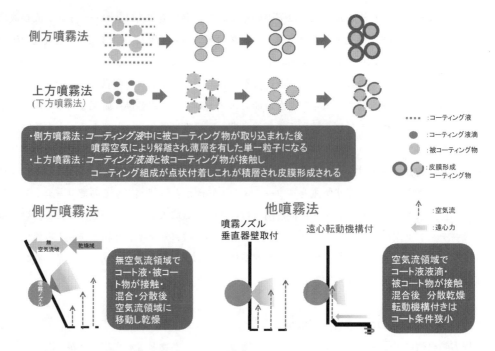

図2　側方噴霧法，上方噴霧法などのコーティング機構（概念）

に移動させ乾燥するものである。即ち，図3[1])に見られるジェット噴流の吸引・混合・分級・粉砕特性を巧妙・高度に利用しているものである。特にジェット噴流の破砕作用を高度に利用し団粒などの発生を抑制しており，これを単粒体に解き離すという意の"解離作用"と称している。

　図示はしていないが上方噴霧法は，被コーティング物低密度存在領域にコーティング液を液滴状態にして供給し被コーティング物との接触によりコーティングをするものである。コーティング液液滴と被コーティング物との接触機会が少ない・変動する，コーティング液液滴が表面乾燥するなどによりコーティング効率が悪くなる。また，噴霧空気と流動化空気が向流状態にあるため両者が均衡し界面ができ過剰接触を惹起し団粒などの発生につながる。一旦団粒が発生すると，本法ではこれを解消することができない。

　垂直機器面に噴霧ノズルを装着する他法，図示はしていないが流動床に噴霧ノズルを装着する下方噴霧法は，空気流の多い領域にコーティング液を液滴・液状に供給し被コーティング物と接触させコーティングを進める機構である。この領域は，空気流の多い領域である上に容器器壁との摩擦などから乱流を生じやすい領域でもある。このことは，被コーティング物と液滴・液状態での接触であるのに加え条件変動による接触機会，液滴乾燥状態の変動が加わることになり安定的なコーティングが損なわれる。転動機構付きは，その遠心力の作用により空気の乱流を抑制する，被コーティング物の噴霧ノズル近傍密度を安定するなどが考えられ，不安定状態の抑制効果があると考えられる。しかし，噴霧空気による解砕・分散作用を抑制し乾燥効率を低下させるこ

第3章 装置・プロセス（主にスプレーコーティング，乾式コーティング）

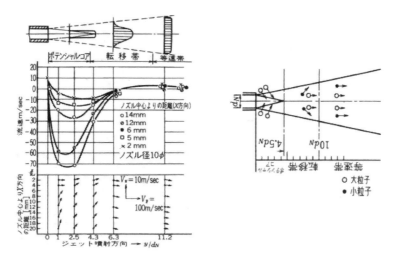

図3 ジェット噴流の吸引・混合・分級・粉砕態様
文献1） 引用構成

とが考えられる。また，コーティング液を回転方向への接線供給をした場合でも同様なことが考えられる。

1.3 側方噴霧法の機器，制御

側方噴霧法の機器は，極めて一般的な流動層造粒・コーティング機であり，流動層造粒機との兼用も十分可能である。

噴霧ノズルは 図4の如く流動造粒・コーティング機コンテナ器壁部に装着する極めてシンプルな構造である。脱着は 運転中を含めワンタッチで可能である。

次に，精密な造粒・コーティングに重要である制御について紹介する（図5参照）。第一は，流動化空気の制御である。流動化空気は外気を取り入れることが多いが，外気は季節によりその絶対湿度が大きく変動し，冬は2～3g/kg，夏は20g/kgを超えるのが一般的である。これを，一定水準に調湿し流動化空気として使用することが基本である。調湿水準は，任意で構わないが変

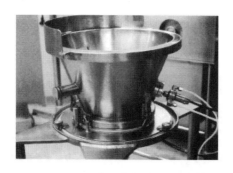

図4 側方噴霧法噴霧ノズル装着態様

医薬品製剤開発のための次世代微粒子コーティング技術

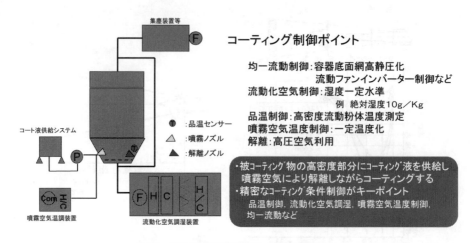

図5　側方噴霧法機器概念と制御ポイント

動の少ないことが肝要である。次は，流動化空気量である。コーティング物量などの変動を踏まえ，常に一定の流動状態を保持できるようにインバータ制御などで一定の塔内風速を確保することが肝要である。また，均一流動のために流動化空気量を確保しながら流動床に一定の静圧を負荷することも肝要である。

　第二は，温度制御である。被コーティング物温度を一定に保つことが極めて重要である。流動層造粒・コーティング機の温度制御は，一般的には給気温度，排気温度を基に行われているが，この方法は外的条件の変動を受けやすい，状態変化への追随が遅れるなどがあり十分ではない。精密な造粒・コーティングのためには，造粒物，コーティング物の温度測定による制御[2]（品温制御）が適切である。また，噴霧空気温度の制御も精密コーティングのためには重要である。噴霧空気は，圧縮調製時除湿のために冷却される，コーティング時断熱膨張により温度低下するなどにより温度幅が一定範囲にあることが多い。しかし季節変動などの外的条件変動を受ける場合があり，精密コーティングの場合はコーティング機近傍で一定温度に制御することが望ましい。

　第三は，コーティング液供給である。精密コーティングの為には，脈動のない供給が重要でありギヤポンプなどが適切と思われる。複数の噴霧ノズル装着の場合は，均一供給が重要でありライン設計，フィードバック制御などが肝要である。

　噴霧ノズルは，コーティング液供給と噴霧空気解砕作用の均衡した仕様のものが望ましい。

1.4　側方噴霧法のスケールアップ

　側方噴霧法の大きな特色は，スケールアップが容易・確実であることである。

　その理由は，前述してきているようにコーティングが噴霧ノズル周辺条件のみに依存し進行することである。ラボスケールからパイロットスケールへのスケールアップは（一般的には噴霧ノズル仕様が異なる），コーティング条件に若干の配慮が必要である。パイロットスケールから生産

第3章　装置・プロセス（主にスプレーコーティング，乾式コーティング）

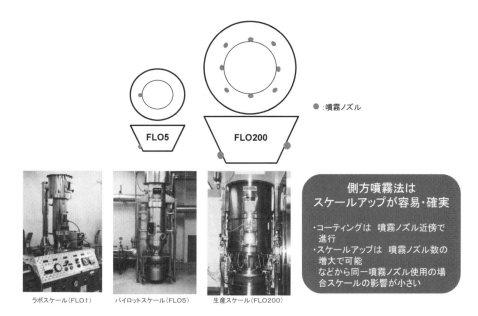

図6　側方噴霧法のスケールアップ態様

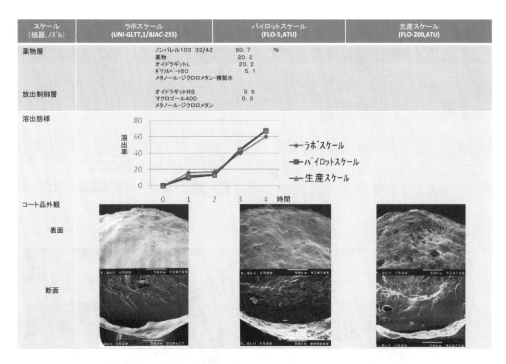

図7　側方噴霧法によるコーティングスケールアップ態様
文献3）引用構成

スケールへのスケールアップは，噴霧ノズル仕様が同一であればスケールの影響をほとんど受けない。図6は，ラボ，パイロット，生産スケールの実際の機器であり，パイロットスケールと生産スケールの噴霧ノズルの配置を示すものであり，噴霧ノズル仕様が同一の場合噴霧ノズル数の増大によりスケールアップが可能である。

放出制御製剤のコーティングを行った結果が，図7である[3]。表中の溶出態様図でも明らかなようにスケール間で溶出態様差がほとんどない。また，コーティング層表面，断面についてもスケール間で大きな差異は認められない。

1.5 側方噴霧法の実際

側方噴霧法，上方噴霧法，下方噴霧法についての実際の放出制御製剤に於けるコーティング態様比較が，図8である[4]。図中溶出態様において，ラボ，パイロットスケールとも側方噴霧法の溶出プロファイルに対し，上方噴霧法は非常に速い溶出を示しその態様はほぼ同じである。これは，側方噴霧法のコーティング層が緻密構造であるのに対し，上方噴霧法のコーティング層が疎な構造となっているコーティング物表面・断面観察結果とも符合するものである。

図9は，徐放性口腔内崩壊錠の放出制御粒子である。100μm程度の核粒子に薬物層，放出制御層を形成せしめ200μm以下粒子としたもので精密な放出制御機能を付与している。これは，コー

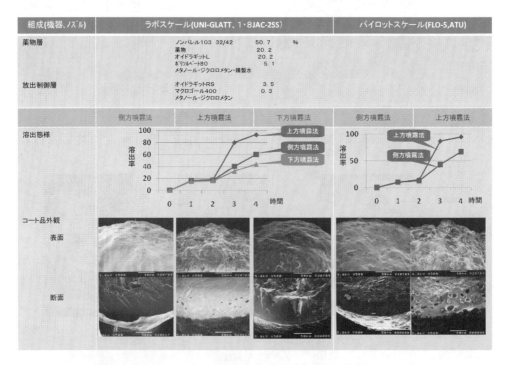

図8 側方・上方・下方噴霧法のコーティング態様（放出制御製剤）
文献4）引用構成

第3章 装置・プロセス（主にスプレーコーティング，乾式コーティング）

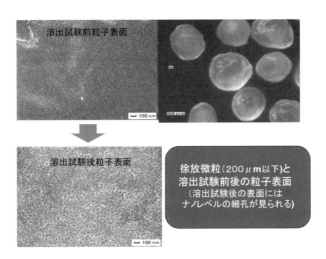

図9 精密デザインされた放出制御微粒子
文献4) 引用構成

ティング組成の精密結晶化による皮膜形成により達成できたもので，それを実現した技術が側方噴霧微粒子コーティング技術，側方噴霧法である。

その粒子形態は，大変綺麗な粒子となっている。また，溶出試験後の粒子表面にはナノレベルの微細な薬物放出孔の痕跡と推察されるものが認められる[4]。

また，塩酸タムスロシン製剤の微粒子コーティングについて，側方噴霧法による水系コーティング結果の報告がある[5]。精密放出制御により既存製剤との生物学的同等性が確保できるとするものであり，側方噴霧法は水系コーティングでも十分対応可能な技術であることを示唆している。

1.6 おわりに

側方噴霧法は，1980年代前半に技術研究・開発を行い1980年代央に数百kgスケールの生産ラインを複数完成させ複数製品を20年余安定的に生産している医薬メーカー発明・開発・展開の実績のある技術である[6,7]。長年にわたり蓄積された流動層技術，微粒子コーティング技術などの集積・展開により，精密放出制御を要する100μmレベルの機能性微粒子のコーティング技術の確立に成功したものである。

最も大きな特色は，シンプル機器構造で精密な機能性皮膜形成が安定的に可能であり，スケールアップが容易・確実であることである。微粒子コーティングは，その表面積の大きさから一般的に長時間を要するので安定的なコーティングができることが極めて重要である。また，薬物高含有粒子であることが多いので，経済的観点から高収率であることも極めて重要である。側方噴霧法は，実績を持ってこれなどに十分応え得る微粒子コーティング技術である。

側方噴霧法は，進化可能性の大きな技術であり，コーティング機構などの研究により50μm以下の微粒子コーティング，水系微粒子コーティングの展開が推察される。さらに，薬物可溶化技

術などとしての展開も期待される。

文　　献

1) 坂下攝, 入門粉体トラブル工学, 158-173 (1986)
2) 増田義典, 特許公報, 特公平7-16595
3) 増田義典ほか, *PHARM TECH JAPAN*, **9**(7), 811-822 (1993)
4) 増田義典, *PHARM TECH JAPAN*, **25**(1), 89-96 (2009)
5) 真栄田篤ほか, I. J. P., 408, 84-90 (2011)
6) 増田義典ほか, 日本特許, 特表昭62-5124
7) 増田義典ほか, 日本特許, 特表昭62-30539

2 複合型流動層コーティング装置(SFP)の特徴

夏山　晋*

2.1 はじめに

　製薬業界の新製剤開発において，新しく開発される薬物の吸収性向上や，新たな剤形開発による製剤の高付加価値化などの目的により，取り扱われる薬物の粒子径がますます小さくなってきているとともに，溶出制御など粒子の高機能化のための粒子加工技術への要望が非常に高くなっている。

　従来からこのような粒子コーティングには流動層を応用した技術が広く用いられてきており，流動層装置内で流動状態にある対象薬物粒子（以下核粒子）に対して，備えられたスプレーノズルから溶解・懸濁された皮膜剤などを噴霧し，同時に流動化空気による乾燥作用にて固形化，定着化を行い核粒子表面に皮膜層を形成させるものである。

2.2 微粒子コーティングへの課題

　核粒子粒子径が数百μmを超える粒子に対しては，用いられる皮膜剤や，処方設計研究の成果，さらには用いられる装置開発の成果などにより，比較的容易にコーティング操作が行えるようになってきたが，目的とする核粒子の粒子径が数十μmから数μmなどになると以下に示すような課題が存在していた。

① 核粒子の流動性の低下への対応
　- 望まない粒子間凝集の防止
　- 原料粉体の装置内スプレーゾーン・乾燥ゾーンでの均一な循環流動の確保

② 良好な皮膜形成のためのコーティング液噴霧機構
　- より小さな液滴径の形成
　- スプレーノズルによって装置内に噴霧される圧縮空気の低減

③ 微小核粒子に適した排気フィルタ機構
　- 微小核粒子の確実な捕捉と払い落とし性能の確保

このようなそれぞれの開発課題に関して，これまで粒子コーティング操作に広く使われてきた転動流動層装置技術に対して，固形製剤プロセスにおいていわゆる整粒装置として分類されるスクリーン／インペラ式の整粒機構を装置内部に付加し，粒子間凝集のないコーティング操作を可能にした装置(SFP)を開発し，新たな製剤開発に対するハード面からの技術提案を行った。今日に至るまでにすでに研究開発スケールから実生産スケールに至るまで実際の製剤現場で活用されている。

　これらの開発経緯と開発された装置によるアプリケーションの例を以下に示す。

---

* Susumu Natsuyama ㈱パウレック　技術本部　専務取締役　技術本部長

医薬品製剤開発のための次世代微粒子コーティング技術

2.3 微小核粒子の凝集防止機構

　粒子コーティング操作で発生しうるトラブルのひとつに，望まない核粒子どうしの付着凝集が挙げられる。この現象は装置内での乾燥能力以上にコーティング液を噴霧することにより，核粒子表面の濡れが過剰になることなどで発生するが，核粒子径が小さく，粒子重量が小さくなるほど，より発生確率が高まる。このような乾燥バランスを操作因子とする凝集への対策は，乾燥バランスを考慮した給気温度／風量，スプレー速度の厳密な設定はもちろんのこと，後述するスプレーエリア，乾燥エリアの明確な区分わけなどが必要になるが，コーティング液による粒子同士の固着が強固なものになる前に，再分散させる機構を付加させることで解決できる。

　粒子の凝集が顕著に発生するのはスプレーによるコーティング液の噴霧を受けた直後であることが多いが，上記のような乾燥バランスだけで粒子間の凝集を抑制しようとすると，このスプレーゾーンでの濡れ状況を優先的に考慮する必要があり，装置全体としてはやや，乾燥気味の条件での運転，つまりややスプレー速度を控えた条件での運転をする必要があり，工程全体の時間が長くなるなどの問題もあった。

　本装置では核粒子の凝集防止手段として固形製剤の製造プロセスでいわゆる整粒装置として広く用いられている図1に示すスクリーンインペラ方式の整粒機構を応用している。この装置はたとえば湿式造粒後に流動層などで乾燥を行う前に，所定の開口が設けられたスクリーン内部に原料を投入し，スクリーン内に備えられたインペラの回転によって強制的にスクリーンの開口に原料を通過させることで粗大粒子をほぐし，所望の粒子径分布に整えることで乾燥ムラなどを防止する目的などで用いられている。また乾燥操作後にも最終の粒度調整の目的で用いられている。

　この機構では粒子の凝集をいわば「ほぐす」効果が得られるが，コーティング操作によって形成される皮膜を破損するようないわゆるせん断や粉砕までを行うものではない。

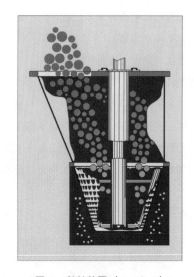

図1　整粒装置（コーミル）

第3章 装置・プロセス（主にスプレーコーティング，乾式コーティング）

2.4 微粒子コーティングに適した内部循環流動構造の構築

前述の凝集防止機構と流動層プロセスを複合化するには，流動層装置の外部に配管で原料を導くいわゆる外部循環方式も用いることができるが，洗浄性，メンテナンス性を考慮すべき医薬品製造装置としては，装置構造は極力シンプルなものにする必要がある．本装置ではインペラの駆動軸を装置内部に備え，流動層装置内でこの凝集防止機構を原料が通過し続ける内部循環流動層を基本概念としている．

このような装置内部に駆動軸を有する装置としては底部に回転円盤を備え，造粒・コーティング操作を行ういわゆる転動流動層装置（マルチプレックス，㈱パウレック製）がある．この転動流動層装置ではロータの回転数によって原料粉体の流動状態を大きく変化させることができ，多様な物性の造粒物を得られることや，コーティング皮膜の展延効果が得られることが特長である．この転動流動層装置では原料粒子の挙動は，ロータによる遠心効果の低い低回転速度域では装置壁面を，高い遠心力の働く高回転速度域では装置中心をそれぞれ空気が流れることが確認されていた．転動流動層装置内の粒子挙動の一例を図2に，またロータの回転速度により変化する流動空気の流動経路の比較を図3に示す．

また転動流動層装置以外に粒子コーティング操作において広く用いられ装置にいわゆるワースタ流動層装置（図4）があるが，ワースタでは装置内に内塔が設置され，スプレーノズルによって粒子がコーティング液の噴霧を受ける部位と，温風による乾燥を受ける部位を明確が分離され，一方向に流動する循環流動層を形成することにより高精度の粒子コーティングが行えることが知られている．

前述のように転動ロータの回転速度に依存する転動流動層装置内の原料粉体の流動パターンに対して，この微粒子コーティング装置SFPではワースタ流動層装置と同様な，装置内空間を二分する内筒を設置することによって常に気流および粉体が装置壁面を上昇し，粉体が中心部を下降

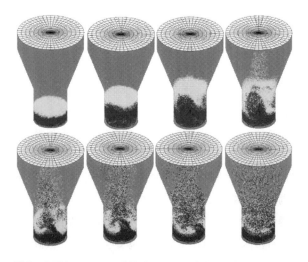

図2　DEM analysis of Fluidization of Rotor Fluidized-bed

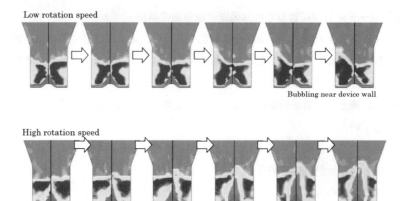

図3　Effect of rotor rotation speed on fluidization

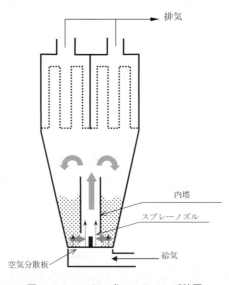

図4　ワースター式コーティング装置

する，安定した循環流動を示し，さらにこの内筒の下部に前述のスクリーン／インペラ方式の凝集防止機構を設置し，原料粒子の装置内部での循環過程において全原料粒子が整粒作用を受ける内部循環構造を実現している。

さらに装置底部には回転ロータが設置されており，凝集防止スクリーンを通過した原料粉体を装置壁面近傍の上昇流動領域に確実に運ぶことができる。

コーティング液を噴霧するスプレーノズルは原料粉体が凝集防止スクリーンを通過した直後の最も分散された状態の原料粉体へスプレー液滴を噴霧できる位置に設置され，粒子間凝集を抑制できる。

第3章　装置・プロセス（主にスプレーコーティング，乾式コーティング）

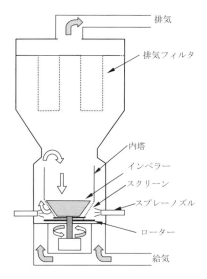

図5　微粒子コーティング装置（SFP）装置概略

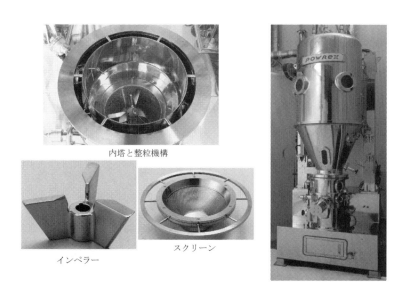

図6　微粒子コーティング装置SFP

　これらの検討により構築した本装置の基本構造を図5に，また実際の装置各部の写真を図6に示す。いわゆるワースタ流動層装置では内塔内を上昇し，その外周部が下降領域となるが，本装置では反対に内塔内部を下降し，内筒と装置壁面間を上昇する循環流となる。
　このような構成でスクリーン／インペラによって分散・凝集をほぐされた核粒子に対してスプレー噴霧を行い，内筒外部を上昇し，装置上部で乾燥を受けた減量は内塔内に下降し，再び凝集

防止機構に流入することを繰り返す内部循環プロセスにより，不要な粒子凝集のない，微小粒径粒子に対するコーティングを可能とした．

2.5 微粒子対応排気フィルタ

　一般に流動層装置では流動化空気の排気部に布製のバグフィルタが採用されているが，微粒子のコーティング操作ではやはり，微小粒子径の核粒子を確実に捕集し，さらに確実に流動空間に戻す払い落とし効果が高いレベルで要求される．

　一般的なバグフィルタでは濾材および濾材の縫い目から，例えばコーンスターチ粒子程度の微小粒子径の粒子の漏れが確認でき，本装置が目的とするような数十μmの粒子に対してコーティング操作を施すための長時間の運転を継続させるには問題があった．

　そこで，集塵装置などで採用が始まっていたカートリッジタイプのプリーツフィルタを採用している．ここで開発に当たり考慮した点は，集塵機用などで見られるプリーツフィルタはプリーツの間隔が狭く，プリーツの奥行きが大きなカートリッジフィルタでは，濾過面積の確保については設計の自由度は高いものの，払い落とし用圧縮空気による払落し効率が低く，高いレベルでスプレーゾーンに均一に核粒子粉体を循環させることが要求される微粒子コーティング操作では，コーティング率の均一性から，溶出特性の安定性を損なうことが分かった．

　これらの考察を元に，濾過面積は犠牲にしつつも，プリーツの開き角を大きく，プリーツの奥行き寸法を小さく取ることによって，良好な払落し性能を確保している．

　さらに流動層装置では万一の粉じん爆発災害発生時への対策として爆発放散口の設置が義務付けられているが，流動層内で粉じん爆発の着火源となり得るといわれるフィルタの払落し時に発生するいわゆる剥離放電に対する対策が必要である．バグフィルタでは一般的に導電性繊維を縫いこむ方法がとられているが，プリーツフィルタの濾材はバグフィルタの濾材に比べて柔軟性が低く，導電性繊維の縫い穴からの原料粉体の漏れがバグフィルタよりも顕著に現れたため，導電性繊維を縫いこんだ濾材の前後をプリーツ濾材と同じ繊維の極薄繊維層でラミネートすることに

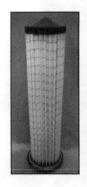 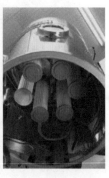 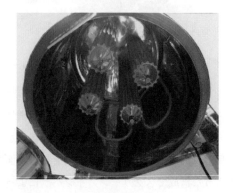

図7　カートリッジ式プリーツフィルタ　　図8　ステンレス製カートリッジフィルタ

第3章　装置・プロセス（主にスプレーコーティング，乾式コーティング）

よってこの問題を解決し，作業者を含む人的および環境災害の安全対策も施した（図7）。

このカートリッジ式フィルタのほか今日に至っては布製のフィルタにおいてもフィルタろ材繊維の構造を見直すことにより，カートリッジ式フィルタと同等の捕集性能を発揮できる布製のフィルタも開発している。また自動洗浄にも適した数μmの粒子を補足できるステンレス製のカートリッジフィルタもラインナップに備えている。図8にはステンレス製カートリッジフィルタを示す。

2.6　微粒子コーティング用高圧低風量スプレーノズル

流動層装置では一般に液体を高圧空気（アトマイズエア）によって微粒化するいわゆる二流体ノズルが用いられ，一般的なノズルでは平均液滴径は数十μmである。本装置が対象とする核粒子は粒子径が数十μm〜数μmであり，噴霧されるコーティング液の液滴径は，より小さくする必要がある。一方で，より小さな液滴を得るには，多くのアトマイズエア流量での操作法があるが，小さな終末沈降速度を示す対象核粒子の流動現象に悪影響およぼすことから，より小さなアトマイズ空気量でより小さな液滴径が得られるスプレーノズルが不可欠である。

これに対してはスプレーノズル先端の液およびアトマイズエア吐出部での液とアトマイズエアの相対速度を高めるために，アトマイズエア吐出面積を極少にし，大きなエア圧力が必要となるものの高速のエア吐出速度を得た。さらに液吐出口は高速のアトマイズエア条件下で噴霧する場合にはコーティング液溶質が析出し，ここに付着するトラブルがしばしば発生するが，本ノズルではこの吐出部分のテーパ状に加工し，液流速を低下させると共に析出物質の堆積を防止している（図9）。

一方でこの高い吐出速度のエアをノズルの軸方向で噴出させると，液滴の噴霧パターンが非常に狭くなり，局部的な噴霧状態になることと，低い終末沈降速度を示す原料粉体が吹き飛ばされ，ノズル前方の核粒子濃度が低くなり，やはり良好なコーティング状態が得られにくいことから，アトマイズエアの噴出を強力な旋回流となるようなノズルの内部構造とした。このアトマイズエア噴出方向に関する流体解析結果を図10に示す。これらの結果，従来のスプレーノズルに比べて

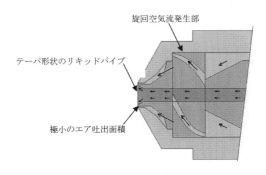

図9　高圧低風量ノズルの基本構造

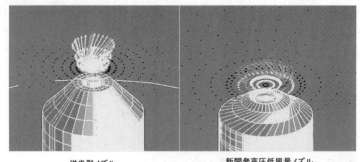

図10 ノズル先端での空気流れ解析

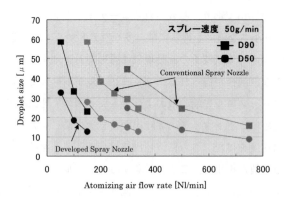

図11 従来型ノズルとの液滴径およびアトマイズエア流量の比較

半分程度のアトマイズエア量で,より小さなコーティング液滴を得られる新設計のスプレーノズルを開発した。開発されたノズルと従来型ノズルの液滴径とアトマイズエア流量の関係を図11に示す。

2.7 アプリケーション
2.7.1 微粒子コーティング

エテンザミド粒子を核粒子としたセルロース系のコーティング液によるコーティング操作では,初期核粒子重量に対して40%のコーティング皮膜のコーティングを行ったところ,核粒子の平均粒子径は約35 μmから50 μmの変化でコーティングが終了し,溶出試験の結果から,約30%のコーティング量から顕著な溶出の遅延が確認された。

コーティング操作中の粒子径変化と各コーティング率で得られたコーティング粒子の溶出試験結果を図12に示す。

第3章 装置・プロセス（主にスプレーコーティング，乾式コーティング）

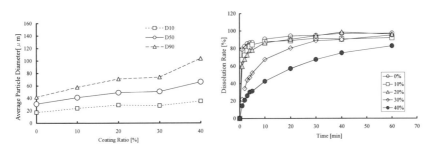

図12 微粒子コーティング操作における粒子径の変化と，各コーティング率における溶出試験結果

2.7.2 乾式コーティングの応用

これまでは水溶性の高い薬物原料への水系コーティング操作では，コーティング操作中に薬物のコーティング膜への溶出が発生し，十分な皮膜性能を得ることは難しかった。本装置では整粒機構によって原料粒子表面に機械的な剪断・展延作用を加えることができるが，これを利用し，装置内であらかじめカルナバロウなどの疎水性粉末と原料薬物を混合・循環流動させ，薬物表面にカルナバロウを展延させ，その後通常のコーティングを実施することで，必要な被膜量を低減させることが可能である（図13）。

この乾式コーティングの実施例として，水溶性の高いカフェイン粒子に対して，カルナバロウをカフェイン粒子と共に本装置で循環流動させ，その後セルロース系コーティング液による失し機コーティングを施した際の，粒子表面のSEM観察結果と溶出特性の比較をそれぞれ図14，図15に示す。図15より湿式コーティングのみの操作に比べていずれのコーティング率においても溶出の遅延が顕著となる結果を得た。

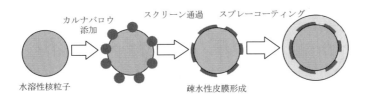

図13 SFPによる乾式／湿式併用コーティング

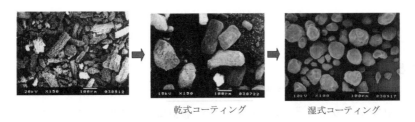

図14 乾式／湿式コーティング時の粒子形状変化

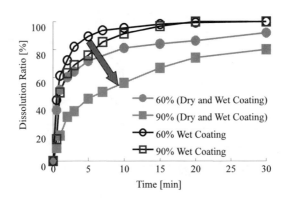

図15　乾式／湿式コーティングの溶出特性の違い

2.7.3　精密造粒操作

　本装置の整粒効果の造粒操作への応用について，乳糖，コーンスターチ，エテンザミド系原料にスプレー速度を操作因子として，一般の流動層造粒操作との造粒操作の比較を行った（図16）。一般の流動層ではスプレー速度の約2倍の増加に伴い，造粒物の平均粒子径も約2倍に増大しているのに対し，本装置による造粒操作では造粒物粒子径の顕著な増加は見られず，幅の狭い粒度分布に整えられている。つまり本装置では造粒物の粒子径のスプレー速度への依存性は低く，スクリーンなどの装置側で決定されることがわかり，粒度分布に関して再現性の高い造粒物が得られることを示している。

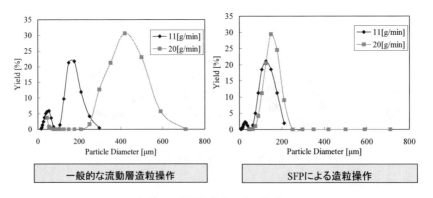

図16　造粒物粒度分布の比較

2.8　まとめ

　これらの技術により，特に新薬の製剤化に向けた開発や，PLCMの観点からの新しい処方および剤形の開発に向けてラボスケールの装置を用いた検討に対して大いに貢献できていると認識している。また製薬業界のみならず，昨今技術開発競争が激しい，電池・電子材料分野においても，

第3章　装置・プロセス（主にスプレーコーティング，乾式コーティング）

同様な微小粒子へのコーティングにより，導電性（イオン透過性）の制御や，磁性制御などの目的での導入事例もあり，粉体工業全体にわたる技術貢献を果たしていると考える。

3　循環型流動層コーティングの特徴

鹿毛浩之*

　循環型流動層を用いた粒子のコーティングは通常の流動層によるコーティングに比べ，流動化ガスの上昇速度を高く設定できることから，粒子と流動化ガスの間の伝熱効果が高く，室温に近い比較的低温なガスによっても充分なコーティングが可能であること，装置内の規則的な粒子の循環によってコーティング材の付着，バインダー溶液の乾燥が順次進行し，効果的にコーティングが進行すること，高速の上昇ガスによって流動層内の粒子に激しい運動が起こるため，芯粒子間凝集が効果的に妨げられることなどの優れた特徴を持っており，小粒子を核とするコーティングを凝集を抑えて室温程度の低温の流動化ガスによって行うことが可能である。このような興味深い循環型流動層によるコーティングの特徴を，モデル粒子を使った実験結果に基づいてご紹介したい。

　循環型流動層コーターは図1の構造を持つ。芯粒子となる被コーティング粒子は流動化粒子として⑪の分散板上にセットされる。この粒子は流動層底部から供給される流動化ガスによって上方に吹き上げられ，流動層上部に設置されたサイクロン⑮によって捕集され，ダウンカマー内を下降して循環する。粒子の循環を促進するためにダウンカマー下端にノズル⑨が設けられており，ここから供給される気体はダウンカマー下部に滞留する粒子の循環を促したのち，流動層下端から供給されるガスと合流し，流動化ガスとして流動層内を上昇する。コーティング材は流動層の

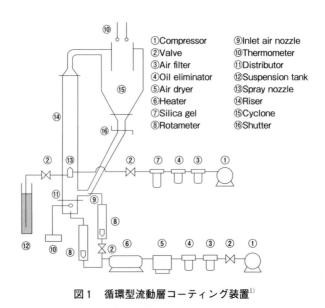

図1　循環型流動層コーティング装置[1]

＊　Hiroyuki Kage　九州工業大学　大学院工学研究院　物質工学研究系　教授

第3章　装置・プロセス（主にスプレーコーティング，乾式コーティング）

下部に取り付けられたスプレーノズル⑬からバインダー溶液に懸濁させた状態で上方に向けて噴霧され，層内を上昇してくる粒子表面に付着し乾燥することでコーティングが進行する。

　図2に循環型流動層コーターを用いた平均径43μmのガラスビーズの1μmのシリカパウダーによるコーティング例を示す。流動化ガスは30℃，バインダーには平均分子量22000のポリビニルアルコール（PVA）を用いている。経過時間にほぼ比例して芯粒子1kg当たりの付着シリカ量V_cが上昇しており，室温に近い30℃の運転によっても安定したコーティングの進行が確認できる。

　図3には流動化ガス流速とコーティング効率Eの関係を示した。流速uは流動層内での流動化ガスの空塔速度を表し，これは流動層下部の分散板から供給されたガス流速u_oと，ダウンカマー下部のノズルに由来するu_iの和である（$u = u_o + u_i$）。Eは層内へのシリカの供給速度とガラスビ

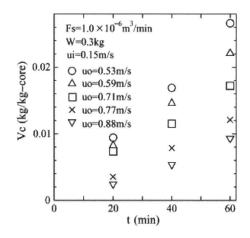

図2　芯粒子上のコーティング層の成長[1]

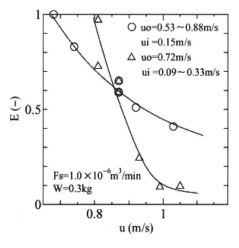

図3　2種の供給ガス速度の変化とコーティング効率[1]

ーズ上へのシリカの付着速度の比で定義した。図中の○はuiを一定に保持し，uoを図中に示した速度範囲で変化させた場合のコーティング効率を，△は逆にuo一定下でuiのみを変化させた場合の効率をそれぞれ示す。両者はそれぞれ異なった2本の曲線でよく相関されており，コーティング効率は，同じ流動化ガス流速uにおいても，uoとuiの組み合わせによって異なること，また，uoとuiのそれぞれがコーティング効率に与える影響が異なっており，ダウンカマー下部のノズルからの供給速度uiの差がより敏感にコーティング効率に影響を与えることが明らかである。これはノズルから供給されるガスが分散板からの供給ガスに比較して，粒子の循環速度により強く影響を及ぼし，この粒子の循環速度がコーティング効率と密接に関係しているためである。これを証明するために種々のuoとuiの組み合わせの下で粒子循環質量流速Gsを測定し，コーティング効率との関係を検討した。その結果を図4に示す。図3ではuo，uiそれぞれの変化によって異なっていた2つのコーティング効率の相関が，図4では粒子循環質量流速Gsのみによって矛盾なく相関できており，循環型流動層によるコーティングではコーティング効率が粒子循環と密接に関係していることが明らかとなった。

さらに，スプレーノズルから噴霧するシリカ懸濁液の供給速度Fsがコーティング効率に与える影響について検討した結果，懸濁液の供給速度Fsを種々変化させた場合も，流動化ガス速度の場合と同様に，コーティング効率は粒子循環質量流速によって相関でき，図4の相関とも良く一致することが明らかとなった。

一方，系内の芯粒子量Wを種々変化させた場合には，系内の芯粒子量の増加に伴って，粒子循環質量流速はこれにほぼ比例して増加するが，これに伴ったコーティング効率の顕著な減少は見られずほぼ一定の値を保ち，コーティング効率と粒子循環質量流速の相関は図4の結果とは一致しなかった。粒子循環質量流速が系内の芯粒子量に比例して増加する場合，流動層内を上昇する

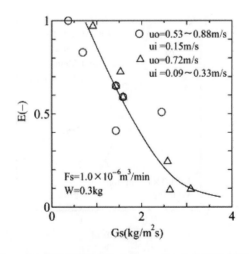

図4　粒子循環質量流速によるコーティング効率の相関[1]

第3章 装置・プロセス（主にスプレーコーティング，乾式コーティング）

粒子濃度はこれに比例して高くなるが，粒子が流動層内を一巡するのに要する平均時間はほぼ一定であると考えられる。そこで，系内の芯粒子の全質量と芯粒子の循環質量流量（Gs×流動層断面積）の比を粒子循環時間tcと定義し，コーティング効率Eとこのtcの関係を検討した。結果を図5に示す。図中の○，△，□は他の操作条件を一定に保ったまま，流動化ガス空塔速度，懸濁液噴霧供給速度，系内の芯粒子全質量のそれぞれを変化させた場合のコーティング効率を表す。すべてのコーティング効率は図中に描かれたほぼ一つの曲線で良く相関されている。このことからコーティング材がある程度十分に系内に供給され比較的容易に芯粒子上に付着できるコーティング条件下においては，循環型流動層におけるコーティング効率は芯粒子の層内での循環時間のみで決定されることが明らかとなった。これによって，一旦流動層内の粒子循環流速を測定することができれば，既知の層内芯粒子量から粒子循環時間が計算できるので，図5の相関を使ってコーティング効率の推定が可能となる。また，分散板およびノズルからの供給ガス速度や，懸濁液供給速度，系内の芯粒子量などの操作条件を適切に設定し，粒子循環時間を調整すれば，これに対応した希望のコーティング効率を得ることができる。

このように循環型流動層のコーティング効率が粒子循環時間によって良好に相関できるのは，コーティング効率がコーティング材の芯粒子上への付着過程ではなく，一旦形成されたコーティング層の摩耗速度によって主に決定されているためと考えることができる。即ち，粒子循環時間が短くなると，一旦芯粒子上に付着し形成されたコーティング層がより激しい粒子循環によって摩耗され，コーティング効率が低下する。すなわち，コーティング層の摩耗を引き起こす原因となる芯粒子上に働く剪断応力は激しい粒子循環とそれに伴う短い粒子循環時間によってより強くなる。さらに，芯粒子上に付着したコーティング材の付着強度はバインダー溶液の蒸発によって次第に強くなるため，この付着強度はコーティング材の芯粒子表面に付着後の乾燥時間に強く依存し，この乾燥時間が粒子の循環時間と強く関係しているとも考えられる。

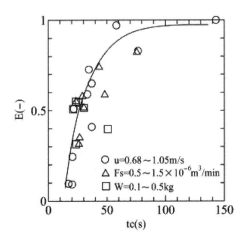

図5 粒子循環時間によるコーティング効率の相関[1]

医薬品製剤開発のための次世代微粒子コーティング技術

実際，循環型流動層のコーティングにおいて，途中でコーティング材の噴霧供給を止めると，形成されたコーティング層が摩耗する現象が観察される。

先にKage *et al.*は，側壁にテーパーの付いた循環型ではない流動層[2]や振動を付加した振動流動層[3,4]におけるコーティングにおいて，そのコーティング効率が，層内の湿潤状態を示す指標Rによってよく相関できることを示し，これはコーティングが芯粒子表面へのコーティング材の付着過程によって支配されており，層内の湿潤状態を定量的に示すRの値が高い程，コーティング材の付着が効果的に起こり，高いコーティング効率に繋がるためであることを明らかにした。これに対し，循環型流動層コーターにおいて得られたコーティング効率をこの指標Rによって整理しようと試みても，相関は全く見られなかった。この結果からも，循環型流動層によるコーティングはコーティング材の付着ではなく，付着コーティング層の摩耗によってより強く支配されていることが明らかである。

循環型流動層コーターの最も優れた特徴は，激しい粒子運動による芯粒子間凝集の抑制効果にあり，従来の流動層では不可能であったような小粒径の芯粒子のコーティングもある程度まで可能とすることができる。図6に粒子循環質量流速G_sと単粒子率Y（層内の全芯粒子に対する非凝集芯粒子の割合で定義され，凝集抑制の程度を表す）の関係を示す。この系ではG_sが$3\,kg/m^2s$以上であれば，凝集はほとんど進行していない。また，YがコーティングパフォーマンスEの場合と異なり，流動化ガス速度，シリカ懸濁液供給速度，芯粒子量を変化させたすべての実験条件下で粒子循環時間t_cではなく，粒子循環質量流速G_sによって良好に相関されていることも注目に値する。

なお，参考までに，スプレーノズルからコーティング材とともに層内に供給されるバインダーの濃度C_b[5]とバインダーの種類[6]のそれぞれを変えた場合のコーティング効率と粒子循環時間の関係を図7と図8に，またコーティング材シリカの粒子径[6]を変えた場合の結果を図9に示す。そ

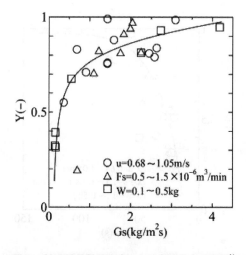

図6　粒子循環質量流速による単粒子率の相関[1]

第3章　装置・プロセス（主にスプレーコーティング，乾式コーティング）

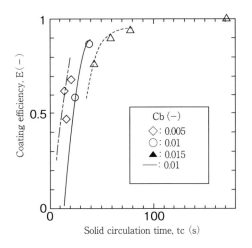

図7　バインダー濃度変化による粒子循環時間-コーティング効率間の相関への影響[5]

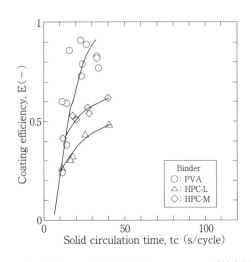

図8　異なるバインダー使用による粒子循環時間-コーティング効率間の相関への影響[6]

れぞれの条件の変更による相関関係のシフトにご注目いただきたい。一方，これらの操作条件下における単粒子率は，いずれも粒子循環質量流速Gsで良好に相関でき，その関係も図6の相関と良く一致した。

医薬品製剤開発のための次世代微粒子コーティング技術

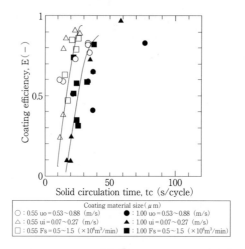

図9 シリカ径の変化による粒子循環時間-コーティング効率間の相関への影響[6]

［使用記号］

- Cb　バインダー濃度　kg-binder/kg-binder solution
- Dc　コーティング材粒子径　μm
- E　コーティング効率　—
- Fs　懸濁液供給速度　m^3/min
- Gs　粒子循環質量流速　kg/m^{2}s
- R　層内の湿潤状態を示す指標[2~4]
- t　コーティング時間　s
- tc　粒子循環時間　s
- u　流動化ガス空塔速度（= ui + uo）　m/s
- ui　ノズルから供給される流動化ガス速度　m/s
- uo　分散板から供給される流動化ガス速度　m/s
- Vc　芯粒子上のコーティング材付着量　kg/kg-core
- W　流動層内の全芯粒子質量　kg
- Y　単粒子率　—

文　　献

1) H. Kage *et al.*, *Powder Technology*, **130**, 203（2003）

第3章 装置・プロセス（主にスプレーコーティング，乾式コーティング）

2) H. Kage *et al.*, *Powder Technology*, **86**, 243 (1996)
3) H. Kage *et al.*, *Advanced Powder Technology*, **10**, 77 (1999)
4) H. Kage *et al.*, *Drying Technology*, **19**, 359 (2001)
5) H. Kage *et al.*, Fluidization 2003 (Proc. of 8th China-Japan Symposium), 108 (2003)
6) H. Kage *et al.*, Proc. of 9th Asian Conf. on Fluidized-bed and Three-phase Reactors, 49 (2004)

4 回転式流動層型微粒子プロセッサーの開発

仲村英也[*1], 綿野 哲[*2]

4.1 はじめに

　流動層を利用した造粒やコーティングに代表される粉体材料のプロセッシング技術は，現在まで，医薬品分野において広く用いられている。一方，近年では，医薬品製剤に求められる機能・特性はますます高度化しており，これに起因して，取り扱う粉体材料は微粒子化する傾向にある。そのため，粒子径が数マイクロメートルからナノメートルの微粒子プロセッシング技術に関する関心は極めて高い。しかしながら，これらの微粒子はGeldartのグループC粒子（C粒子）[1]に分類され，従来の流動層プロセスによる取り扱いは困難である。そのため，微粒子の流動化およびプロセッシングを可能とする新しい流動化技術の開発および確立に関して，強い要望が寄せられている。

　以上の背景の下，これまで筆者らは，高遠心力場において粒子を流動化させる回転式流動層を用いた微粒子プロセッサーを新たに開発し，その性能評価および実際の微粒子プロセッシングへの適用を検討してきた[2〜5]。そこで，本稿では，回転式流動層型微粒子プロセッサーの流動化機構・特徴について概説した後，実際の微粒子プロセッシング（C粒子のコーティングおよび微細造粒）に適用した例について紹介する。

4.2 回転式流動層型微粒子プロセッサー

　従来の流動層において，C粒子に分類される微粒子が流動化不良を引き起こすのは，粒子径の減少に伴い，粒子に作用する外力（流動層においては重力および流体抗力）と比較して，粒子間付着力が相対的に大きくなることに起因する。従って，微粒子を均一に流動化させるためには，粒子間付着力を減少させるか，もしくは外力を増加させる必要がある。粒子間付着力を操作する手法としては，微粒子表面にナノ粒子を乾式コーティングすることで粒子間付着力を低減させ，微粒子の流動性を向上させる手法が提案されているが[6,7]，最終製品の機能・特性に影響を及ぼす可能性があるという点で汎用性に欠ける。一方，粒子に作用する外力を操作することは極めて有効な手法であり，これまで，撹拌場[8]・振動場[9]・磁場[10]・音響場[11]・高遠心力場といった様々な外力場において微粒子を流動化させる手法が提案されている。なかでも高遠心力場は，他の外力場に比べて粒子に作用する外力が極めて大きいことから，微粒子の流動状態を著しく改善しうる外力場として高いポテンシャルを有している[12]。

　図1に，高遠心力場において粒子を流動化させる装置である回転式流動層の模式図を示す。本装置は，円筒型の空気分散板を回転させ，その回転を維持しながら流動化空気を装置内部へと流入させることで，粒子を高遠心力場において流動化させる機構を有している。円筒型空気分散板

---

*1　Hideya Nakamura　大阪府立大学　大学院工学研究科　化学工学分野　助教
*2　Satoru Watano　大阪府立大学　大学院工学研究科　化学工学分野　教授

第3章　装置・プロセス（主にスプレーコーティング，乾式コーティング）

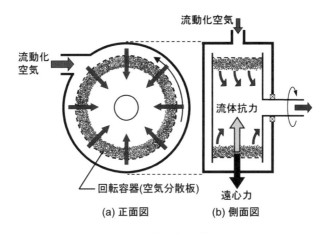

図1　回転式流動層の模式図

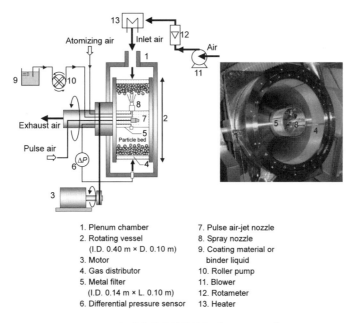

1. Plenum chamber
2. Rotating vessel
   (I.D. 0.40 m × D. 0.10 m)
3. Motor
4. Gas distributor
5. Metal filter
   (I.D. 0.14 m × L. 0.10 m)
6. Differential pressure sensor
7. Pulse air-jet nozzle
8. Spray nozzle
9. Coating material or binder liquid
10. Roller pump
11. Blower
12. Rotameter
13. Heater

図2　回転式流動層型微粒子プロセッサー[3]

の回転速度を適切に設定するだけで，重力の数十〜百倍の遠心力を粒子に作用させることが可能である。これにより，流動化時には，強大な外力（遠心力及び流体抗力）が粒子に作用し，その結果，粒子間付着力が相対的に無視小となることから，微粒子の均一な流動化が可能となる。これまでに，回転式流動層は，燃焼[13,14]，触媒反応[15,16]および脱塵プロセス[17]などの反応装置としての適用例が報告されているものの，造粒・コーティングといった微粒子プロセッシングへの適用は行われていなかった。そこで，筆者らは，回転式流動層を微粒子の造粒・コーティングプロセスへ適用することを着想し，図2に示す回転式流動層型微粒子プロセッサーを新たに開発するに

至った[3]。本装置は，容器内部において，焼結金属製の円筒形空気分散板（孔径20 μm）が水平回転する仕組みとなっており，その内側には粒子を濾過するための円筒形メタルフィルター（孔径40 μm）が取り付けられている。メタルフィルターは固定されており，流動化空気はこれを通過して外部に排出される。メタルフィルターに付着した粒子は，フィルター内部のジェットノズルにより間欠的に粉体層に払い落とされる。また，結合液やコーティング膜剤は，メタルフィルター上に設置された2流体ノズルにより，流動化している粉体層に噴霧される。

4.3 微粒子コーティング[2,3]

近年の医薬品製剤では，粒子径が10～50 μm以下の微粒子をコーティングすることで機能性を付与し，苦味マスキングや経口徐放性製剤などへの応用が期待されている。流動層コーティングプロセスは，多層コーティングが可能であることから，優れたコーティング技術の一つであるが，従来の（重力場で操作される）流動層において微粒子を取り扱う場合，コーティング膜剤の架橋による粒子同士の凝集が問題となる。そのため，粒子径が100 μm以下の粒子をコーティングすることは困難であった[18]。そこで，筆者らは，回転式流動層を用いて，従来プロセスのコーティング下限粒子径を大幅に下回るC粒子を凝集させずに単一粒子表面をコーティングすることを試みた。

実験では，医薬品賦形剤であるコーンスターチ粒子（コーンスターチW，日本食品化工）にモデル薬物（水溶性青色色素）をプレコーティングし，これをモデル核粒子として用いた。核粒子の幾何平均径は15 μm，粒子密度は1504 kg/m^{3}である。コーティング膜剤にはヒドロキシプロピルセルロース（HPC-L，日本曹達）の5 wt%水溶液を用い，流動化させた核粒子にコーティング膜剤水溶液を噴霧することで，核粒子表面に薬物の放出制御を目的とした機能性膜を形成することを試みた。なお，コーティング時の運転条件は遠心加速度490 m/s^2（重力加速度の50倍），流動化空気速度0.8 m/s（流動化開始速度の2.5倍），流動化空気温度333 Kおよびコーティング膜剤水溶液添加速度0.0125 g/sとした。

はじめに，コーティング粒子の粒度分布を測定し，その凝集性を評価した。図3および4に，異なるコーティング率における粒子径の対数正規分布，幾何平均径および幾何標準偏差をそれぞれ示す。ここで，コーティング率は，噴霧した膜剤の質量（固形分）と核粒子の全質量との比を表す。結果より，コーティングを行うことで，微粉末同士の凝集が生じるため粒度分布は粒子径の大きい領域にシフトし，幾何平均径および幾何標準偏差もわずかに増加した。しかしながら，注目すべきことは，コーティング率をさらに増加させても（3 wt%以上）粒度分布はほとんど変化せず，粒子同士の凝集は観察されなかった。これは，回転式流動層において遠心力に起因する分離力（外力）によりコーティング粒子同士の凝集が効果的に抑制された結果であると考えられる。

次に，得られた粒子のコーティング膜の性能について評価を行った。図5には，コーティング粒子からの薬物放出量の経時変化を示した。図より，コーティング率の増加に伴い，薬物放出速

第3章　装置・プロセス（主にスプレーコーティング，乾式コーティング）

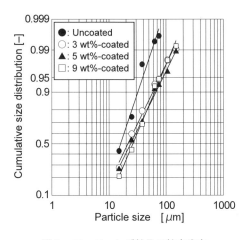

図3　コーティング粒子の粒度分布

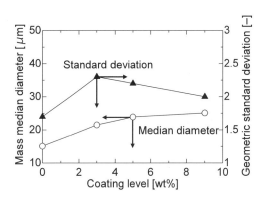

図4　コーティング粒子の幾何平均径および幾何標準偏差

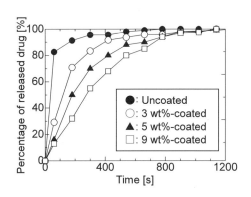

図5　コーティング粒子の溶出試験結果

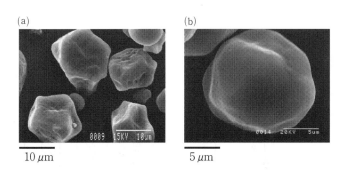

図6　コーティング粒子のSEM写真
(a)Uncoated（core particles），(b)9 wt%-coated particle

度の遅延が確認された。さらに，得られたコーティング粒子の表面を電子顕微鏡で観察した結果（図6），粒子表面に均一なコーティング膜の形成を確認することができた。

以上の結果より，回転式流動層型微粒子プロセッサーを用いることで，微粒子同士を凝集させることなく，個々の粒子表面を均一にコーティングすることに成功した。これより，単一粒子コーティングが可能な最小粒子径を従来技術の10分の1以下に低減できたことから，開発した回転式流動層型微粒子プロセッサーを用いることで，流動層プロセスにおいて単一粒子コーティングが可能な粒子径の範囲を大幅に拡大できることを示した。

4.4 微細造粒[4,5]

近年の医薬品製剤では，口腔内速崩壊錠（OD錠）の開発が精力的に行われている。この際，OD錠用の造粒物（顆粒）として，服用時の舌触りおよび打錠臼への充填性等の観点から，粒子径が100 μm程度と比較的小さく，かつ粒度分布幅の狭い造粒物が求められる。本節ではこのような造粒物を"微細造粒物"と呼ぶことにする。しかしながら，従来の流動層造粒機で調製できる造粒物は通常，200〜300 μm程度であり，微細造粒物のような適度に小さい造粒物を調製することは難しい。そこで，筆者らは回転式流動層において粒子間付着とそれに伴う粒子成長が抑制されることに着目し，回転式流動層を用いた医薬品粉体の微細造粒を試みた。実験では，モデル主薬であるエテンザミド（吉富薬品）と賦形剤である乳糖（Pharmatose 200 M, DMV）およびコーンスターチ（コーンスターチW，日本食品化工）の混合粉体を原料として用いた。エテンザミド，乳糖，およびコーンスターチの配合割合は，それぞれ50 wt％，35 wt％，15 wt％であった。結合剤にはヒドロキシプロピルセルロース（HPC-L，日本曹達）の5 wt％水溶液を用いた。造粒時の運転条件は遠心加速度69 m/s^2（重力加速度の7倍），流動化空気速度0.1 m/s（$u_0/u_{mf} = 2.5$），流動化空気温度333 K，結合液添加速度0.05 g/s，および結合液添加量50 wt％とした。微粒子コーティング操作と比較して，遠心加速度を大幅に減少し，ある程度の粒子成長を促すことで造粒を行った。

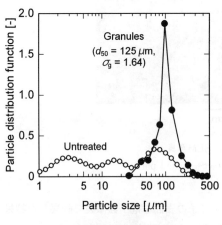

図7 微細造粒物の粒度分布

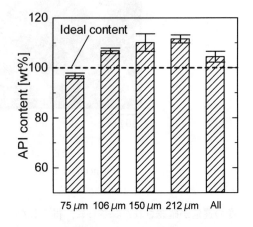

図8 微細造粒物の主薬含量均一性

第3章　装置・プロセス（主にスプレーコーティング，乾式コーティング）

　図7に，原料粉体および得られた造粒物の粒度分布を示す。造粒物全体の中位径は125 μmであり，粒子径が75〜200 μmの造粒物の割合は全体の82 wt％であった。これより，回転式流動層を用いることで，微細造粒物を高収率で調製可能であることが示された。図8には，粒子径別に篩い分けた造粒物中の主薬（エテンザミド）含有率をそれぞれ示す。主薬含率は，粒子径の違いによって多少の変動があるものの，いずれの粒子径の場合でも日本薬局方の含量均一性試験で定められている規定変動幅（理想値からの変動幅が15％以下）以内にあることから，得られた造粒物は十分な含量均一性を有していることが分かった。

4.5　おわりに

　本節では，回転式流動層を用いた微粒子プロセッシングの実施例として，C粒子の湿式コーティングおよび微細造粒について紹介した。上述したように，回転式流動層は非常に高いポテンシャルを有する微粒子プロセッサーであると言えよう。筆者らは，実験のみならず，理論計算およびコンピュータシミュレーションによるアプローチから回転式流動層内の粒子・流体流れを解析することにも取り組んでおり[19〜23]，その結果をもとに本装置にさらに改良を加え，その実用化を進めている。

文　　献

1) D. Geldart, *Powder Technol.*, **7**, 285-292（1973）
2) S. Watano, H. Nakamura et al., *Powder Handling and Process.*, **15**, 390-394（2003）
3) S. Watano, H. Nakamura et al., *Powder Technol.*, **141**, 172-176（2004）
4) S. Watano et al., *Powder Technol.*, **131**, 250-255（2003）
5) T. Kondo et al., *Proc. SCEJ Symposium on Fluidization and Particle Processing*, 163-166（2008）
6) A. Castellanos et al., *Phys. Rev. E*, **64**, 041304（2001）
7) Y. J. Chen et al., *AIChE J.*, **54**, 104-121（2008）
8) S. Natsuyama et al., *J. Soc. Powder Technol., Japan*, **40**, 253-258（2003）
9) Y. Mawatari et al., *Powder Technol.*, **123**, 69-74（2002）
10) Q. Zhu et al., *Powder Technol.*, **86**, 179-185（1996）
11) R. Chirone and L. Massimilla, *Chem. Eng. Sci.*, **49**, 1185-1194（1994）
12) G. H. Qian et al., *AIChE J.*, **47**, 1022-1034（2001）
13) M. R. Taib et al., *Process Saf. Environ. Prot.*, **77**, 298-304（1999）
14) W. Y. Wong et al., *J. Hazard. Mat.*, **B73**, 143-160（2000）
15) A. Tsutsumi et al., *AIChE Symp Ser.*, **90**, 152-156（1994）
16) A. Tsutsumi et al., *AIChE Symp Ser.*, **92**, 86-90（1996）

17) G. H. Qian *et al.*, *Adv. Env. Res.*, **8**, 387-395 (2004)
18) K. Jono *et al.*, *Powder Technol.*, **113**, 269-277 (2000)
19) H. Nakamura *et al.*, *Chem. Pharm. Bull.*, **54**, 839-846 (2006)
20) H. Nakamura and S. Watano, *Powder Technol.*, **171**, 106-117 (2007)
21) H. Nakamura *et al.*, *Chem. Eng. Sci.*, **62**, 3043-3056 (2007)
22) H. Nakamura *et al.*, *AIChE J.*, **53**, 2795-2803 (2007)
23) H. Nakamura *et al.*, *Chem. Eng. Process.*, **48**, 278-186 (2009)

5 微少量流動層を用いた微粒子のコーティング

浅井直親*

5.1 はじめに

製剤研究における初期ステージでは造粒, 打錠, コーティングなどの製剤性や機能性を少量で迅速に評価することが求められる。しかし, グラムオーダから10数gを取り扱う装置はなく, 乳鉢による処方検討が広く行われているのが現状である。乳鉢では再現性や次段階ラボ機との同等性がなく, また, コーティング操作を行うことはできない。このような背景をもとに, 著者らは微少量の粉体を操作できる流動層を開発した[1~9]。 本節では, この微少量流動層の装置概要ならびにこれを用いた微粒子のコーティング事例について述べる。

5.2 装置概要

5.2.1 システム構成

図1にシステムの構成を示す。流動層形成にはボトムスプレーによる噴流式を採用した。バグフィルタの払い落としは, 外周を取り巻くリングの小穴から圧縮空気を吹き出す逆洗式で行われ, 流動化に影響を与えることなく, リングの上下により連続して行われる。バイブレータは底部の架橋と付着防止を, ノッカーは上部の静電気付着防止を行う。

5.2.2 流動化機構

図2に流動化の機構を示す。粉体の流動化はスプレー空気, パージエア, 熱風（流動化エア）の3つが作用して行われる。スプレー空気はその流量が8 L/minでノズル出口の大気圧換算速度

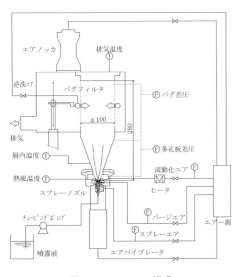

図1 システムの構成

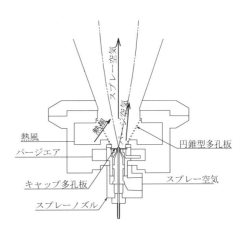

図2 流動化の機構

---

* Naochika Asai 不二パウダル㈱ 研究部 部長

が200m/sとなり，粉体はこの速度の影響を受けて吹き上がる。パージエアはノズル付近に空隙を作り，粉体をスプレー空気の流れに導き流動化を円滑にする。熱風は乾燥機能以外に，多孔板の形状を円錐型にしたことにより流動層底部の架橋防止の役割を果たす。

5.2.3 流動層の検討

ここで現行の構造にいたるまでの推移を説明する。200M乳糖とコーンスターチ7対3混合粉体の5g，および10gを用いて流動化を評価した。試作経過を図3に示す。

(1)スプレー空気による流動結果

流動結果の概要を(1)に示す。スプレー空気のみにて噴流層を形成しようとした際に，スプレー空気量が少ない場合は，ラットホールを形成して流動化が困難であった。スプレー空気量が多い場合は，粉体が飛散して流動容器内壁に付着した。さらに，噴霧の偏りが不規則に発生し，ラットホールと流動容器内壁付着とのあいだで，流動化が安定する適正なスプレー空気量を見出すことは困難であった。

(2)円錐型多孔板とバイブレータを併用した流動結果

流動結果の概要を(2)に示す。円錐型多孔板は，スプレー空気量と乾燥用空気量を区別して任意に制御する目的と，ラットホール防止対策として用いた。バイブレータは，ラットホールと流動容器内壁の付着防止対策として用いた。

結果は，2～5mmの球状凝集物が生じてチャネリングを形成し，噴霧の偏りが不規則に発生し，適正な流動状態を見出すことは困難であった。凝集物の発生は，バイブレータの振動による作用と，ノズル近傍における粉体の撹拌・分散が不充分であると推察された。

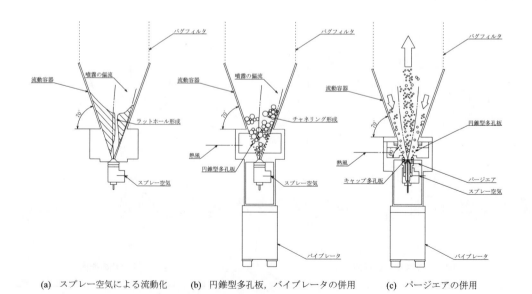

(a) スプレー空気による流動化　(b) 円錐型多孔板，バイブレータの併用　(c) パージエアの併用

図3　流動層の試作経過

第3章 装置・プロセス（主にスプレーコーティング，乾式コーティング）

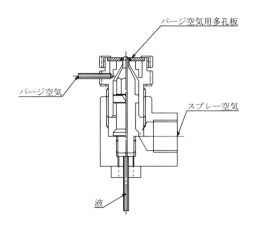

図4 キャップ多孔板装着ノズル

(3)パージエアを併用した流動結果

　流動結果の概要を(3)に示す。噴霧の偏り防止対策として，円錐型多孔板の傾斜角度を70度から60度へ変更し，多孔板の内角は40度から60度へ拡げた。

　ノズル近傍において粉体の流動化を促進する対策として，ノズル先端に多孔板（キャップ多孔板）を装着して空気を噴出（エアパージ）させた。なお，バイブレータは引き続き作動させた。

　結果はラットホールやチャネリングを生じることなく，スプレー空気による上昇と，容器断面積拡大で失速して下降する流れが良好となり，噴流層が形成された。スプレー空気量，パージエア量，熱風量を適宜に変更しても噴霧の偏りはなく，噴流層が持続した。造粒に必要な空気量としてはスプレー空気量が8 L/min，パージエア量が6 L/min，熱風量が18 L/minであった。

　図4にパージエアを噴出させるキャップ多孔板を装着したノズルの断面形状を示す。キャップのインサート外周に空洞を設けて，多孔板を配し，インサート外周から任意の量の圧縮空気を噴出する構造とした。

5.3　エアー流量の影響

　一般に，流動層を用いたスプレーコーティングは，粒子とスプレーミスト（液滴）が接触し，液滴が粒子表面で濡れ，展延しその後液成分が蒸発し，固形成分が析出しコーティング層が形成される。そのため流動層では流動化エアやスプレーエアの流量は，コーティング率や核粒子の凝集率に影響をおよぼす。本項では，特に微少量流動層におけるスプレーエア流量が粒子径100 μm以下の微粒子のコーティング操作に与える影響について検討した結果を述べる[8,9]。

5.3.1　試料

　コーティング処方を表1に示す。薬物含有芯粒子には，ラボスケール流動層（GM-140型，不二パウダル）にて水溶性モデル薬物（カルバゾクロムスルホン酸ナトリウム，CCSS）を炭酸カルシウムに被覆造粒して製したもの（CaCO$_3$/CCSS）を用いた。徐放性コーティング剤にはエチル

医薬品製剤開発のための次世代微粒子コーティング技術

表1　コーティング処方	
芯粒子（CaCO$_3$/CCSS）（g）	5.0
コーティング率（wt%）	40
Aquacoat（g）	6.0
トリアセチン（g）	0.22
水（g）	14

表2　コーティング操作条件	
熱風温度（℃）	55
スプレーエア流量（L/min）	11　12　13　14　15　16
流動化エア流量（L/min）	10
パージエア流量（L/min）	8
スプレー液流量（g/min）	0.23

セルロース擬ラテックス（EC）であるAquacoat®ECD（AQ，FMC），可塑剤にはトリアセチンを用いた．なお，芯粒子CaCO$_3$/CCSSはコーティングに際し，75～90 μmに分級したものを使用した．

5.3.2　実験方法

操作条件を表2に示す．得られたコーティング粒子は成膜を完了させるため通気式オーブンにてキュアリング（80℃，12時間）を行った．薬物放出試験は，溶出試験装置を用い，第15改正日本薬局方溶出試験法第2法（パドル法）に準じて，パドル回転速度200 rpmで試験液に37℃精製水（1000 mL）を用いて行った．サンプリングした溶出試験液中のCCSS濃度は紫外可視吸光光度計を用いた吸光度法により波長363 nmにて測定した．

5.3.3　結果および考察

図5に，スプレーエア流量と製品収率，凝集率および薬物含量の関係を示す．コーティング粒子の製品収率は一部の条件を除き，85～90%と比較的良好であった．しかし，スプレーエア流量が16 L/minで製品収率は80%に低下した．一方，コーティング粒子の薬物含量はスプレーエア流量が16 L/minの場合に8.6%と顕著に減少したことを除き，9.2～9.7%の範囲であった．

スプレーエア流量の増加に伴う製品特性への影響因子としては，粒子の運動量の増加が推察される．過度の運動量は，粒子間および粒子と容器壁面との衝突回数の増加およびその衝突時における衝撃力の増加につながる．このことより，スプレーエア流量16 L/minの条件では，CCSS層

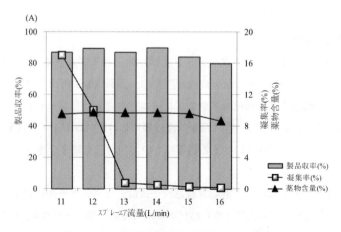

図5　スプレーエア流量と製品収率，凝集率および薬物含量の関係

第3章 装置・プロセス（主にスプレーコーティング，乾式コーティング）

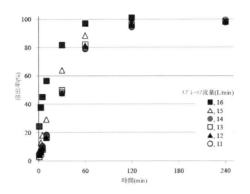

図6 スプレーエア流量と薬物溶出率の関係

の剥離が発生したものと推察される。また，スプレーエア流量16 L/minでは製品収率も低下したが，これは過量のエアの供給によって粒子運動量が大きくなる結果として，スプレーミストの核粒子への接触頻度に影響を及ぼすことや，バグフィルタからの芯粒子の逸脱などが生じている可能性を示唆している。

凝集率は，概ね1％以下であったが，スプレーエア流量の減少に伴い，2～17％に増加した。これは，スプレーエア流量が減少すると粒子を噴き上げる力が減少し，また，スプレーミスト径増加による液体架橋の凝集形成が促進されるためと考えられる。

薬物放出試験結果を図6に示す。コーティング粒子からの薬物溶出速度は，スプレーエア流量の減少に伴って抑制された。スプレーエア流量が15，16 L/minと高い場合，粒子の運動量が増加し，均一なコーティングがなされにくくなること，また，製品収率の減少から示唆されるようにコーティング量が不足していることが原因となって，薬物放出制御機能が低下したと考えられる。ここでは75～90 μmの微粒子に対して重量比で40 wt％のコーティングしか施していないため，被膜は薄く，放出完了は比較的速やかであるが（図6），80 wt％まで増量すると実用的なレベルの徐放化が得られることが報告されている[9]。

5.4 製剤への適用例
5.4.1 フィルムコーティング

球形核粒子を用いて腸溶性膜剤（オイドラギットL30D-55）のコーティングを行った。表3に処方と操作条件を示す。代用主薬としてあらかじめ同一装置で青色1号を質量比0.1％コーティングした。

熱風空気量と熱風温度は，層内温度25～26℃を維持する条件とした。スプレーエア量は，流動状態を観察して付着や凝集物が発生しないように段階的に増加した。

被膜量とは回収率から算出した膜剤質量比である。被膜量6％と20％の回収率は，各々，92.1％，99.2％であった。回収物には二次凝集物が認められなかった。

医薬品製剤開発のための次世代微粒子コーティング技術

表3 処方と操作条件

核粒子	ノンパレルNP101（32~42mesh）	5（g）
	トレーサ青色1号0.1wt%	
液処方	オイドラギット L30D-55	43.5（%）
	精製水	52.2（%）
	ポリエチレングリコール PEG6000	2.6（%）
	クエン酸トリエチル（TEC）	1.7（%）

熱風温度（℃）	30
層内温度（℃）	25~26
スプレーエア流量（L/min）	12.5⇒14.5（6%），12.5⇒14.51⇒5.5（20%）
流動化エア流量（L/min）	31 ⇒ 35
パージエア流量（L/min）	7
スプレー液速度（g/min）	0.065（6%），0.079（20%）
スプレー時間（min）	76（6%），100（20%）
キュアリング条件	恒温乾燥機にて80℃，1時間

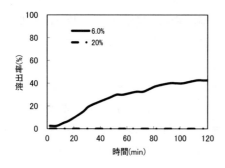

図7 局方1液（ph1.2）溶出結果

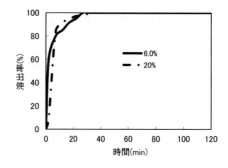

図8 局方2液（ph6.8）溶出結果

図7に局方1液，図8に局方2液の溶出試験結果を示す。被膜量20%において1液では充分な溶出抑制があり，2液ではすみやかに溶出することがわかる。

5.4.2 レイヤリング

核粒子に80M乳糖7.5gを用い，その表面に結合剤をスプレーしながら塩化ベルベリンを7.5gレイヤリングした。表4に処方と操作条件を示す。

塩化ベルベリンは，乳鉢を用いて凝集物を解砕した。初めに乳糖7.5gを，次に塩化ベルベリン2.5gを投入し，1分間流動を確認したのち，スプレーを開始した。2回目と3回目の塩化ベルベリン投入は流動を停止して，各々，2.5gを20分と40分に一括投入した。液速度は，装置内部に付着した塩化ベルベリンを核粒子に捕集する目的で，60分から増加した。

回収結果を表5に示す。回収率は容器回収物とバグおよび容器付着物から微粉末を除去した

第3章 装置・プロセス（主にスプレーコーティング，乾式コーティング）

表4　処方と操作条件

薬物	塩化ベルベリン（d_{50}=10μm）	7.5（g）*
核粒子	80M 乳糖	7.5（g）
結合剤	ヒドロキシプロピルセルロース（HPC-L）5％水溶液	25.2（g）
滑剤	局方タルク（ハイフィラー#17）	0.3（g）**

*　2.5gを3回に分けて投入
**　スプレー終了後に投入

熱風温度（℃）	60
スプレーエア流量（L/min）	10.5
流動化エア流量（L/min）	8.5
パージエア流量（L/min）	6.5
スプレー液速度（g/min）	0.36⇒0.45
スプレー時間（min）	70
乾燥時間（min）	20

表5　回収結果

仕込み固形分量	薬物，乳糖，タルクの合計（g）	15.300
	結合剤（g）	1.258
	仕込み量の合計（g）*	16.558
回収量	バグフィルタ，容器付着量（g）	1.182
	容器回収量（g）	14.024
	+145 mesh 顆粒回収量（g）**	14.972
レイヤリング顆粒の回収率（％）		90.4

乾燥終了後，直ちに刷毛を用いて回収したレイヤリング顆粒の回収率=（**/*）×100

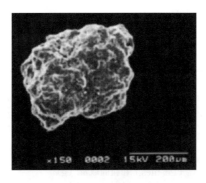

図9　レイヤリング顆粒の外観写真
210/350μm

（＋145 mesh）顆粒回収量と仕込み量合計の比とし，約90％の高収率が得られた。図9に210/350 μm粒子の外観SEM写真を示す。粒度別粒子の顕微鏡観察結果，二次凝集物は確認されなかった。

5.4.3 微粒子コーティング

代用薬物としてコーンスターチを結合剤水溶液に懸濁させて用い，核粒子200 M乳糖の表面にコーティングした。表6に処方と操作条件を示す。懸濁液は，処方量を50 mLの容器に入れて，マグネスターラーで撹拌した。乳糖はビニール袋に入れて凝集塊を手で解し，投入後30秒間流動を確認してから懸濁液のスプレーを開始した。

回収結果を表7に示す。回収率は付着物を含む回収量合計と仕込み量合計の比とし，約83％の高収率が得られた。

図10に38/75 μm粒子の外観SEM写真を，図11にコーティング物の粒度分布を示す。粒度別粒子の顕微鏡観察結果，38 μm（400 mesh）以下ではコーンスターチをほとんど確認できなかったことから，装置内付着により流動しなかったものと推察される。また，＋48 meshは3.7％であり凝集物と観察された。

表6　処方と操作条件

核粒子	200 M乳糖（g）		16.0
液処方	ヒドロキシプロピルセルロース（HPC-L）3％水溶液（g）		36.0
代用薬物	コーンスターチW（d50=12 μm）（g）		4.0*
＊	HPC-L 3％水溶液に分散		
	操作条件	熱風温度（℃）	60
		スプレーエア流量（L/min）	12.0
		流動化エア流量（L/min）	20.0
		パージエア流量（L/min）	8.0
		スプレー液速度（g/min）	0.456
		スプレー時間（min）	88
		乾燥時間（min）	22

表7　回収結果

仕込み固形分量	乳糖，コーンスターチの合計（g）	20.000
	結合剤（g）	1.080
	仕込み量の合計（g）＊	21.080
回収量	バグフィルタ，容器付着量（g）	0.203
	容器回収量（g）	17.235
	＋145 mesh 顆粒回収量（g）＊＊	17.438
回収率（％）		82.7

乾燥終了後，直ちに刷毛を用いて回収したレイヤリング顆粒の回収率＝（＊＊/＊）×100

第3章　装置・プロセス（主にスプレーコーティング，乾式コーティング）

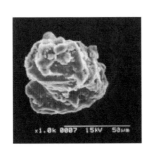

図10　38/75μm粒子の外観写真

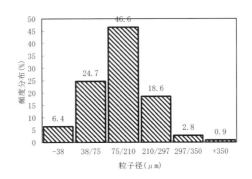

図11　コーティング物の粒度分布

5.5　おわりに

　仕込み量10g程度で実用可能な微少量流動層を開発した。小さい容器で少ない粉体を流動化させるためには，スプレー空気による"吹き飛ばし"を利用する噴流層とした。このためにノズルは，少ない空気量で空気の噴出速度を速くし，液速度が小さく，インサート外周に金網を装着してノズル付近の流動化を促進する構造とした。また，この"吹き飛ばし"機能により100μm以下の微粒子コーティング操作が可能となった。

　一般的な流動層と同様に効率良くコーティングを実施するためには，3つのエア流量，すなわちスプレーエア流量，流動化エア流量およびパージエア流量を適切に調節することが肝要であった。

文　献

1) 西ほか，第23回製剤と粒子設計シンポジウム要旨集，p.25（2006）
2) 上野ほか，第23回製剤と粒子設計シンポジウム要旨集，p.308（2006）
3) 上野ほか，第24回製剤と粒子設計シンポジウム要旨集，p.125（2007）
4) 大迫義文，医薬品製剤化方略と新技術，シーエムシー出版，p.253（2007）
5) J. Nishi, T. Iwasaki, S. Watano and Y. Osako, Proc. of the 3rd Asian Particle Technology Symposium, p.929（2007）
6) 西ほか，第13回流動化・粒子プロセッシングシンポジウム要旨集，p.33（2007）
7) 大迫義文，*Pharm Tech Japan*, **24**, 1081-1091（2008）
8) Kadota, M., Ichikawa, H., Osako, Y., Fukumori, Y., The 26th Symposium on Particulate Preparations and Designs, pp.156-157（2009）
9) 門田昌明，市川秀喜，福森義信，大迫義文，第15回流動化・粒子プロセッシングシンポジウム講演論文集，pp.90-93（2009）

6 超臨界流体を用いた流動層コーティング

池田雅弘[*1], 堤 敦司[*2]

6.1 はじめに

粒子の製造および造粒，コーティング，表面改質，複合化などの粒子プロセッシング技術は，新しい機能性を持つ粒子を設計する方法として広域な分野で開発・研究が進められている[1,2]。例えば，医薬分野では，品質劣化を防ぐ薬剤の安定化や，苦み，臭いなどをマスキングする目的のほか，コーティング物質の選択やコーティング層の厚みの制御などにより，有効成分の体内での放出をコントロールし，必要な部位に投与するドラッグデリバリーシステム（DDS）の中心技術の一つである。

粒子コーティングのうち，コーティング物質を溶媒に溶解し，核粒子を流動化した流動層にその溶液を噴き込む流動層コーティング法は，大量処理連続操作が可能であり工業的にも広く用いられている。しかし，核粒子径が150 μm以下の粒子になると，核粒子どうしが凝集して大きな凝集塊を生成し，安定なコーティング粒子を得ることが困難となる[3]。

我々は，従来の流動層コーティング法ではコーティングすることが困難である，核粒子の平均粒径が56 μmの粒子に流動層と超臨界噴出法[4]を用いてコーティングを行ってきた[5~7]。ここでは，この技術を用い核粒子と被覆微粒子を混合・流動化した流動層中に，バインダーを溶解した超臨界二酸化炭素を噴出し，核粒子表面上に被覆微粒子を付着するコーティング造粒[8,9]を行った結果について紹介する。

また，この技術を更に発展させ，コーティング物質を溶解した超臨界二酸化炭素に核粒子となるサブミクロン・ナノ粒子を懸濁[10,11]，またはマイクロエマルションを形成[12,13]し，それを微小径のノズルより常温・大気圧下に噴出する超臨界サスペンション噴出法，超臨界マイクロエマルション噴出法を用い，サブミクロン・ナノ粒子表面にコーティングを行った結果の一部についても紹介する。

6.2 流動層と超臨界噴出法を用いたコーティング造粒

流動層と超臨界噴出法を用いたコーティング造粒における実験装置の概略を図1に示す。流動層のライザーはアクリル製で分散板上高さ1.5 m，内径5 cmであり，空気を用いて核粒子（ガラスビーズ：平均粒径130 μm）と被覆粒子（SiO_2微粒子：平均粒径1 μm）の二種類の粒子を流動化した。分散板は黄銅製多孔板（孔径4 mm，開口率51%）を用い，分散板中央にステンレス製ノズル（内径0.1 mm，長さ15 mm）を取り付けた。ステンレス製抽出槽（内容積1.5 L）の中に，バインダーとしてパラフィン（C_nH_{2n+2}, n=20~35, 融点48~50℃）を充填し，超臨界二酸化炭

[*1] Masahiro Ikeda 広島工業大学 工学部 機械システム工学科 准教授
[*2] Atsushi Tsutsumi 東京大学 生産技術研究所 機械・生体系部門 教授

第3章 装置・プロセス(主にスプレーコーティング,乾式コーティング)

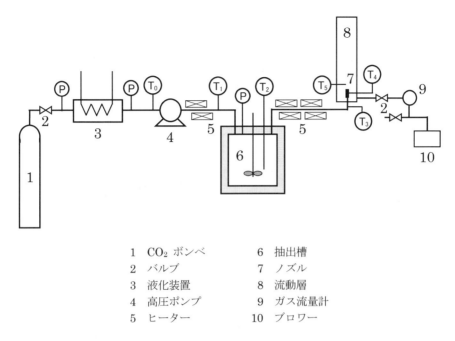

1	CO₂ボンベ	6	抽出槽
2	バルブ	7	ノズル
3	液化装置	8	流動層
4	高圧ポンプ	9	ガス流量計
5	ヒーター	10	ブロワー

図1 流動層と超臨界噴出法を用いたコーティング造粒における実験装置概略図

素(臨界圧力7.4 MPa,臨界温度31℃)を溶媒とし,この溶液をノズルから噴出した。ノズルは断熱膨張時の温度低下による閉塞を防ぐため,ヒーターを用い一定温度となるよう温度コントロールした。

はじめ流動層に核粒子200 gと被覆粒子20 gを混合し,流動化させた。その後,バインダーを溶解した超臨界二酸化炭素をノズルから噴出し,コーティング造粒を行った。さらに噴出開始20,40分後にそれぞれ被覆粒子を20 g追加供給し,合計60分間行った。コーティング造粒した粒子を経時的に流動層よりサンプリングし,粒子の表面状態をSEMで観察した。パラフィンはあらかじめ50 g抽出槽に仕込み,実験終了後,抽出槽内に残存する重量を測定し,流出量を求めるとともに超臨界二酸化炭素流量から平均パラフィン濃度を算出した。

流動層の空塔ガス速度が1.85 m/sの場合,粒子がライザーおよびダウンカマー内を激しく循環する高速流動状態であった。このため流動層内の粒子の流動が激しく,造粒速度が小さく,核粒子への被覆粒子の付着は少なかった。また,この時かなりの量の被覆粒子が系外に排出されたと考えられる。これに対し,空塔ガス速度が0.71, 1.41 m/sの場合,粒子は層下部に濃厚層を形成する気泡流動状態であった。

図2に,空塔ガス速度が0.71 m/sでコーティング造粒を行った場合の,コーティング造粒過程における粒子表面状態の経時変化を示す。バインダーを噴出する前に,既に被覆粒子が核粒子表面を被覆していることがわかる。被覆粒子は,粒径が小さいため粒子間力が強く,被覆粒子が核

医薬品製剤開発のための次世代微粒子コーティング技術

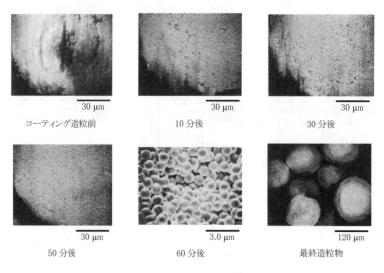

図2 コーティング造粒物のSEM写真（0.71 m/s）

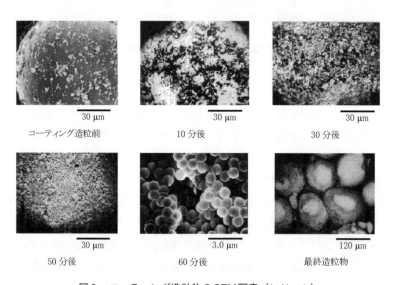

図3 コーティング造粒物のSEM写真（1.41 m/s）

粒子に弱く付着していると考えられる。さらに，超臨界二酸化炭素に溶解したバインダーを噴出した時間が長くなるにつれ，多くの被覆粒子が付着していく様子がわかる。このことから，コーティング造粒が起こり，粒子が成長していると判断できる。また，粒子の一部だけでなく全体にほぼ均一にコーティング造粒が行われることを観察した。

図3に，空塔ガス速度を1.41 m/sでコーティング造粒を行った場合の，コーティング造粒過程における粒子表面状態の経時変化を示す。図2と比べ造粒開始前にいくつかの被覆粒子が核粒子表面に付着しているが数は少なく，それらの大部分は小さな凝集塊を形成することがわかる。時

第3章　装置・プロセス（主にスプレーコーティング，乾式コーティング）

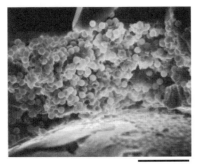

8.6 μm

図4　造粒物断面のSEM写真

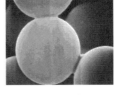

コーティング前　　コーティング後

図5　核粒子表面の被覆微粒子のSEM写真

間とともに核粒子表面に付着している被覆粒子およびその凝集塊の数が増し，30分後には核粒子表面全体をほぼ被覆した。

　60分間コーティング造粒を行った造粒物を樹脂に埋め込み，切断した断面を観察した結果を図4に示す。被覆粒子は約10〜12層，コーティング層の厚さは約12〜15μmであることがわかる。

　図5に核粒子に付着した被覆粒子表面のSEM写真を示す。コーティング造粒後は，すべての被覆粒子がパラフィンの薄い層で覆われていることがわかる。すべての被覆粒子表面が，一様にパラフィンで覆われていると仮定すると，パラフィン層の厚さは40nm以下となる。また，被覆粒子どうしが接触しているところに固体架橋が形成されていることも観察した。

　図6に単位核粒子あたりの付着したコーティング量の時間変化を示す。コーティング量はほぼコーティング時間に対し直線的に増えていることがわかる。また，ガス流速が大きい場合は，コーティング造粒開始時に付着した被覆粒子の量は少ないが，コーティング造粒の速度はガス流速が大きい方が若干小さくなることがわかった。

　これらの結果から，被覆粒子はまず核粒子表面に付着し，そこに超臨界噴出法によりバインダ

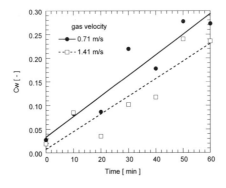

図6　コーティング量と時間の関係

一の超微粒子の核が降り注ぎ，各被覆粒子表面を被覆すると同時に固体架橋を形成し，被覆粒子を核粒子表面にしっかりと固着させる。さらに，その表面に被覆粒子，バインダーの被覆が繰り返されることによって，造粒物が成長すると考えられる。ガス流速が小さいときは，被覆粒子が核粒子表面を覆い，超臨界二酸化炭素に溶解したバインダーが析出し，均一にコーティング層が成長すると考えられる。これに対し，ガス流速が大きくなると，核粒子表面に付着した被覆粒子が，強い剪断力によって引きはがされる。しかし，被覆粒子どうしの衝突する頻度が大きくなり，凝集塊を形成し，これが核粒子に付着しコーティング造粒できると考えられる。したがって，ガス流速が大きい場合は，不均一なコーティング造粒となる。

6.3　超臨界サスペンション噴出法を用いた微粒子コーティング

超臨界サスペンション噴出法における実験装置概略を図7に示す。抽出槽には，前項と同様に内容積1.5LのSUS製オートクレーブを用いた。噴出用のノズルは内径0.2mm，長さ10mmのものを用いた。ノズルは，断熱膨張時の温度低下による閉塞を防ぐため，ヒーターを用い一定温度となるよう温度コントロールした。核粒子には平均粒径d = 5，20，70，250 nmのTiO_2粒子，コーティング物質にパラフィン（C_nH_{2n+2}，n = 20〜35，融点48〜50℃）を用いた。コーティング物質の溶媒には超臨界二酸化炭素を用いた。実験は，液化した二酸化炭素を高圧ポンプで抽出槽内に送液した。抽出槽は，ヒーターで一定温度に保持し，あらかじめ抽出槽内に充填した核粒子，コーティング物質（各15g）を分散・溶解した。この懸濁流体は，攪拌機を用いて1時間以上攪拌した後，抽出層に接続した微小径のノズルから常温・大気圧下に数秒間噴出し，超臨界サスペンション噴出法により核粒子のコーティングを行った。生成した粒子の採取は，ノズルより50〜300mm離れた位置においてノズル軸の垂直面に設置した採取板により行った。生成した粒子の形態およびコーティングの有無は，SEMおよびTEMを用いて観察した。

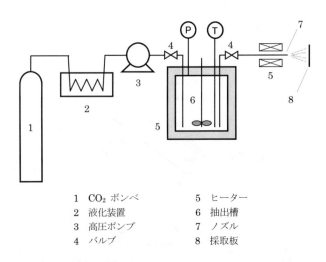

1　CO_2 ボンベ　　　5　ヒーター
2　液化装置　　　　6　抽出槽
3　高圧ポンプ　　　7　ノズル
4　バルブ　　　　　8　採取板

図7　超臨界サスペンション噴出法における実験装置概略図

第3章　装置・プロセス（主にスプレーコーティング，乾式コーティング）

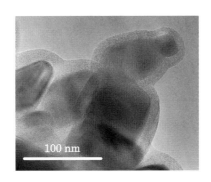

図8　超臨界サスペンション噴出法で生成した粒子のTEM写真（$d=70$ nm）

結果の一例として，核粒子に$d=70$ nmのTiO_2粒子，コーティング物質にパラフィンを用いて生成した粒子のTEM写真を図8に示す。図8より，単一の核粒子表面にコーティングしている膜どうしの重なりが確認できることより，単一の核粒子表面にほぼ均一な膜厚でコーティングしていることがわかる。また，その膜厚は約10 nm程度であることがわかる。

なお，核粒子に$d=5$，20 nmのTiO_2粒子を用いた場合，生成粒子は核粒子どうしが数100 nmの凝集塊を形成し，その凝集した粒子の表面に，ほぼ均一な膜厚でコーティングする結果を得た。核粒子径が70 nmより小さい粒子の場合，核粒子どうしの付着・凝集力が強いため数百nm程度の凝集塊を形成し，その凝集を解くことなく凝集粒子表面にコーティングする結果となったと思われる。これに対し，核粒子径が70 nm以上の粒子は，抽出槽内で懸濁流体を攪拌する際の核粒子の分散，ならびに懸濁流体がノズルから噴出する際の超臨界二酸化炭素の急激な膨張力により，核粒子どうしの凝集が解かれる。凝集を解いた核粒子表面に，核粒子周りに存在する超臨界二酸化炭素に溶解したコーティング物質が，超臨界二酸化炭素の急速なガス化により析出し，均一な厚みで膜状にコーティングできると考えられる。

6.4　おわりに

従来の流動層コーティング法ではコーティングすることが困難である微粒子に対し，流動層と超臨界噴出法を用いるコーティング造粒法を開発した。更に，コーティング物質を溶解した超臨界流体に核粒子を懸濁し，その懸濁流体を常温・大気圧下に噴出する超臨界サスペンション噴出法を用い，サブミクロン・ナノ粒子にコーティングを行った。

超臨界流体技術を用いることにより，従来の方法では核粒子どうしが凝集してしまう微粒子に対し，安定で均一なコーティングが実現できることを示した。今後，超臨界流体という新しい溶媒を利用することで，比較的低温で，有機溶媒の問題がなく環境に優しい，多様な粒子複合化技術が開発されていくことを期待する。

文　　献

1) 堤敦司, 超臨界流体技術を用いた微粒子プロセッシング, 粉体工学会誌, **37**, pp.887-896 (2000)
2) 堤敦司, 超臨界流体技術のDDSへの応用, *PHARM TECH JAPAN*, **22**, pp.2165-2174 (2006)
3) 福森義信, 市川秀喜, 1. 実用化へのナノ粒子, 1.16ナノ粒子コーティングによる放出制御製剤の設計, 粉体工学会誌, **42**, pp.573-581 (2005)
4) Matson, D. W., J. L. Fulton, R. C. Petersen and R. D. Smith, "Rapid Expansion of Supercritical Fluid Solutions: Solute Formation of powders, Thin Films, and Fibers", *Ind. Eng. Chem. Res.*, **26**, pp.2298-2306 (1987)
5) 堤敦司, 佐々木章亘, 相原雅彦, 吉田邦夫, 超臨界噴出法による噴流層粒子コーティング, 化学工学論文集, **20**, pp.248-253 (1994)
6) Tsutsumi, A., S. Nakamoto, T. Mineo and K. Yoshida, "A novel fluidized-bed coating of fine particles by rapid expansion of supercritical fluid solutions", *Powder Technol.*, **85**, pp.275-278 (1995)
7) 堤敦司, 中田光敏, 峯尾知子, 吉田邦夫, 超臨界噴出法による循環流動層微粒子コーティング, 化学工学論文集, **22**, pp.1379-1383 (1996)
8) Tsutsumi, A., H. Hasegawa, T. Mineo and K. Yoshida, "Coating Granulation by Rapid Expansion of Supercritical Fluid Solutions", *The 3rd World Cong. on Particle Technol.*, Bridhton, UK, July 7-9 (1998)
9) Wang, T. J., A. Tsutsumi, H. Hasegawa and T. Mineo, "Mechanism of particle coating granulation with RESS process in a fluidized bed", *Powder Technol.*, **118**, pp.229-235 (2001)
10) Tsutsumi, A., M. Ikeda, W. Chen and J. Iwatsuki, "A nano-coating process by the rapid expansion of supercritical suspensions in impinging-stream reactors", *Powder Technol.*, **138**, pp.211-215 (2003)
11) 池田雅弘, 志岐直哉, 陳衛, 堤敦司, 超臨界サスペンション噴出法を用いたナノ粒子のコーティング, 粉体工学会誌, **43**, pp.445-449 (2006)
12) Temphuwapat, W., A. Tsutsumi and M. Ikeda, "Nanoencapsulation using the rapid expansion of water-in-supercritical CO_2 microemulsion", *World Cong. on Particle Technol.* 5, Florida, USA, April 23-27 (2006)
13) 大辻雄一郎, 池田雅弘, 伏見千尋, 堤敦司, 超臨界マイクロエマルション噴出法による微粒子プロセッシング, 2008年度粉体工学会　秋期研究発表会, pp.127-128 (2008)

7 メカノフュージョンとノビルタによる乾式微粒子コーティング

横山豊和[*1] 井上義之[*2]

7.1 はじめに

微粒子コーティングは乾式と湿式に大別される。乾式法は，液体を使用しないために材料の組合せの幅が非常に広く，プロセスがシンプルであるという大きなメリットがある。また，場合によっては湿式法ではできないようなアモルファス化処理も可能である。

乾式法についても処理装置や操作条件によって，粒子加工特性が大きく異なってくるため，装置の選定や条件の設定に注意と工夫が必要である。ここでは，機械的粒子複合化装置メカノフュージョンシステムならびにその発展改良型であるノビルタの特長，ならびにこれらを用いた微粒子コーティング処理の応用例について紹介する。

7.2 メカノフュージョンシステムならびにノビルタの原理と特長

当社では乾式で粉砕によって固体粒子をどこまで微細化できるかという課題を追求する中で，1980年代前半にオングミルという超微粉砕機を開発した。この粉砕機は，従来にない新しい発想に基づく粉砕機構を有した装置で，図1(a)に示すように，回転するパン型容器の中央に，その容器と異なる曲率半径を持ったプレスヘッドを設置したものである。その基本原理は，パン型容器

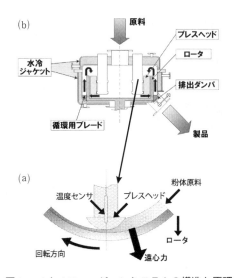

図1 メカノフュージョンシステムの構造と原理
(a)メカノフュージョンシステムの基本原理，(b)3次元循環型メカノフュージョンシステムの構造

---

*1 Toyokazu Yokoyama ホソカワミクロン㈱ 粉体工学研究所 フェロー
*2 Yoshiyuki Inoue ホソカワミクロン㈱ 企画管理本部 企画統括部 企画部
営業企画課 課長代理

に投入された原料が，容器の回転により遠心力でその内壁に貼り付けられた状態で，容器とプレスヘッドの間で圧縮され，同時に強力な剪断力を受けるというものである．

粉砕の場合，原料の被粉砕特性によっても異なるが，固体粒子に作用する力やエネルギーの加わり方によって，それぞれの装置が得意とする原料ならびに製品の粒子径範囲がある．このオングミルは，たとえば一般的な石灰石のような原料を乾式で処理する際，ハンマミルやピンミルなどの高速回転衝撃式ミル，圧縮力が主体となるロール式ミル，そしてこれらよりも微細な粉砕が可能な気流式ミル（ジェットミル）などよりもさらに細かいサブミクロン粉砕を実現した．

その際興味深いことは，オングミルの粉砕機構が，粒子全体が破砕されるいわゆる体積粉砕ではなく，粒子表面から超微細な粒子が削り取られていくような表面粉砕が主体であることであった．これは，粒子が圧縮破砕によって壊されることなく，粒子の表面に集中的にエネルギーが作用していることを示唆している．このような原理が乾式微粒子コーティングに極めて有効であることがその後の様々な材料での実験で明らかになり，オングミルはメカノフュージョンとして新製品化されることになった．

また，メカノフュージョンシステムのスケールアップを図るために，図1(b)に示すように3次元的な循環機構を取り入れたAMS型が開発され，現在のメカノフュージョンシステムはこの形式が主流となっている．このようにして，最も小型で100 cc程度のバッチ処理ができるAMS-MINI型から，200リッタの処理が可能なAMS-100 F型まで5つのサイズの機種を備えている．また，図2に示すような医薬品処理のためのGMP仕様のメカノフュージョンシステムも開発している．

一方，2000年代に入ってから，このメカノフュージョンの考え方をベースにして，圧縮剪断機構に加えて，原料の解砕，分散作用を強めるために衝撃力を付加するための特殊な構造のロータを備えたノビルタが開発され，多様な用途に使用されている．本体は水平円筒状の容器からなり，少量サンプル（20〜50 cc程度）の処理用のノビルタミニ（型式NOB-MINI，図3）は，原料の供

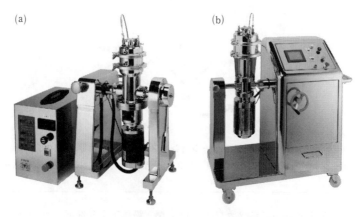

図2　メカノフュージョンシステムGMP型の外観
(a)メカノフュージョン ミニ型 AMS-MINI-GMP（100 cc），
(b)メカノフュージョン ラボ型 AMS-LAB-GMP（1 liter）

第3章　装置・プロセス（主にスプレーコーティング，乾式コーティング）

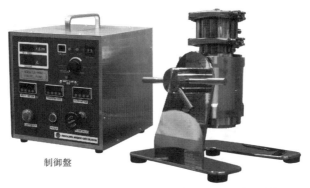

図3　ノビルタミニNOB-MINIと制御盤の外観

給や処理後の製品の回収の際には容器を回転させて取扱いがし易い構造となっている。また，本装置の容器は水冷ジャケット構造となっており，処理時の品温の上昇を抑えることができ，特に弱熱性の材料については冷媒を用いることによって，機内での付着や品質の劣化を抑制することができる。本装置についても小型のNOB-MINIから容量300リッタの大型機NOB-1000までシリーズ化を図っている。

7.3　粒子複合化強度の評価とその制御

　粒子複合化や微粒子コーティングの状態，ならびにその強度の評価には，電子顕微鏡を用いた粒子の外観や断面の観察，溶出速度解析法，分光相関法，篩い分け法など様々な手法が検討されているが，その一つとして混合粉体の比表面積を測定する方法がある。これを利用した評価結果を次に示す。原料に核粒子としてケイ砂（平均径28μm）を，微粒子として酸化チタン（同15nm）を用いて粒子複合化処理を行うと，図4に示すようにケイ砂粒子の周りにコーティングした酸化

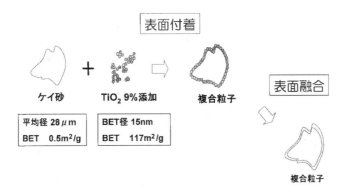

図4　粒子複合化（表面被覆）の進行のプロセス

医薬品製剤開発のための次世代微粒子コーティング技術

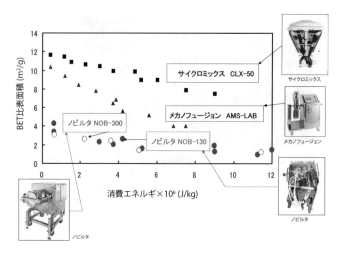

図5　粒子複合化（表面被覆）のエネルギー効率の比較

チタンの緻密化が進行し，混合粉体の比表面積が次第に減少し，最終的には珪砂粒子のそれに近づいてくる。このような微粒子コーティングの処理は，それぞれの処理装置によって特性が異なる。図5は剪断型混合機サイクロミックス，粒子複合化装置メカノフュージョンならびにノビルタを用いて処理し，原料の単位重量当りに使用したエネルギーに対する混合粉体の比表面積の変化を示したものである。図から分かるように，機械のエネルギー密度が高くなるにつれて，複合化度の変化が急速に進行していることが分かる。このような処理効果の違いを考慮して，それぞれの材料と処理目的に応じた粉体処理条件の設定が必要となる。

7.4　医薬品への応用事例

このようにして核粒子を少量の微粒子でコーティングすることによって，粉体の流動性や液体との親和性をドラスティックに変化させることができることが知られている。また，医薬品原料の場合には，薬物の溶出速度の制御，苦味マスキングなどのコントロールリリースや，さらには薬物の微細化，アモルファス化等による溶解度自体の改善にも効果が確認されている。以下にこの手法を用いた医薬品処理のいくつかの具体的な応用例を示す。

7.4.1　粉体の流動性の向上

薬物や賦形剤粉体の流動性や充填性は，打錠等の製剤工程において重要な特性であり，特に粒子の微細化に伴い，微粒子コーティングによるこれらの特性向上に向けた検討が行われている。メカノフュージョン開発の当初より，乾式微粒子コーティングによって，粉体の流動性が大幅に改善できることが見出されている[1]が，医薬品関係ではコーンスターチやセルロースのような賦形剤や，生薬粉体にシリカナノ粒子を乾式機械的な方法でコーティングすることにより，粉体の安息角や流動性が大きく変化する現象が確認されている。

第3章 装置・プロセス（主にスプレーコーティング，乾式コーティング）

7.4.2 薬物の溶解性の改善

難水溶性の薬物の粒子表面に親水性の微粒子を被覆することにより濡れ性を向上させて薬物の溶解性を改善できる可能性がある。長井ら[2)]は，メカノフュージョンAMS-MINIを用いて，インドメタシン（平均径20μm）に水溶性添加剤（PEG6000，D-ソルビトール，D-マンにトール）や無機賦形剤（メタケイ酸アルミン酸マグネシウム）を複合化した結果、組合せによって溶解性が改善すること，そしてその改善度は単純混合の場合よりも大きいことを報告している。

7.4.3 溶出速度の制御 （賦形剤への薬物とワックスの多層コーティング）

次に，イブプロフェンをモデル薬物として，多層コーティングにより溶出制御を行った例を示す。スパイラルジェットミルを使って粉砕したイブプロフェンをマンニトール顆粒と2：8の重量比で手混合した後，NOB-MINIで複合化処理を行った。次に得られた複合化粒子にマスキング剤として硬化ヒマシ油を8：2の重量割合で添加し，回転数と処理時間を変えてさらに複合化処理を行った。これらの粒子写真（図6）に示すように，本装置では3000 rpm，5分間の処理で，母粒子であるマンニトールにイブプロフェンの微粒子がコーティングし，さらに15分間追加（合計20分）処理することにより，表面コーティングの緻密化が進行することが観察された。また，6000 rpmにて処理すると5分間の処理で微粒子が膜化しつつあることが観察できた。この複合化粒子にマスキング剤として硬化ヒマシ油を投入し，追加処理することにより滑らかな表面を持った粒子が得られ，その断面写真よりマスキング剤でコーティングされた層状構造が観察された。

そして，図7に示すこれらの粒子の溶出試験結果より，粉砕したイブプロフェンをマンニトール粒子表面にコーティングすることにより溶出速度を向上できることが分かった。さらに，この複合粒子に硬化ヒマシ油をコーティングし，その処理条件を変えることによって，溶出速度を制御できることが明らかになった。

7.4.4 粉末吸入製剤のための表面改質

粉末吸入製剤（Dry Powder Inhalation：DPI）は吸入によって直接に肺から吸収する薬物で，

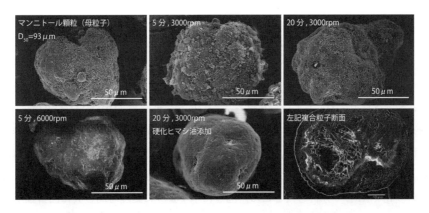

図6　マンニトール／イブプロフェン／硬化ヒマシ油複合粒子

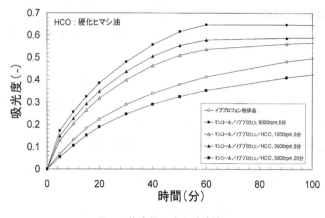

図7　複合粒子溶出試験結果

即効性が期待でき，注射剤に比べると取扱いが容易であるなど様々なメリットがあるが，細かい粒子を効率よく肺に送達するためには目的に適った粒子設計が必要となる。吸入した粒子が肺胞に達するためには，通常0.5～7μm程度の空気力学的径を持った粒子が好ましいとされているが，このような微粒子は付着，凝集性が強い傾向があるために，その分散がキーとなる。同時にカプセルからの排出率を高めるために流動性が要求される。これらの目的のために薬物を乳糖などの数10μm程度の賦形剤にコーティングする処理が行われている。その一例として，メカノフュージョン法を用いて，薬物の超微細なキャリアとなるPLGAナノ粒子（平均径200nm）を賦形剤である乳糖（平均径60μm）に複合化することにより，図8に示すように，カプセルからの排出率を29％から76％に高め，肺胞への到達率を12％から45％に改善した結果が得られている[3]。この例では処理時間が15分で排出率ならびに到達率が最大になっており，最適な処理時間があることが分かる。

また，Kumonら[4]はメカノフュージョン法を用いて，三種類の乳糖にステアリン酸マグネシウムなどの表面改質剤を被覆し，粒子表面状態の観察やカスケードインパクタによる到達部位の評価を行い，表面処理の効果を報告している。

7.4.5 非晶質化による溶出性の向上

難溶性薬物を非晶質化することによって，その溶解度を向上できる場合があることが知られている。その一例として検討されている難溶性薬物のニフェジピンと，セルロース誘導体の一種であるヒドロキシプロピルメチルセルロースアセテートサクシネート（HPMCAS，平均径約100μm）の系[5]について，上記のNOB-MINIを用いて複合化処理した結果を示す。複合化処理時の装置内温度は40℃以下であり，粒子のSEM観察によりHPMCAS粒子表面にニフェジピンが解砕されて被覆され，複合化の処理時間と共に膜化していく様子が確認された。これらの処理による材料の結晶構造の変化をXRDで分析したところ，図9に示すように処理時間と共に回折強度が低下して，15分程度の処理で回折ピークがほとんど消失し非晶質化がほぼ完了したと考えられる。この

第3章 装置・プロセス（主にスプレーコーティング，乾式コーティング）

インピンジャを用いたナノ複合粒子の吸入特性

		O.E.(%)	R.F.(%)
▨	乳糖 325M	89.4±4.5	2.2±1.3
▨	PLGAナノ粒子	29.4±28.8	12.4±13.1
▨	複合処理 5min	72.6±2.6	37.7±3.3
■	15min	76.2±2.8	44.5±5.1
□	30min	74.2±3.8	38.8±2.2
▨	60min	50.5±4.4	29.0±2.7

O.E.(%)：薬剤排出率，　R.F.(%)：肺内到達率

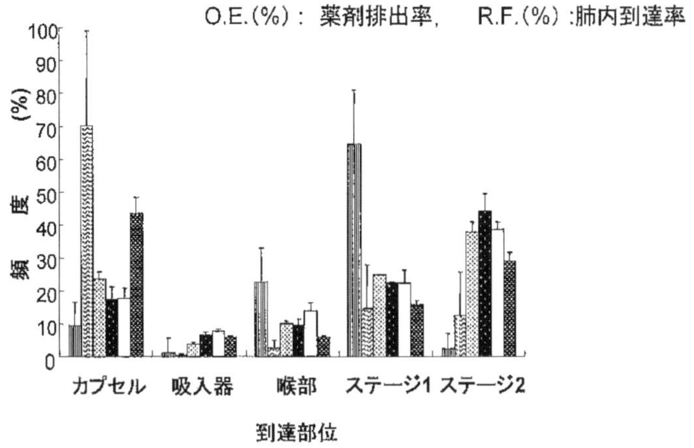

図8　メカノフュージョン法を用いたPLGAナノ粒子／乳糖粒子複合化による吸入特性の向上

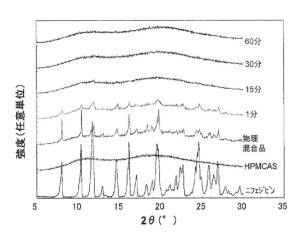

図9　ノビルタによるニフェジピンの非晶質化の例

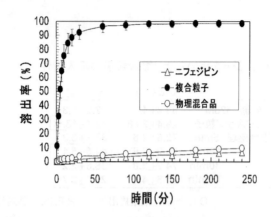

図10 粒子複合化装置ノビルタを用いたニフェジピンの非晶質化による溶出速度の向上例

サンプルの溶出試験の結果，物理混合では原料とほとんど変らないものの，複合粒子では図10に示すように溶出速度が大幅に向上することが明らかになった。

7.5 おわりに

超微粉砕機の原理を応用したメカノフュージョンならびにその発展改良型のノビルタは，それぞれの機構に特有な処理作用を有しており，原料や要求される製品粉体の特性に応じて使分けがなされている。医薬品の処理においても適切な機種の選択ならびに処理条件の最適化を図ることによって，強力な微粒子コーティングあるいはアモルファス化から，ソフトボンディングまで，材料の種類と目的に応じた加工を行うことが重要である。

文　献

1) T. Yokoyama, K. Urayama, M. Naito, M. Kato and T. Yokoyama, *KONA*, No.5, 59-68 (1987)
2) 長井淑郎，山本浩充，竹内洋文, *J. Soc. Powder Technol., Japan*, **43**(9), pp.640-647 (2006)
3) 山本浩充，倉嶋誉，片桐大介，楊明世，竹内洋文，川島嘉明，横山豊和，辻本広行，薬剤学, **64**(4), 245-253 (2004)
4) M. Kumon, M. Suzuki, A. Kusai, E. Yonemochi, K. Terada, *Chem. Pharm. Bull*, **54**(11), 1508-1514 (2006)
5) 丹野史枝，尾原栄，丸山直亮，製剤機械技術研究会　第18回大会講演要旨集, pp.58-59 (2008)

8　超高速攪拌混合機による乾式微粒子コーティング

坂本宜俊[*1]，湯淺　宏[*2]

8.1　はじめに

超高速攪拌混合機Fascinate™はポリオレフィン系樹脂に顔料着色剤を均一に分散させることを目的に開発された装置（図1）である[1~3]。一般的な混合機の攪拌回転数よりも一～二桁大きな，毎分約30,000回転（攪拌翼先端の周速約70 m/sec）までの範囲で攪拌混合が可能であることに加え，お互いの回転軌道が重ならないように複数配置された攪拌翼により，装置内に投入された粉体は無理な動きを生じにくい（すなわち層流を生じる）設計となっている。これにより，投入試料の動きの中でデッドスペースが生じたり，逆に試料が過剰に滞留したりすることによって，均一系に至る前に固結，分散不良となることを防いでいる。加えて，自重の小さい試料（粉体粒子）であっても，粒子同士や攪拌翼，装置内壁との衝突，粉体層の摩擦，圧密ならびにせん断といった力を個々の粉体粒子へ規則的で均一に負荷することが可能であるとされている。

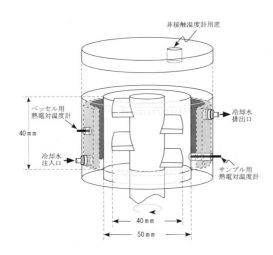

図1　超高速攪拌混合機Fascinate™の装置概略図

8.2　超高速攪拌混合機による処理で生じる現象

図2にトウモロコシデンプン（CS，日本食品化工，D_{50}：16.5 μm，図2(A)）とともに，テオフィリン（TP，白鳥製薬，D_{50}：72.5 μm，図2(B)），フロセミド（FUR，和光純薬工業，D_{50}：8.2 μm，図2(C))，あるいはポリエチレングリコール6000（PEG，日本油脂，D_{50}：39.6 μm，図2(D)）を超高速攪拌混合機に投入し，20～30℃で28,000回転，5分間処理した場合の結果を示す。

CSとともに攪拌混合されたTP（CSとTPは質量比85：15，CS/TP＝85/15）は5分間の処理

---

*1　Takatoshi Sakamoto　松山大学　薬学部　製剤学研究室　講師
*2　Hiroshi Yuasa　松山大学　薬学部　製剤学研究室　教授

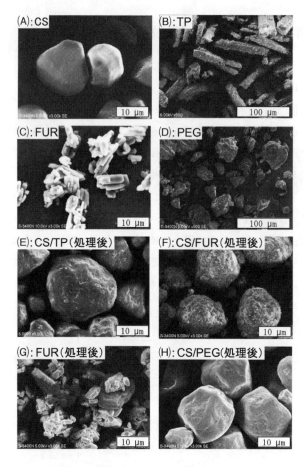

図2　超高速攪拌混合機を用いて調製された粒子のSEM写真

後には微粉砕された状態でCS表面へと付着していた（図2(E)）。また，より粒子径の小さいFUR（CS/FUR＝60/40）は上記条件でCSとともに攪拌混合した場合，TP同様，CS表面に微結晶として付着した（図2(F)）。それに対し，CSを含めずにFURを単独で処理した場合には粉砕はほとんど進行せず，平均粒子径の低下はわずか（D_{50}：5.6 μm, 図2(G)）であった。このことから，超高速攪拌混合機による処理は，いわゆるこれまで知られている粉末コーティングとは異なり，粒子径の大小だけでコーティングする側とされる側が決まるものではなく，むしろ処方に含まれる粒子の硬さに基づいた粉砕が進行する過程で核粒子となる粉体の表面へ他成分が付着していくと考えられる。

　一方，CSとともに攪拌混合されたPEG（CS/PEG＝60/40）は5分間の処理後にはCS表面を被覆していた（図2(H)）。処理時の品温はPEGの融点（約60℃）よりも低かったものの，処理中にCSとPEGとの間で生じる衝突や摩擦，せん断により，瞬間的に熱が発生し，それによってPEGが部分的に溶融することでCS表面への展延，さらには，その被覆が進行すると考えられた。つま

第3章 装置・プロセス（主にスプレーコーティング，乾式コーティング）

り，比較的低温で軟化する処方成分は処理温度がその物質の融点（軟化点）以下であっても，処理時には衝突，摩擦，せん断などにより瞬間的に融点（軟化点）を超える状態となり，核粒子表面に展延すると考えられる。この融点（軟化点）と設定処理温度との差以外にも，溶融（軟化）時の粘度や熱履歴，成分粒子の衝突頻度（攪拌翼の回転速度や装置への粉体充填率）などが複合的に影響し，調製粒子において核粒子への展延，被覆を生じるか，それとも処方粉体の造粒が進行するかを決定すると推察できる。

8.3 乾式微粒子コーティングによる水溶性薬物の溶解速度調節の実際例

この超高速攪拌混合装置Fascinate™を用い，テオフィリン（TP）をモデル薬物，結晶セルロース粒子（Celphere™ CP-203：CP-203，旭化成ケミカルズ）を核粒子，硬化ヒマシ油（Lubriwax™-101：HCO，フロイント産業）および ポリエチレングリコール（PEG，三洋化成工業）をコーティング基剤として，これらを一括で同時に処理することにより，徐放性基剤中に薬物が分散したマトリックス層を核粒子上にコーティングした徐放性粒子の調製の実際例[4]を紹介する。

まず，CP-203/TP/HCOの質量組成比は50/10/40，装置のベッセルの空隙容積（57 mL）に対する原料混合粉体の充填率を18，27，36および45％に設定し，28,000 rpmで5分間処理して得られた粒子のSEM写真を図3に示す。充填率が18および27％の場合では，核粒子であるCP-203表面に凹凸が認められ，他の粉体の付着が観察される一方，充填率が36および45％の場合ではCP-203表面にTPとHCOが付着，展延して形成したと考えられるコーティング層が認められる。これは，高充填率の条件ではベッセル内に投入された原料混合粉体に大きなせん断力や摩擦力が加わり，粒子どうしや粒子と攪拌羽根あるいはベッセル内壁との衝突部分でHCO粒子の溶融，展延が生じたためと考えられた。ただし，45％の場合には多くの凝集塊（目開き500 μmのふるい上への残留物）が生じ，回収率に大幅な低下が認められた。これら調製粒子からのTP溶出プロファイルを図4に示した。充填率18および27％の場合では，経時的にコーティング粒子からのTPの溶出率の増大が観察された。それに対し，充填率36および45％の場合では，検討した時間を通じて

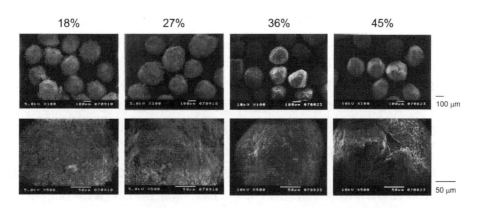

図3　種々の装置充填率による処理で得られた調製粒子のSEM写真

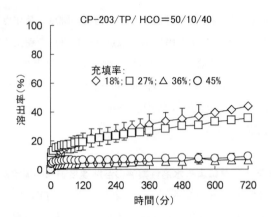

図4　種々の装置充填率による処理で得られた調製粒子からのTP溶出プロファイル

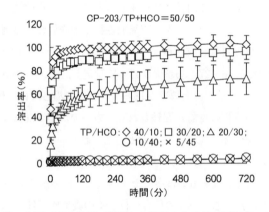

図5　種々のTP/HCO比率で調製した粒子からのTP溶出プロファイル

　コーティング粒子からのTPの溶出はほとんど観察されず，いずれも10％未満であった。これは，図3のSEM写真からも判るように，18％ならびに27％の条件ではコーティング物質がCP-203の表面に付着しているだけで，水に不溶のHCOの展延による放出制御層が形成されていないため，多くのTPが溶出液に露出していたのに対し，36％ならびに45％の条件ではTPを含む展延したHCO層が形成されたためと考えられる。

　次に，充填率36％の条件で原料混合粉体中のCP-203の質量組成比を50に固定し，モデル薬物TPとコーティング基剤HCOの質量組成比をTP/HCO＝5/45, 10/40, 20/30, 30/20, および40/10とした。それぞれの組成で得られた粒子からのTP溶出プロファイルを図5に示す。TP/HCO＝5/45および10/40ではTPの溶出率は720分後においても10％以下であったが，TPに対するHCOの質量組成比が低下するに伴いTPの溶出率は増加し，TP/HCO＝30/20ならびに40/10では調製粒子に含まれるTPのほぼ100％が溶出している。これは，水溶性のTPの質量組成比が大きくなると溶出液に露出するTPが増加し，さらに粒子表面のTPが溶出するとTPが溶出した部分がチ

第3章　装置・プロセス（主にスプレーコーティング，乾式コーティング）

ャネルとなり，さらにHCO層内部のTPが溶出しやすくなったためと考えられる。

さらにコーティング基剤HCOの一部を水溶性コーティング基剤であるPEGに置き換えて，コーティング粒子からのTP溶出性の改善を試みた。原料混合粉体中のCP-203およびTPの質量組成比をそれぞれ50および10に固定（CP-203/TP/HCO＋PEG＝50/10/40）し，コーティング基剤HCO/PEG＝30/10, 32.5/7.5, 35/5, 37.5/2.5, および40/0とした。それぞれの組成で得られたコーティング粒子からの溶出プロファイルを図6に示す。TPの溶出率はPEGの質量組成比の増大に伴い上昇した。水に不溶性のHCOと水溶性のPEGで形成されたマトリックスは，溶出液中において水溶性のPEGが溶出することでマトリックス中にチャネルが形成されると考えられる。同時に処理したTPはそのマトリックス内部（一部は表面）に分散しており，チャネル形成後にはそこを通じて放出されるため，PEGの質量組成比が高いほどチャネルの数が増え，放出速度が大きくなったものと推察された。

最後に，核粒子であるCP-203の質量組成比が，コーティング物質のCP-203に対するコーティ

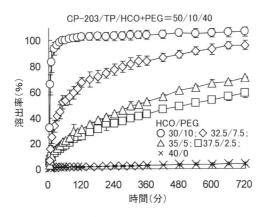

図6　種々のHCO/PEG比率で調製した粒子からのTP溶出プロファイル

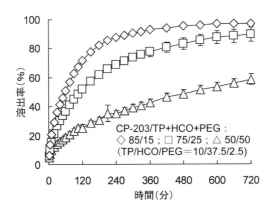

図7　種々の核粒子（CP-203）比率で調製した粒子からのTP溶出プロファイル

ング率およびコーティング粒子のTP含量およびコーティング粒子からのTP溶出性に及ぼす影響を検討した。TP/HCO/PEGの質量組成比は一定（10/37.5/2.5）を保ちながら，CP-203とその他の成分（モデル薬物TPとコーティング基剤HCOならびにPEG）の質量組成比をCP-203/TP + HCO + PEG = 50/50，75/25，85/15と変化させた。TP溶出性はCP-203の質量組成比が大きくなるにつれて増大する結果となった（図7）。これはコーティング物質に対する核粒子の比率の増加に伴って，実質のコーティング面積が増大し，核粒子表面に形成された制御層の厚みが薄くなったために，TPの放出が十分に制御されなかった結果であると推察する。

8.4 乾式微粒子コーティングによる難溶性薬物の溶解速度改善の実際例

これまで薬物自身の微粒子化，あるいは薬物を含むマトリックスの微粒子化によって溶解有効表面積の増大を図り，溶解性の向上を達成する技術がほとんどであったが，本超高速攪拌混合機によって，核粒子表面上に難溶性薬物を微粉砕と同時に水溶性高分子とともにコーティングする（難溶性薬物を含むマトリックスの薄膜を形成させる）ことで，難溶性薬物の溶解性を向上可能であった例を紹介する。

難溶性薬物であるFURあるいはイブプロフェン（IBU）を核粒子にCS，水溶性コーティング基剤にPEGとともに，CS/PEG/難溶性薬物 = 60/20/20となるよう超高速攪拌混合機のベッセル内へ一括投入し，20～30℃で28,000回転，5分間処理した。このとき得られた粒子からの薬物溶出プロファイルを図8に示した。いずれの難溶性薬物の場合も，原末の溶出速度に比べて著しく溶

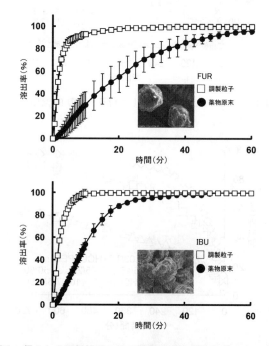

図8 得られた調製粒子からの難溶性薬物の溶出プロファイル

第3章　装置・プロセス（主にスプレーコーティング，乾式コーティング）

解性が改善されていることが明らかとなった．これは図8のグラフ内に示した，それぞれの調製粒子のSEM写真から明らかなように，難溶性薬物が処理過程において溶融したPEG中に分散し，CS表面に展延することで，大きな溶解有効表面積と，溶出試験液へのぬれ性，分散性の向上が確保されたためであると考えられる．また，低融点の難溶性薬物であるIBUでは調製後に粒子凝集が確められたが，処理温度を下げることで，単核の粒子調製が可能であることも確認している．

8.5　おわりに

　超高速攪拌混合機を用いた乾式微粒子コーティングに関して，その実例も含めて紹介した．本装置によるコーティングの最大の特徴は処理時間が極めて短いことに加え，強力な分散力によって単核のコーティング微粒子が調製可能であることがあげられ，このことは処理後の調製粒子がこれまでの製剤化工程における原料粉体と同等レベルで扱える可能性を有している．また，本節で紹介した薬物，コーティング基剤以外の物質でもコーティング微粒子の調製が可能であることが明らかとなっており，今後，より高度に溶出パターンを制御した粒子が調製できるものと確信している．

文　　　献

1) 今井健吾，野崎達也，樺澤一弘，ポリオレフィン系樹脂用着色剤とその製法，特開2005-306986（2005）
2) 関根利成，今井健吾，顔料分散樹脂とそれを用いたカラーマスターバッチ，特開2006-089590（2006）
3) Imai K., Sekine T., Nozaki T., Kabasawa K., Dispersing device and dispersing method, and method of manufacturing dispersion, WO/2007/013415（2007）
4) 永沼剛，西田渉，坂本宜俊，樺澤一弘，今井健吾，湯淺宏，薬剤学，**69**(6)，p.452-460（2009）

9 ワックスをバインダーとする乾式微粒子多層コーティング

植村俊信[*]

9.1 はじめに

　機能性微粒子複合化技術として，通気式パンや流動層コーティングに代表される湿式プロセスが用いられている。しかし湿式コーティングプロセスは操作時間が長いこと，また大量のエネルギーの消費を伴うことが知られている[1,2]。一方，乾式法は溶媒フリーであり，操作時間やエネルギーロスの点から注目されるものの，医薬品微粒子コーティング法として実用レベルにないのが現状である。

　福森，市川らは，高速楕円ロータ型混合機のロータとベッスル間の高せん断を利用して核粒子にワックス，薬物，ポリマーを順次積層していくことの可能性を示した[3,4]。

　我々は，図1に模式的に示したように薬物のレアリングや高分子膜材料紛体のコーティングにワックスを結合剤として利用することを目標にして，ワックスの融点付近における温度制御に着目した検討を行ってきた[5~7]。今回，二軸混練機を用いる連続プロセスと撹拌翼付き恒温混合機によるバッチプロセスについて紹介する。

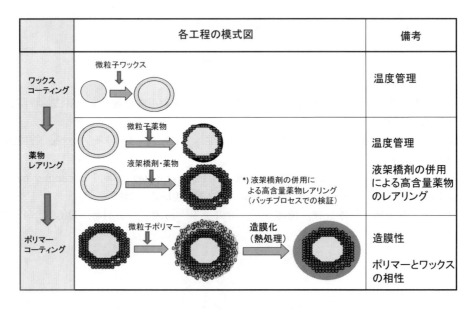

図1　ワックスをバインダーとする乾式微粒子多層コーティング

---

[*] Toshinobu Uemura　㈲ファーマポリテック　代表取締役　工学博士

第3章　装置・プロセス（主にスプレーコーティング，乾式コーティング）

9.2　連続プロセスによる乾式微粒子多層コーティング

9.2.1　実験内容

- 実験試料の調製：レアリング粒子はすべてジェットミルを用いて粉砕して用いた。
- コーティング装置：図2に実験に使用した二軸連続混練機（栗本鐵工所；KRC-S1ニーダ）を示した。パドル寸法はφ25×255（L/D=10.2）である。胴体はジャケット構造からなり，プロセス粉体の温度制御が可能である。投入された原料は供給部スクリュパドル→混練部パドル→排出部パドルを経て，数十秒から2分程度で装置を通過し排出される。パドルの組替えが可能でありパドル回転数は50～300 rpmに設定できる。
- レアリング（コーティング）率，凝集率の測定：各プロセスのレアリング率は，エアージェット分級により固定していないレアリング粒子を分離して，その前後の重量差から求めた。凝集率はそれぞれの核粒子の最大粒子径を考慮した篩上の画分率（％）から求めた。
- 溶出試験：ポリマーコーティング粒子に凝集防止剤として無水軽質シリカを加え，熱処理を行い造膜して溶出試験（日局）を行った。モデル薬物（カルバゾクロムスルホン酸ナトリウム；CCSS）の濃度は吸光度（363 nm）から求めた。

9.2.2　結果と考察

① ワックスコーティング

核粒子に球形のセルフィア；CP102（旭化成）と乳糖結晶粒子を使用して，3種の融点の異なるワックスについて検討した。ワックスと核粒子は別途混合してKRC-S1に供給した。胴体ジャケット温度，パドル回転数，処理粉体の供給速度の適正化を行ったところ，KRC-S1通過速度を1分程度とした場合に，表1に示すようにワックスの融点より1～5℃低い操作温度で高いコーティング率と低い凝集率が得られた。

融点近傍の操作温度を用いるため，ワックス粒子同士の凝集が懸念されたが，ワックス・ワックスの凝集粒子はほとんどなく，核粒子にワックスがコーティングされた単核のワックスマイクロカプセルの得られていることがわかった。これらの結果は，核粒子に対して1/10以下

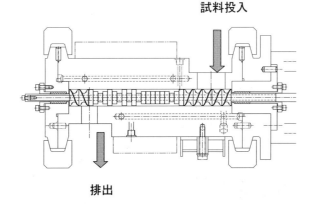

図2　二軸連続混練機（KRC-S1ニーダ）断面構造図

表1　各種ワックスの最適操作温度とプロセス能力

ワックス	ワックス粒子径 [μm]	ワックス融点 [℃]	胴体温度 [℃]	核粒子	核粒子径 [μm]	コーティング率 [%]*	凝集率 [%]**
LA（ラウリン酸）	5.5	44	43	CP102	106～210	91.9	0.7
SA（ステアリン酸）	5.2	69	65	CP102	106～210	96.9	0.1
MS（モノステアリン）	3.4	61	56	CP102	106～210	98.4	3.1
LA（ラウリン酸）	5.5	44	43	乳糖	106～210	97.1	4.0

ワックス仕込み量；11 wt%
　*　63 μm エアー分級
　**　250 μm 篩上画分（%）

の粒子径を有するワックス粒子がオーダードミクスチュア（Ordered Mixture）を介してレアリングし，その後固定（コーティング）される結果であると考えられる。核粒子に乳糖を使用した場合にも，核粒子の破砕は無く乳糖結晶のエッジ部にも良好にワックスがコーティングされることがわかった。このことは，薬物粒子などの球形以外の形状粒子にたいしてもワックスのコーティング操作は可能であることを示している。

②　薬物レアリング

モデル薬物として水溶性薬物CCSS（D_{50}：5 μm）を用いて検討した。KRC-S1に装着した混練部パドルはワックスコーティングの際と同様の深練型である。先に得たLAレアリング粒子とCCSSを混合（11 wt%）しKRC-S1に供給した。

操作条件はLAレアリングとほぼ同様であった。結果を表2に示す。レアリング率と凝集率の関係は，LAコーティングの場合と比較して若干劣る結果であると考えるが，その後の検討から装置の細部の改良により改善されることを見出している。

また一方，クエン酸トリエチルなどの液架橋剤を併用することにより，薬物レアリングプロセスの工程能力は飛躍的に改善されることを見出した。これは後のバッチ方式の検討のところで紹介する。

③　ポリマーコーティング

次に，得られた核粒子／ワックス／CCSS粒子を用いてポリマーコーティングを試みた。ワ

表2　薬物レアリングプロセスの工程能力

核粒子	核粒子径 [μm]	ワックス	レアリング率 [%]*	凝集率 [%]
CP102	106～210	LA	91.2	5.1**
CP203	150～300	LA	98.3	7.3***
乳糖	106～210	LA	89.9	6.3**

　*　63 μm エアー分級，　**　250 μm 篩上画分（%），　***　420 μm 篩上画分（%）
ワックスコーティング仕込み組成（重量比）：核粒子／ワックス＝89/11
CCSSレアリング仕込み組成（重量比）：ワックス粒子／CCSS＝89/11
操作温度：43.0℃

第3章 装置・プロセス（主にスプレーコーティング，乾式コーティング）

表3 ポリマーコーティングプロセスの工程能力

EC量（％）	20	30	40
コーティング率（％）	96.5	95.8	97.9
凝集率（％）*	2.5	0.4	0.0

操作温度：50℃
* 297μm篩上画分（％）
核粒子：乳糖（106-210μm）
ワックス工程；乳糖/LA=80/20
薬物工程；LA粒子/CCSS=89/11
ポリマー工程；CCSS粒子/EC=80/20, 70/30, 60/40

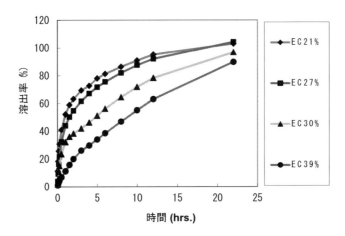

図3 エチルセルロースマイクロカプセルからのCCSSの溶出
JPⅡ法，パドル100 rpm，精製水900 mL 37℃，CCSS濃度UV（363 nm）
CCSS；10 mg相当量，熱処理，60℃，3時間

ックスを含有したCCSS粒子がKRC-S1通過の際，ジャケットから加わる熱により表面が濡れることにより，ポリマー微粉末が「雪だるま」状に積層していくと想定した。パドルはワックス，薬物のレアリングと異なる浅練りのパドルを採用して，エチルセルロース（EC; Dow Chemical を2.5μmに粉砕）をコーティングした。結果を表3に示した。ポリマーコーティングプロセスの操作温度はLAの融点より高い50℃の操作で良好な結果が得られた。40 wt％のECを積層した場合でもコーティング率は97.9％と高い結果が得られた。

④ 溶出試験
　得られたECマイクロカプセル（EMC）の溶出挙動を図3に示した。ECコーティング量に伴ってCCSSの溶出は持続化しており，目的としたマイクロカプセルが得られている。

9.3 バッチプロセスによる乾式微粒子多層コーティング
9.3.1 実験内容
・コーティング装置：内作したガラス製の攪拌翼付き恒温混合機（図4，AMT，75φ×150；内

医薬品製剤開発のための次世代微粒子コーティング技術

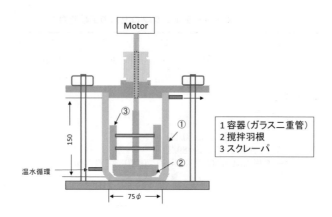

図4　撹拌翼付き恒温混合機（AMT）の概略図

容量2100 mL）を用いてワックスコーティングおよび薬物レアリングを実施した。ポリマーコーティングには，恒温円錐型回転混合機（RMT：内容量，50 mL，三角フラスコとエバポレータを組み合せた装置で内部にテフロンシートバッフルを装てんしている）を使用した。

- レアリング粉末（同士の）凝集粒子率：LSGは用いた核粒子の下限粒子径以下の篩下画分にある粒子率とした。
- マイクロカプセル化率（MC）は，全体から粗粒率（凝集率）およびLSGを除き良好な単核コーティング粒子率として求めた。

9.3.2　結果と考察

① ワックスコーティング

　AMTを使用してセルフィア核粒子（粒子サイズ3種）にSAおよびMA（ミリスチン酸，m.p. 58℃，D_{50}：6.2 μm）を，それぞれワックスの融点付近にて操作してワックス粒子を固定した。操作時間は1～6時間と変化させた。合計10回の検討を行った。その結果を整理したのが表4である。

　いずれも高収率の操作が可能であった。MAでは凝集率は高かったがSAでは5％程度である。ここで粒子径が大きいCP203においてSA同士の凝集粒子が5.1％であったのに対して，粒子サイズの小さいセルフィア：SCPではほとんど含まれていなかった。その結果，MC率はSCPでは96～97％となっている。混合機内での核粒子の総表面積はSCP系がCP系の3～4.1倍であることから，Ordered Mixtureを経由したSAのレアリング・溶融固定プロセスが良好に進行したためと考えられる。

② 薬物レアリング

　次に，得られたSAコーティング粒子に同AMTを用いて液架橋剤としてクエン酸トリエチル（TEC）を混合被覆し，その後CCSS（29または50 wt％）を投入してワックス工程と同様に昇温して薬物固定を行った。固定時間は30分から1時間程度と短い操作において，薬物固定は十

第3章　装置・プロセス（主にスプレーコーティング，乾式コーティング）

表4　ワックスコーティングの工程能力

操作方法　コーティング装置；AMT（撹拌翼付き恒温混合機）
- 処理量（g）；12~50, 撹拌翼回転数（rpm）；200
- 固定化温度（℃）；65~67
- 操作時間（hrs.）；1～6
- （MA's case；53℃, 2 hrs.）

核粒子	CP203	SCP (53-90)		SCP (32-74)
核粒子平均粒子径；D_{50}（μm）	238.0	79.5		57.6
ワックス	SA	MA	SA	SA
ワックス仕込み組成（wt%）	15.0	15.0	15.0	15.0
収率（%）	97.6	99.3	96.4	97.5
平均粒子径；D_{50}（μm）	251.1	87.5	82.3	67.4
凝集粒子比率；RC（%）	3.5[a]	10.1[b]	6.1[b]	3.0[c]
マイクロカプセル化率；MC（%）	91.4*	89.8**	95.8**	97.0***
ワックス凝集粒子率；LSG（%）	5.1	～0	～0	～0

以下数値は，μmを示している
RC：a) over 297, b) over 106, c) over 90
MC：＊　180-297,　＊＊　53-106,　＊＊＊　32-90

表5　液架橋剤・薬物レアリング工程の工程能力

操作方法　液架橋・薬物レアリング装置；AMT（撹拌翼付き恒温混合機）
- 処理量（g）；15, 撹拌翼回転数（rpm）；200
- 固定化温度（℃）；65~67,
- 操作時間（hrs.）；0.5～1

ワックス粒子	CP/SA[a]	SCP/SA[b]	SCP/SA[c]
ワックス粒子平均粒子径；D_{50}（μm）	258.0	81.8	67.3
核／(TEC・CCSS) 仕込み比率（wt%）	66.5/(4.8・28.7)	41.6/(8.4・50)	41.6/(8.4・50)
収率（%）	98.1	98.0	97.7
平均粒子径；D_{50}（μm）	265.6	99.5	78.5
凝集粒子比率；RC（%）	7.4[A]	5.1[B]	5.0[C]
マイクロカプセル化率；MC（%）	85.5*	91.4**	91.0***
薬物凝集粒子率；LSG（%）	7.4	3.5	4.0
CCSS 含量；wt%	23.2	45.2	---

以下数値は，μm を示している。
a) CP203/SA (15 wt%), 210-297
b) SCP (53-90) /SA (15 wt%), 53-106
c) SCP (32-74) /SA (15 wt%), 32-90
RC：A) over 355, B) over 149, C) over 125
MC：＊　210-355,　＊＊　53-149,　＊＊＊　32-125

分に進行した。その結果を表5に示す。別に実施したTECを併用しない場合には，高含量CCSSの固定は困難であった。機構の詳細は不明であるが，固定化温度として65℃以上が効果的であ

ることから，SAの軟化と相乗して固定化が起こるものと考えられる。

　また，コーティング能力は粒子径の小さいSCP系の方がCP系に比較して高く，CCSS単独粒子の生成は少なく，MC化率は91％程度が得られた。CCSS含量は45.2％と，仕込み比の90％程度であった。以上，液架橋剤のTECを併用することにより高濃度の薬物を短時間に強固に固定できることがわかった

③　ポリマーコーティング

　AMTでは高分子を熱処理して造膜化する段階で，撹拌羽根の衝撃によって粒子にワレが発生することがわかった。そこで衝撃力の弱いRMTを採用してオイドラギットRSPO（Evonik）のコーティングおよび造膜操作（熱処理）をおこなった，その結果を表6に示した。RSPOのコーティング量は，SCPでは50〜60 wt％，CPでは20〜30 wt％とし，RMTにCCSS粒子とRSPOの所定量を投入してRSPOを固定し，その後造膜化を合計約1時間で行った。RSPO粒子同士の凝集はCP系でも1％と少なく，凝集率は約5％と満足のいく結果であった。

④　溶出試験

　得られたRSPOマイクロカプセル（RSPO-MC）の溶出試験結果を図5に示した。約 280 μmのRSPO-MCからの溶出の場合，20 wt％の膜量で30分間の溶出率は約5％であった。一方，約120 μmのMCの場合では膜量が60 wt％において，20分間の溶出が5％と良好なRSPO膜が得られていることを示す結果が得られた。

表6　ポリマーコーティングプロセスの工程能力

操作方法コーティング装置；RMT（恒温円錐型回転混合機）
- 処理量（g）；1〜5　・容器回転数（rpm）；60
- 無水軽質シリカ；アエロジル　添加（1％，凝集防止剤）
- 固定化及び造膜温度（℃）；
  固定化；65〜67℃；30 min，連続して造膜処理；72℃，30 min

薬物粒子	CP/CCSS[a)]	SCP/CCSS[b)]
薬物粒子平均粒子径；D_{50}（μm）	264.3	96.9
ポリマー；Eudragit RSPO		
仕込み量（wt％）	20/25/30	50/55/60
収率（％）	94.7	97.0
平均粒子径；D_{50}（μm）	280.1	121.8
凝集粒子比率；RC（％）	5.6[a)A)]	4.1[b)B)]
マイクロカプセル化率；MC（％）	93.5*	94.0**
RSPO凝集粒子率；LSG（％）	1.0	〜0

結果の数値はそれぞれRSPO量3水準の平均値を示している
以下数値はμmを示している
a) CP/CCSS 210-297, b) SCP/CCSS 53-149
RC：A) over 355, B) over 177
MC：＊　210-355，＊＊　53-177

第3章　装置・プロセス（主にスプレーコーティング，乾式コーティング）

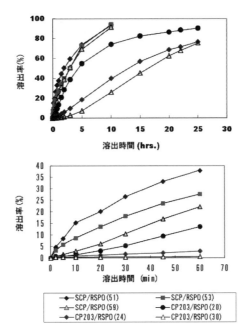

図5　RSPOマイクロカプセルからのCCSSの溶出
下図は上図の0～60分を拡大した図である。JPⅡ法，パドル100 rpm，精製水900 mL
37℃，CCSS濃度UV（363 nm），CCSS；10 mg相当量，熱処理，72℃ 30分

9.4　おわりに

　ワックスをバインダーとする乾式微粒子多層コーティング法について，連続式およびバッチ式の二方式について紹介した。医薬品のための微粒子コーティング技術として今後の発展を期待したい。

文　　献

1) 田畑民夫，槇野正，*Pharm. Tech. Japan*, **26**(9), 93-97 (2010)
2) M. Cerea, J. W. MacGinity, Int. *Journal Pharmaceutics*, **279**, 127-139 (2004)
3) Fukumori Y. Ichikawa H. *et. al.*, Proceedings of World Congress on Particle Technology 3, No. 120, Brighton, U. K., 8 July (1998)
4) 市川秀喜，福森義信，*Pharm. Tech. Japan*, **22**(1), 119-124 (2006)
5) 植村俊信ほか，第44回粉体に関する討論会，講演論文集32-b，p186-190 (2006)
6) 植村俊信ほか，製剤機械技術研究会第16回大会，講演要旨集，p214-236 (2006)
7) 植村俊信ほか，第27回製剤と粒子設計シンポジウム講演要旨集，p96-97 (2010)

10 遊星ボールミルによる乾式微粒子コーティング

薗田良一[*1]，大熊盛之[*2]

10.1 はじめに

難水溶性薬物粒子を乾式粉砕により微粒子化することは，比表面積を増大させて溶解性を向上させる手法として有用である。しかし，粉砕された微粒子は付着凝集性が増大し，粉砕直後の一次粒子の分散状態を保持することは困難である。この問題を解決するため，薬物と糖や水溶性高分子を混合粉砕する方法がある。

混合粉砕の手法として，振動ボールミルや遊星ボールミルなどが多くの工業分野で汎用されているが，医薬品分野で扱われる薬物や添加剤などの有機物への応用においては，装置内への粉砕物の付着や固着による収率の低下，長時間運転による蓄熱に伴う薬物の物理的化学的変化や粉砕時の異物混入（摩耗，腐食など）などの問題があった。

近年，薬物微粒子をその粒子径よりも大きな粒子の表面に乾式でコーティングする粒子複合化技術が注目されており，粒子を複合化することによるハンドリング性の向上，難水溶性薬物の溶解速度の向上が期待されている。

本節では，遊星ボールミルを用いて乾式でコーティングする新規な難水溶性薬物の溶解性改善手法について紹介する。本手法は，核粒子に結合剤，希釈剤，崩壊剤など，経口投与固形製剤の添加剤として使用されているデンプンを用いることにより，難水溶性薬物の溶解性が改善され，更にポット内壁に付着することなく容易に高収率で回収できる点において工業化の可能性があることを特徴としている[1,2]。

10.2 遊星ボールミルによる乾式微粒子コーティング条件

難水溶性薬物のモデル薬物としてフルルビプロフェン（BASF社製，平均粒子径9 μm，水に対する溶解度（37℃）：38 μg/mL）を用いた。核粒子には，トウモロコシデンプン（加藤化学㈱製，平均粒子径16 μm）を用い，核粒子表面への乾式コーティングは，遊星ボールミル（㈱セイシン企業製，粉砕ポット（ジルコニア製）：内容量350 mL，粉砕ボール（ジルコニア製）：直径3 mmまたは5 mm）を用いた。フルルビプロフェンおよびトウモロコシデンプンと添加剤，流動化剤または水溶性高分子の組み合わせからなる試料36 g（充てん体積：90 mL，充てん率：26％）を粉砕ポットに仕込み，粉砕ボール（直径：3 mmまたは5 mm，充てん体積：82 mL，充てん率：31.5％）を投入して，毎分200回転（公自転比：1.25），室温，30分間の条件で行った。本検討において，添加剤としては，D-マンニトール（東和化成工業㈱製），乳糖（DMV International社製）およびエリスリトール（日研化学㈱製），流動化剤としては，酸化チタン（東邦チタニウム㈱製），含水二酸化ケイ素（フロイント産業㈱製）および軽質無水ケイ酸（日本アエロジル㈱製），

[*1] Ryoichi Sonoda　科研製薬㈱　総合研究所　製剤研究部　グループマネジャー
[*2] Moriyuki Ohkuma　科研製薬㈱　総合研究所　製剤研究部　部長

第3章 装置・プロセス（主にスプレーコーティング，乾式コーティング）

水溶性高分子としては，ヒドロキシプロピルセルロース（日本曹達㈱製）を用いた。

10.3 基本処方の設計
10.3.1 核粒子にデンプンを選定した経緯

フルルビプロフェンと添加剤，流動化剤またはデンプンからなる二成分処方について，遊星ボールミル処理したときの粉砕ポットからの回収率，粉体の固着状況及び遊星ボールミル処理前後の粉体表面温度を表1に示す。

フルルビプロフェンとD-マンニトールからなる二成分系処方では，粉砕ポットへの固着が認められ，容易に回収できる試料の回収率は55.8%であった。酸化チタン，含水二酸化ケイ素，軽質無水ケイ酸などの無機物については，粉砕ポットに強固に固着した。また，遊星ボールミル処理前後の粉体表面温度について調べたところ，粉砕ポットに固着した添加剤を採用した場合は温度上昇が顕著であった。

上記混合粉砕での固着，遊星ボールミル処理後の粉体表面温度の上昇を回避する目的で，核粒子としてトウモロコシデンプンを選択したところ，粉砕ポットへの固着はなく，容易に回収することが可能であり，回収率は91.7%であった。さらに，遊星ボールミル処理後の粉体表面温度の上昇が抑制されていた。

これらの結果から，装置からの回収が容易であり，遊星ボールミル処理後の粉体表面温度の上昇を抑制できるトウモロコシデンプンを用いた新たな乾式コーティングが可能であると判断した。

表1 遊星ボールミル処理品の粉砕ポットからの回収及び処理品の表面温度

処方（質量比）	回収率（%）	粉砕ポットへの固着	処理品の表面温度（℃）	
			処理前	処理後
FP/D-マンニトール（1/5）	55.8	固着あり		36
FP/酸化チタン（1/0.02）	回収できず	強固に固着		35
FP/含水二酸化ケイ素（1/0.02）	回収できず	強固に固着		42
FP/軽質無水ケイ酸（1/0.02）	回収できず	強固に固着	21	45
FP/コメデンプン（1/5）	90.0	固着なし		26
FP/トウモロコシデンプン（1/5）	91.7	固着なし		28
FP/バレイショデンプン（1/5）	95.8	固着なし		32
FP/部分アルファ化デンプン（1/5）	92.8	固着なし		32

回収率（%）＝容易に回収可能な処理品質量／粉砕ポットに仕込んだ粉体質量×100

10.3.2 デンプン類の遊星ボールミル処理による粒子複合化形成のメカニズム

乾式コーティングと同一の条件で処理した後のトウモロコシデンプンは粉砕ポットへの固着はなく，容易に高収率で回収でき，温度上昇もなかった。また，粉砕されず，処理前と同様の形状

および粒子径を維持していた（写真1および表2）。コメデンプン（松谷化学工業㈱製，平均粒子径6μm）およびバレイショデンプン（日澱化学㈱製，平均粒子径27μm）においても同様の結果であった（表2）。

SEM写真観察では，トウモロコシデンプン粒子表面が粗くなる様子が認められ（写真1），粉末X線回折測定においては，回折ピークの強度低下が見られ，トウモロコシデンプンの結晶性が低下していた（図1）。よって，本処理条件において，トウモロコシデンプンは粉砕されておらず，結晶領域の非晶質化に伴う糊化により，微粒子化されたフルルビプロフェンがトウモロコシデンプン粒子表面に複合化されたものと考えられた。このことから，乾式粉砕法においても，メカノケミカル効果によってデンプンが持つ結合剤としての機能を発揮させることができ，微粒子化されたフルルビプロフェンが湿式コーティングと同じメカニズムで被覆されたものと考えられた。

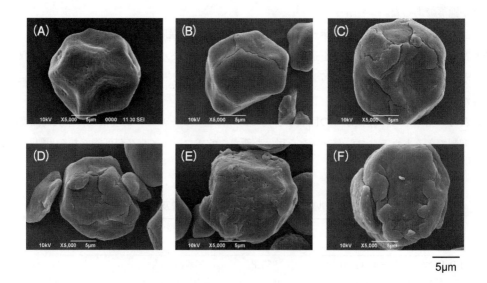

写真1　遊星ボールミル処理したトウモロコシデンプンの形状
(A)：処理前，(B)：1分間処理，(C)：5分間処理，(D)：10分間処理，(E)：15分間処理，(F)：30分間処理

表2　遊星ボールミル処理したデンプン類の粒度分布

デンプン類	遊星ボールミル処理	粒子径（μm）		
		D10	D50	D90
コメデンプン	処理前	3.0	5.9	9.1
	30分間処理後	2.9	5.4	8.1
トウモロコシデンプン	処理前	9.7	16.1	23.4
	30分間処理後	9.6	15.6	22.6
バレイショデンプン	処理前	16.7	26.9	39.1
	30分間処理後	16.4	26.5	38.4

第3章 装置・プロセス（主にスプレーコーティング，乾式コーティング）

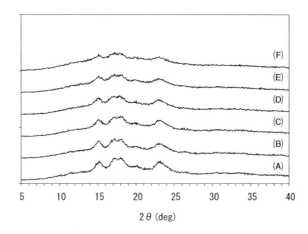

図1　遊星ボールミル処理したトウモロコシデンプンの粉末X線回折パターン
(A)：処理前，(B)：1分間処理，(C)：5分間処理，(D)：10分間処理，(E)：15分間処理，(F)：30分間処理

10.4　難水溶性薬物の溶解性改善を目的とした処方の精密化
10.4.1　難水溶性薬物の水への親和性を付与するための処方検討

　フルルビプロフェンおよびトウモロコシデンプンに，その他1成分を添加した三成分系処方について検討した。上記1成分には，添加剤として乳糖，流動化剤として軽質無水ケイ酸，水溶性高分子としてヒドロキシプロピルセルロースのいずれかを用いた。レーザー回折式粒度測定装置を用いて粒子径を測定したところ，いずれの乾式コーティング品においても，粒度分布は使用したトウモロコシデンプンの粒度分布と同様であった（表3）。また，SEM写真観察から，トウモロコシデンプン粒子表面に微細化されたフルルビプロフェンおよび添加剤，流動化剤または水溶性高分子が被覆されていることが観察された（写真2）。よって，トウモロコシデンプン粒子の表面に微細化されたフルルビプロフェンが固定化された複合粒子であると判断した。

表3　乾式コーティング品の粒度分布

処方（質量比）	粒子径（μm）		
	D10	D50	D90
トウモロコシデンプン	9.9	15.3	21.3
フルルビプロフェン／トウモロコシデンプン（1/5）	8.2	14.9	21.0
フルルビプロフェン／D-マンニトール／トウモロコシデンプン（1/0.5/5）	9.0	14.5	20.4
フルルビプロフェン／乳糖／トウモロコシデンプン（1/0.5/5）	8.4	15.0	21.7
フルルビプロフェン／エリスリトール／トウモロコシデンプン（1/0.5/5）	10.0	15.6	20.9
フルルビプロフェン／トウモロコシデンプン／軽質無水ケイ酸（1/5/0.02）	8.6	14.9	22.0

医薬品製剤開発のための次世代微粒子コーティング技術

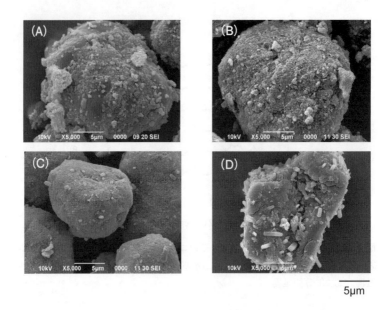

写真2 核粒子にトウモロコシデンプンを用いた乾式コーティング品のSEM写真
(A)フルルビプロフェン／トウモロコシデンプン（1/5）、(B)フルルビプロフェン／乳糖／トウモロコシデンプン（1/0.5/5）、(C)フルルビプロフェン／トウモロコシデンプン／軽質無水ケイ酸（1/5/0.02）、(D)フルルビプロフェン／ヒドロキシプロピルセルロース／トウモロコシデンプン（1/1/3）

10.4.2 核粒子表面に複合化されたフルルビプロフェンの結晶性

SEM写真観察から、遊星ボールミル処理時間の延長に伴い、トウモロコシデンプン粒子表面のフルルビプロフェン粒子の微粒子化が進行していることが確認された。粉末X線回折測定において、遊星ボールミル処理時間の延長に伴う、フルルビプロフェンの回折ピークの強度低下は認められず、DSC曲線においてもフルルビプロフェンの吸熱ピーク（温度、形状および熱量）の変化は認められなかった（図2）。このことから、本手法は、フルルビプロフェンを非晶質化することなく、安定形結晶を維持することが可能であることが判明した。

10.4.3 乾式コーティング品の錠剤への応用

遊星ボールミル処理した乾式コーティング品を圧縮成形して得られた錠剤（フルルビプロフェン40mg含有、形状：8.5mmφ、7.5mmR、質量：350mg、打錠時の加圧力：約50N）からのフルルビプロフェンの溶出速度は、打錠前の粉末からのフルルビプロフェンの溶出速度と同等であり、錠剤化によりフルルビプロフェンの溶出性が低下しないことを確認した（図3）。得られた錠剤の硬度は4.8〜7.0kgfであり、崩壊時間（日局16崩壊試験法）はヒドロキシプロピルセルロースを含む処方を除き、48〜51秒であり、良好な分散性を示した。

乾式コーティングによるフルルビプロフェンの溶出性の改善度を評価するため、乾式コーティング品の15分間におけるフルルビプロフェンの溶出率をフルルビプロフェン原末の15分間におけ

第3章 装置・プロセス(主にスプレーコーティング,乾式コーティング)

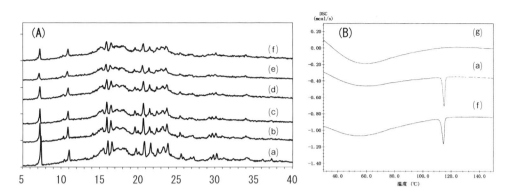

図2 トウモロコシデンプンを用いた乾式コーティング品の粉末X線回折パターンおよびDSCパターン
(A)粉末X線回折パターン,(B)DSCパターン
(a):物理混合物,(b):1分間処理,(c):5分間処理,(d):10分間処理,(e):15分間処理,(f):30分間処理,
(g):トウモロコシデンプン単独

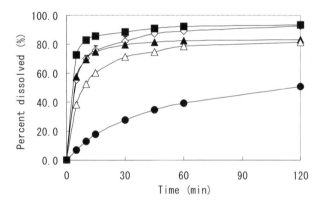

図3 乾式コーティング品(錠剤)からのフルルビプロフェンの溶出プロファイル
●:フルルビプロフェン原末,△:フルルビプロフェン/トウモロコシデンプン(1/5),
▲:フルルビプロフェン/ヒドロキシプロピルセルロース(HPC-SSL)/トウモロコシデンプン(1/1/3),◇:フルルビプロフェン/乳糖/トウモロコシデンプン(1/0.5/5),
■:フルルビプロフェン/トウモロコシデンプン/軽質無水ケイ酸(1/5/0.02)
試験液:水900 mL,パドル回転数:毎分75回転
平均値±標準偏差(n=3)

る溶出率の比として算出した(表4)。フルルビプロフェンとトウモロコシデンプンの二成分処方による乾式コーティング品の改善度は3.8であった。これは,微細化されたフルルビプロフェン粒子が凝集体を形成することなく,トウモロコシデンプン粒子表面に被覆され,比表面積が増大したことにより,溶解速度が改善されたものと判断した。また,三成分系処方の改善度は4.2〜4.8であり,二成分系処方に添加剤,流動化剤または水溶性高分子を加えることで更に改善できた。
　三成分系処方による乾式微粒子コーティングは,本手法の特徴(粉砕ポットからの回収率およ

表4　乾式コーティング品からのフルルビプロフェンの溶出性改善

処方（質量比）	ボール直径（mm）	15分間における溶出率（%）	改善度
フルルビプロフェン原末	—	17.9	1.0
フルルビプロフェン／トウモロコシデンプン（1/5）	3	60.5	3.4
	5	68.3	3.8
フルルビプロフェン／ヒドロキシプロピルセルロース／トウモロコシデンプン（1/1/3）	3	74.7	4.2
	5	77.7	4.4
フルルビプロフェン／乳糖／トウモロコシデンプン（1/0.5/5）	5	75.7	4.2
フルルビプロフェン／トウモロコシデンプン／軽質無水ケイ酸（1/5/0.02）	5	85.5	4.8

びフルルビプロフェンの含量均一性が良好）を確保でき，さらには，微粒子化したフルルビプロフェン粒子を凝集させることなく，水に分散させる機能性を付加できる有用な手法である。

　なお，フルルビプロフェンおよびトウモロコシデンプンと，乳糖，D-マンニトール，エリスリトールまたは軽質無水ケイ酸からなる三成分系処方の乾式コーティング品（錠剤）を25℃，90%相対湿度下で12箇月間保存した場合においても，フルルビプロフェンの溶出性の低下は見られず，製造直後の品質を維持できることを確認している。

10.5　おわりに

　核粒子として用いたトウモロコシデンプンは，本処理条件において粉砕されず，処理前と同様の粒子径を維持しており，遊星ボールミル処理時間の延長に伴い，結晶領域の非晶質化によるトウモロコシデンプンの糊化が起こり，微粒子化されたフルルビプロフェンがトウモロコシデンプン粒子表面に複合化されたものと考えられた。このように，メカノケミカル効果によってトウモロコシデンプンが持つ結合剤としての機能を発揮させることができ，微粒子化されたフルルビプロフェンが湿式コーティングと同じメカニズムで被覆されたものと考えられ，トウモロコシデンプンは遊星ボールミルを用いた乾式微粒子コーティングの核粒子として最適であることがわかった。

　フルルビプロフェンとトウモロコシデンプンに，添加剤や流動化剤または水溶性高分子のいずれか1成分を添加した三成分系処方で乾式コーティングすることにより，フルルビプロフェンの結晶性の低下はなく，微粒子化されたフルルビプロフェン粒子の水への親和性（ぬれ性）および分散性の改善により，フルルビプロフェンの溶出速度が更に向上することが確認された。

　なお，紙面の都合上，トウモロコシデンプン以外のデンプン類を用いた結果については割愛させていただくが，トウモロコシデンプンと同様の結果が得られることを確認している。

　以上のように，遊星ボールミルとデンプンを用いた新規な組み合わせで複合粒子化する手法による難水溶性薬物の溶出性改善においては，添加剤，流動化剤または水溶性高分子からなる三成分系処方とすることが有用であり，微粒子化された薬物とともにデンプン粒子表面に均一に乾式

第3章　装置・プロセス（主にスプレーコーティング，乾式コーティング）

コーティングすることにより，二成分系処方よりも溶出性を向上させることを明らかにした。

今後は，1回の粉体処理量が大きな遊星ボールミルを用いた量産化検討および工業化への展開を図っていく。

文　　献

1) R. Sonoda *et al, Chem. Pharm. Bull.*, **56**, 1243（2008）
2) R. Sonoda *et al, J. Society of Powder. Technol.*, **46**, 338（2009）

第4章　処方設計・粒子構造設計

1　流動層コーティングにおける塩類添加を利用した粒子凝集抑制

湯淺　宏*

1.1　はじめに

微粒子コーティングの方法は大きく液相法と気相法に分類される[1,2]。液相法には複合コアセルベーション法[3,4]，有機溶媒系からの相分離法[5~7]，液中乾燥法[8,9]などがあるが，界面現象を利用したコーティング法であるため，薬物や膜剤の物理化学的性質や操作条件の影響を受け易いなどの理由から，工業規模での生産に用いられている例は少ない[8,10]。気相法には浮遊懸濁状態のコア粒子に膜剤を被覆する方法である流動層法[11~14]，高温気流中に溶液，懸濁液を分散させて乾燥する方法である噴霧乾燥法[15,16]や，乾式のコーティング法である高速気流中衝撃法[17,18]などがある。流動層コーティング法は流動化空気によりコーティング粒子を流動化ならびに乾燥させるため乾燥能力が大きく，比表面積の大きい微粒子のコーティングに適している[11,19]。さらに，装置が密閉構造であるためコンタミネーションを防止できること，粒子の多層構造化が容易に行えることなどの利点を有することから医薬品分野における粒子加工法として広く用いられており[20~22]，この方法に関する研究報告は多い[22~31]。また，この流動層コーティング法の装置には構造のシンプルな流動層型，チャンバー内にドラフトチューブを組み込んだ噴流層型（ワースター型），チャンバー底部に転動板を組み込んだ転動流動層型などがある[13,22,25,28]。しかしながら，これらいずれの流動層コーティングにおいても，自重が小さく付着力の大きいマイクロオーダーの微粒子をコア粒子とする場合は，凝集や造粒が生じる[12,23,26~32]。この凝集物，造粒物の生成はコーティング膜厚の不均一化をもたらし，薬物の苦味マスキング，持続性放出，酸素あるいは水分の透過抑制による安定化などの期待するコーティング膜機能の発現を妨げることになり，製剤化における重大な問題となる。

そこで，本節ではこの流動層コーティングプロセスにおいて生じる粒子の凝集・造粒を塩類を添加することで抑制する方法，ならびにその凝集抑制機構，この方法を適用した場合の留意点などについて解説する。

1.2　HPCならびにHPMCを膜剤としたコーティングにおけるNaCl添加による凝集抑制

コア粒子として球形結晶セルロース粒子のCelphere®（以下CPと略す，CP203，平均粒子径240 μm，密度1.52 g/cm^3，旭化成）を，膜剤としてヒドロキシプロピルセルロース（以下HPCと略す，HPC-L，密度1.19 g/cm^3，日本曹達）を用い，HPC水溶液のNaClの添加濃度を変えて流動層コーテ

---

*　Hiroshi Yuasa　松山大学　薬学部　製剤学研究室　教授

第4章　処方設計・粒子構造設計

ィングを行ったところ，図1の結果を得た。

　NaClの添加量の増大に従い，粒子凝集が抑制され，福森らの報告[33]と同様の結果であることが確認される。この場合の粒子の表面状態についてSEM観察を行ったが，NaCl添加量が増大しても表面状態にほとんど変化が無かったことから，ここでの粒子凝集には表面粗さはほとんど影響しないと考えられる。次にNaCl添加量を変えた場合のHPC水溶液の粘度と光の透過率で表した濁度を図2に示す。

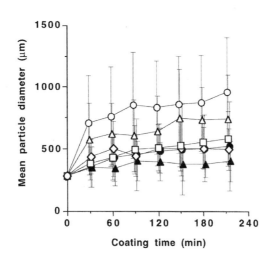

○; 6%(w/v) HPC coating solution without NaCl.
NaCl concentration (% (w/v)): △, 0.5; □, 1; ◇,3; ●, 5; ▲, 8.

図1　HPCを用いた流動層コーティングにおけるコーティング粒子の粒子径に及ぼすNaCl添加濃度の影響

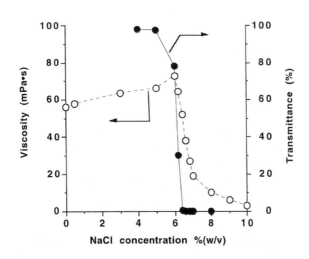

図2　30℃における6％（w/v）HPC水溶液の粘度と濁度に及ぼすNaCl添加濃度の影響

NaCl濃度が6％を超えるとHPC水溶液の粘度は急激に低下し，同時に光の透過率も低下し濁度が著しく増大している[34]。これらの結果から，NaCl添加による凝集抑制は，水溶液中で水和しているHPCが電解質であるNaClの添加によって塩析し，HPC水溶液の粘度が低下し，粒子間の結合力が低下することによると考えられた。一方，粒子凝集が粒子間の液体橋形成による場合には，液体橋の体積，すなわち，スプレーミストの体積の関与も考えられる[35〜38]。そこで，コア粒

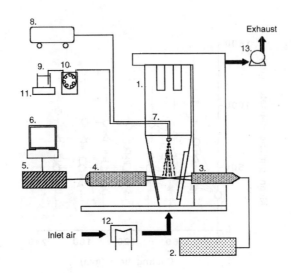

1, fluidized bed chamber; 2, helium-neon laser; 3, transmitter;
4, receiver; 5, signal processor; 6, computer; 7, spray nozzle;
8, compressed air; 9, spray solution; 10, peristaltic pump;
11, electronic balance; 12, heater; 13, blower.

図3　流動層装置内でのスプレーミスト測定システム

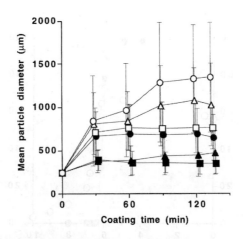

○；3%(w/v) HPMC coating solution without NaCl
NaCl concentration (%(w/v))：△,0.15；□, 0.3；●, 0.5；▲, 1；■, 1.5.

図4　HPMCを用いた流動層コーティングにおけるコーティング粒子の粒子径に及ぼすNaCl添加濃度の影響

第4章 処方設計・粒子構造設計

表1 種々のNaCl添加濃度におけるHPMCスプレーミスト径

NaCl concentration %(w/v)	D_{50} (μm)	SD_g (-)
0	16.98	2.08
0.15	16.79	2.16
0.30	15.85	2.11
0.50	16.22	2.16
1.00	15.94	2.16
1.50	16.22	2.14

子としてCPを用い,水溶性の膜剤であるヒドロキシプロピルメチルセルロース(以下HPMCと略す,HPMC2910, TC-5,密度1.21 g/cm^3,信越化学)の水溶液にNaCl添加量を変えて添加して流動層コーティングを行い,粒子の凝集状態を観察するとともに,図3に示した測定システムによりチャンバー内でのスプレーミスト径を測定した[39]。

図4には,HPMC水溶液にNaCl添加量を変えて添加して流動層コーティングを行った場合の粒子の凝集状態を,表1には,流動層コーティングを行った場合と同じ条件における流動層装置のチャンバー内でのスプレーミスト径を示した。

図4で明らかなように,HPC水溶液の場合と同様にNaCl添加量の増大に伴い凝集抑制の度合いが増大している。一方,この場合のチャンバー内でのスプレーミスト径(表1)は,NaCl添加量が増大してもほとんど変化していない。すなわち,NaCl添加による凝集抑制には,スプレーミストの体積,言い換えれば,液体橋の体積はほとんど影響しないと考えられる。

1.3 塩類添加による凝集抑制機構

前項までの結果から,NaCl添加による凝集抑制は,HPCあるいはHPMC水溶液中のHPC,HPMCがNaCl添加によって塩析し,それぞれの水溶液の粘性結合力が低下するためと推察された。ところで,イオンによる親水コロイドからの水和水を引き抜く力の度合いである塩析力の強さとして,Hofmeister系列(離液順列)が報告されている[40~43]。カチオンの塩析力は,アニオンを塩化物イオンとした場合,以下の順に強く[44,45],

$Ba^{2+} > Sr^{2+} > Ca^{2+} > K^+ > Na^+$

アニオンの塩析力は,カチオンがナトリウムあるいはカリウムイオンの場合,以下の順で強いと報告されている[40~45]。

$HOC_3H_4(COO^-)_3(citrate) > SO_4^{2-} > CH_3COO^-(acetate) > Cl^- > Br^- > I^- > SCN^-$

流動層コーティングにおけるNaCl添加による凝集抑制がHPCならびにHPMCの塩析によるのであれば,凝集抑制の程度も上記のHofmeister系列の順に従うことになる。そこで,流動層コーティングを行い,図5にカチオンの場合の,図6にアニオンの場合の結果をそれぞれ示した。

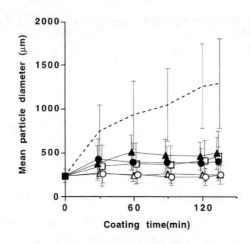

図5　HPMCを用いた流動層コーティングにおけるコーティング粒子の粒子径に及ぼす種々のカチオンの影響

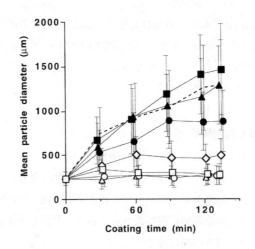

図6　HPMCを用いた流動層コーティングにおけるコーティング粒子の粒子径に及ぼす種々のアニオンの影響

　カチオンの場合，アニオンの場合いずれにおいても程度の差はあるものの凝集抑制の度合いは，前述のHofmeister系列の順に従い，膜剤として水溶性のHPCならびにHPMCを用いた流動層コーティングにおけるNaCl添加による凝集抑制が親水コロイドの塩析現象に基づくことが明らかとなった。また，筆者らは本項での凝集体形成がEnnisの凝集体形成モデルに従い，この過程に

第4章 処方設計・粒子構造設計

おいて塩類添加によって溶質の親水コロイドが塩析することで親水コロイド溶液の粘性結合力が低下し，コーティング支配領域に至り，結果的に凝集抑制となることを検証している[46]。

1.4 塩類添加による凝集抑制法の製剤化への適用

前項までに塩類添加による粒子凝集抑制の機構が明らかとなった。そこで実際の製剤化において本法が有用となるか，あるいはどのような点に留意すべきかについて検討した。

コア粒子にCP，膜剤としてHPMC，添加する塩類としてはHofmeister系列においてカチオン，アニオンの中で塩析力がそれぞれ大きいものの組み合わせの塩であり，かつ，医薬品添加物，食品添加物として安全性が高く汎用されているものとしてクエン酸ナトリウムを用いた。また，膜機能を評価するため，コアのCP粒子にモデル薬物としてフェナセチン（以下PHEと略す）を含浸させた粒子（以下PCPと略す）を用いて流動層コーティングを行った。さらに膜物性を評価するため，キャストフィルムを調製した[47]。図7には，クエン酸ナトリウム添加量を変えた場合の流動層コーティングで得られた粒子径を，図8には，これらの流動層コーティングで得られた粒子からのPHEの溶出プロファイルを示した。

NaCl添加では充分な粒子凝集抑制効果を得るために，およそ1％濃度の添加量が必要であったが，図7の添加する塩類にクエン酸ナトリウムを用いた場合では，わずかに0.005（mol／L），すなわち，およそ0.03％濃度添加するだけで著しい粒子凝集抑制効果が得られた。図8のコーティグ粒子からのPHEの溶出プロファイルでは，クエン酸ナトリウムを添加した場合は，無添加の場合に比べてPHEの溶出速度が大きくなり，また，添加量の増大に伴って溶出速度が大きくなる傾向が観察される。写真1にHPMCの添加濃度を変えて作成したキャストフィルムの断面写真を，

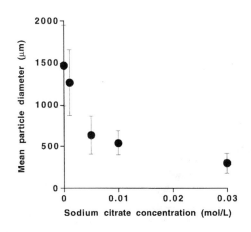

Each points represents the mean ± S.D. of 1,000 particles.

図7 HPMCを用いた流動層コーティングにおけるコーティング粒子の粒子径に及ぼすクエン酸ナトリウム添加濃度の影響

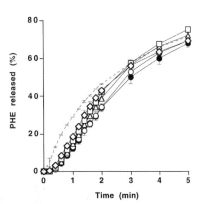

The dotted line represents PCP. ●,without sodium citrate. sodium citrate concentration (mol/L); ○,0.001; △,0.005; □,0.01; ◇,0.03 . Each point represents the mean ± S.D. (n=3).

図8 HPMCコーティング粒子からのPHE放出に及ぼすHPMC水溶液へのクエン酸ナトリウム添加濃度の影響

図9にこれらのキャストフィルムの細孔径分布を示した。

写真1の断面写真では，クエン酸ナトリウムの添加量の増大に伴ってキャストフィルムの膜厚が増大している。また，図9の細孔径分布では，クエン酸ナトリウムの添加量の増大に伴ってキャストフィルム中の細孔径0.01〜0.1，10〜100μmの細孔が増加している。これらの他にクエン酸ナトリウムの添加量の増大に伴って，キャストフィルムの引張破断力ならびに伸び率が低下し，透明性が低下し，空隙率が増加した。Lloydらは熱的に誘起される相分離によってマイクロポー

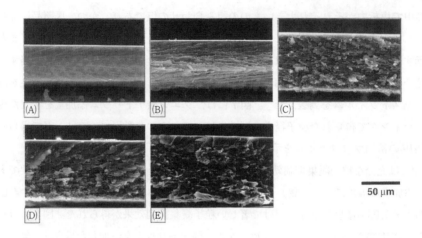

Na citrate concentration (mol/l): (A) 0, (B) 0.001, (C) 0.005, (D) 0.01, (E) 0.03.

写真1　HPMCキャストフィルムの断面SEM写真

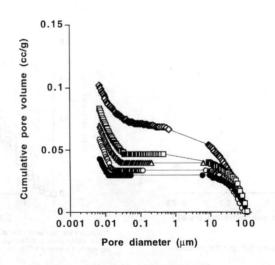

sodium citrate concentration (mol/L):
(●) 0, (○) 0.001, (△) 0.005, (□) 0.01, (◇) 0.03.

図9　HPMCキャストフィルムの細孔径分布に及ぼすクエン酸ナトリウム添加濃度の影響

第4章 処方設計・粒子構造設計

ラス高分子膜が形成されること[48]，成澤らはエチルセルロースとその良溶媒であるエチルアルコールと貧溶媒である水との混液からのフィルム形成過程でマイクロ相分離によって多孔性のエチルセルロースフィルムが形成されることを報告している[49〜51]。これらの報告も考慮するとHPMCキャストフィルム中に空隙が形成される理由は，次のように考えられる。キャストされた段階ではHPMC溶液は均一であるが，水分の蒸発，あるいは温度の上昇によりクエン酸ナトリウムの塩析作用による相分離が生じ，HPMCがクラスターを形成しながら析出する。水分蒸発に伴い析出するクラスター同士は凝集し，最終的にはクラスター間の水分が蒸発するために空隙が生じたと推察される。また，クエン酸ナトリウムの添加濃度が高いほどフィルム形成過程の早い段階で相分離が生じ，急激に多量のクラスターが生成されるために大きな空隙が生じると考えられる。

このように，塩類添加によってコーティング過程の粒子凝集は充分に抑制可能であるが，コーティング膜中には，塩類の添加濃度に応じて空隙ができ，膜機能，膜物性に影響を与える。薬物の溶出挙動に限って検討した場合，塩類無添加の場合のほぼ2倍のコーティングレベルにすることで無添加の場合の溶出プロファイルを再現可能であった。

1.5 おわりに

マイクロオーダー粒子のコーティング技術は，安全で有効な製剤，あるいはDDS製剤の開発の中でますますニーズが高まるものと考えられる。本節で紹介した塩類添加による粒子凝集抑制技術もその際に大いに活用されんことを期待したい。

文　　献

1) 鮫島政義，粉体工学会誌，**26**, 843（1989）
2) 小石眞純，川島嘉明，田村晃一，造粒ハンドブック，日本粉体工業技術協会編，オーム社，p.439（1991）
3) K. Ijichi, H. Yoshizawa, Y. Uemura, Y. Hatae and Y. Kawano, *J. Chem. Eng. Japan*, **30**, 793（1997）
4) S. T. Lim, G. P. Martin, D. J. Berry and M. B. Brown, *J. Controlled Release*, **66**, 281（2000）
5) 瀬崎仁編，医薬品の開発，廣川書店，**13**（1989）
6) P. M. John, H. Minatoya and F. J. Rosenberg, *J. Pharm. Sci.*, **68**, 475（1979）
7) 海野勝男，後藤昭雄，室田英行，越後真智子，加藤哲郎，根本良介，森久，病院薬学，**6**, 244（1989）
8) 高岸靖，土居義男，*Pharm Tech Japan*, **1**, 427（1985）
9) Y. Ogawa, M. Yamamoto, H. Okada, T. Yashiki and T. Shimamoto, *Chem. Pharm. Bull.*, **36**, 1095（1988）

10) 市川秀喜, 博士学位論文, 神戸学院大学 (1994)
11) 本山示, 武林敬, 武井成道, 明長良, 造粒ハンドブック, 日本粉体工業技術協会編, オーム社, p.409 (1991)
12) K. Jono, H. Ichikawa, M. Miyamoto and Y. Fukumori, *Powder Technol.*, **113**, 269 (2000)
13) D. E. Wurster, *J. Am. Pharm. Associ., Sci. Ed.*, **48**, 451 (1959)
14) 堀尾正靱, 森滋勝監修, 流動層ハンドブック, 日本粉体工業技術協会編, 培風館 (1999)
15) H. Takenaka, Y. Kawashima, Y. Chikamatsu and Y. Ando, *Chem. Pharm. Bull.*, **30**, 2189 (1982)
16) Y. matsuda and R. Teraoka, *Int. J. Pharmaceut.*, **26**, 289 (1985)
17) 大熊盛之, 矢野行一, 粉体と工業, **24**(8), 41 (1992)
18) 石坂隆史, 小石眞純, 粒子設計と製剤技術, 川島嘉明編, p.53, 薬事時報社 (1993)
19) 製剤機械技術研究会設立10周年記念編集委員会編, 製剤機械技術ハンドブック, 地人書館 (2000)
20) 福森義信, 市川秀喜, 粉体工学会誌, **34**, 536 (1997)
21) 小林政雄, *Pharm Tech Japan*, **7**, 711 (1991)
22) 増田義典, 本井正治, 岡崎徹, 原田芳行, 米谷悟, 久保田幸雄, *Pharm Tech Japan*, **9**, 811 (1993)
23) L. S. C. Wan and W. F. Lai, *Int. J. Pharmceut.*, **72**, 163 (1991)
24) Y. Fukumori, H. Ichikawa, Y. Yamaoka, E. Akaho, Y. Takeuchi, T. Fukuda, R. Kanamori and Y. Osako, *Chem. Pharm. Bull.*, **39**, 164 (1991)
25) S. T. Yang, G. V. Savage, J. Weiss and I. Ghebre-Sellassie, *Int. J. Pharmceut.*, **86**, 247 (1992)
26) S. Watano, T. Harada, K. Terashita and K. Miyanami, *Chem. Pharm. Bull.*, **41**, 580 (1993)
27) S. Watano, K. Yoshikawa and K. Miyanami, *Chem. Pharm. Bull.*, **42**, 663 (1994)
28) D. Jones, *Drug Dev. Ind. Pharm.*, **20**, 3175 (1994)
29) H. Kokubo, S. Obara and Y. Nishiyama, *Chem. Pharm. Bull.*, **46**, 1803 (1998)
30) 鹿毛浩之, 高橋達, 吉田孝之, 小倉裕直, 松野儀三, 粉体工学会誌, **35**, 4 (1998)
31) H. Kage, M. Oba, H. Ishimatsu, H. Ogura and Y. Matsuno, *Advaced Powder Technol.*, **10**, 77 (1999)
32) A. Tsutsumi, S. Nakamoto, T. Mineo and K. Yoshida, *Powder Technol.*, **85**, 275 (1995)
33) Y. Fukumori, H. Ichikawa, K. Jono, T. Fukuda and Y. Osako, *Chem. Pharm. Bull.*, **41**, 725 (1993)
34) H. Yuasa, T. Nakano and Y. Kanaya, *Int. J. Pharmceut.*, **158**, 195 (1997)
35) Y. Fukumori, H. Ichikawa, K. Jono, Y. Takeuchi and T. Fukuda, *Chem. Pharm. Bull.*, **40**, 2159 (1992)
37) S. Watano, A. Yamamoto and K. Miyanami, *Chem. Pharm. Bull.*, **44**, 2128 (1996)
38) 坂本浩, *Pharm Tech Japan*, **11**, 967 (1995)
39) H. Yuasa, T. Nakano and Y. Kanaya, *Int. J. Pharmceut.*, **178**, 1 (1999)
40) E. Heymann, H. G. Bleakley and A. Docking, *J. Phys. Chem.*, **42**, 353 (1937)
41) M. J. Hey, J. M. Clough and D. J. Taylor, *Nature*, **262**, 807 (1976)
42) H. Schott, Colloidal Dispersion, In A. Osol (eds.), Remington's Pharmaceutical Sciences,

第 4 章 処方設計・粒子構造設計

16th Ed., pp.266, Mack Publishing Co.（1980）
43) K. D. Collins and M. W. Washabaugh, *Quarterly Review of Biophysics*, **18**, 323（1985）
44) M. Khairy, S. Morsi and C. Stering, *J. Polymer Sci., Part A*, **1**, 3547（1963）
45) J. Voelkel, *Polish J. Chem.*, **55**, 445（1981）
46) T. Nakano, H. Yuasa and Y. Kanaya, *Pharmaceutical Reserch*, **16**, 1616（1999）
47) T. Nakano and H. Yuasa, *Int. J. Pharmceut.*, **215**, 3（2001）
48) D. R. Lloyd, K. E. Kinzer, H. S. Tseng, *J. Membrane Sci.*, **52**, 239（1990）
49) S. Narisawa, H. Yoshino, Y. Hirakawa and K. Noda, *Chem. Pharm. Bull.*, **42**, 1419（1994）
50) S. Narisawa, H. Yoshino, Y. Hirakawa and K. Noda, *Chem. Pharm. Bull.*, **41**, 329（1994）
51) S. Narisawa, H. Yoshino, Y. Hirakawa and K. Noda, *Int. J. Pharmceut.*, **104**, 95（1994）

2 機能性高分子とワックスの複合による新放出制御技術の確立[1]

板井　茂*

2.1　はじめに

　融点の低い化合物を用いた溶融造粒法で調製されるワックスマトリックス製剤は，溶媒の使用や，乾燥工程を必要としないため，水と反応しやすく水系溶媒では製造困難な薬物でも簡潔かつ短時間で製剤化できること，また溶剤移動がないため，密度の高い被覆物を調製することなど多くの利点がある。さらに，コスト面，環境面から望ましい放出制御技術といえる。過去に我々は，低融点ワックスとしてグリセリルモノステアレート（GM），機能性高分子としてアミノアルキルメタクリレートコポリマーE（AMCE）を用いた噴霧凝固造粒法によるクラリスロマイシン（CAM）の苦味マスキング製剤（クラリスドライシロップ®（大正製薬））の研究を報告している[2]。AMCEは，ジメチルアミノエチルメタクリル酸塩と中性のメタクリル酸エステル類からなる陽イオン共重合体で，pH5以下で溶ける性質がある[3]。我々は，この高分子の溶解性をワックスマトリックスの放出制御に反映させることで，口腔内の中性pH条件下では溶出せず，胃内低pH条件下で速やかに溶出するという苦味マスキングに優れた溶出挙動を実現させた。ところで，CAMの溶解性にはpH依存性があり，pH2.4，pH5.4での溶解度がそれぞれ10 mg/ml，5.5 mg/mlであるのに対し，pH7.4ではほとんど溶解しない[4〜6]。すなわち，中性条件下でのCAMの溶解度が非常に低いことが，口腔内での溶出を制御できた要因と考えられた。実際，溶解度がpH非依存的で，約20 mg/mlと高いアセトアミノフェン（APAP）の苦味マスキングを本手法において実施したが，良好な結果を得ることができなかった。そこで，苦味マスキング製剤の調製法としての噴霧凝固造粒法の有用性をさらに拡大する目的で検討を実施した結果，GM-AMCEの2成分系にさらにエチルセルロース（EC）を添加することにより，APAPのような溶解度の高い薬物に対しても本法の適用が可能であることを明らかにした[7]。本節においては，その手法について解説する。

2.2　装置および実験方法

2.2.1　噴霧凝固造粒法

　噴霧凝固造粒は融解した低融点ワックスに薬物を分散もしくは溶解させた溶融液を，噴霧凝固することで微粒子を調製する方法である。液滴を噴霧する装置は，遠心性のアトマイザーを用いたロータリー型と空気圧式のノズル型の二種類があるが[8]，本検討では前者を選択した。

2.2.2　静止円盤法によるワックスマトリックス処方の最適化

　静止円盤法とは，溶媒と接する表面積が一定となるように調製したディスク状の製剤からの溶出挙動を評価する方法である。

　本研究では，口腔内を想定したpH6.5と胃内を想定したpH4.0の固有溶解速度定数を静止円盤法から求め，苦味マスキングに適した処方の最適化を目的とした。

＊　Shigeru Itai　静岡県立大学　薬学部　創剤工学研究室　教授

第4章　処方設計・粒子構造設計

2.2.3　実験計画

本検討に用いた3^2-完全実施要因計画を表1に示す。APAPの割合は30%（w/w）一定とし，AMCEとECの割合を独立因子として変化させた。表中に示すX_1，X_2は2因子の水準をコード化したもので，+1，0，-1はそれぞれ10%，5%，0%を示す。また，すべての処方は，GMで100%になるように調整した。

2.2.4　溶解試験

日本薬局方溶出試験法第二法に規定されるパドル法を用い，ディスク一定表面積からのAPAPの溶解挙動を調べた。試験条件は以下の通りである。

　試験液：pH4.0酢酸緩衝液
　パドル回転数：50 rpm

2.2.5　重回帰分析に基づく処方の最適化

AMCE，ECの割合を独立因子X_1，X_2，pH4.0，pH6.5のディスクからの溶出速度を応答特性Y_1，Y_2とし，コンピュータープログラムALCORAとOPTIM（高山幸三教授（星薬科大学）より供与）を用いて，重回帰分析とその回帰モデルを基にした最適処方の探索を行った。回帰モデルを表す応答局面はExcelを用いて作成した。

2.2.6　主成分分析

溶融分散液の粘度（Y_3）とワックスマトリックスの溶出挙動の関係性を明らかにするため，コンピュータープログラムMULVAR95（神田公男作）により，主成分分析（Principal component analysis：PCA）を行った。

PCAは，複数の変数x_1，x_2，…，x_pをできる限り情報を損失することなく1個または互いに独立な少数個の総合的指標z_1，z_2，…，z_mを用いて以下の一次式により表現する手法であり，

表1　3^2-完全実施要因計画に基づく処方設定

処方	APAP (%)	AMCE (%)	EC (%)	GM (%)	X_1*	X_2**
A	30	10	0	60	+1	-1
B	30	10	5	55	+1	0
C	30	10	10	50	+1	+1
D	30	5	0	65	0	-1
E	30	5	5	60	0	0
F	30	5	10	55	0	+1
G	30	0	0	70	-1	-1
H	30	0	5	65	-1	0
I	30	0	10	60	-1	+1

　＊　AMCEの要素レベル，＊＊　ECの要素レベル

$$z_1 = a_{11}x_1 + a_{12}x_2 + \cdots\cdots + a_{1p}x_p$$
$$z_2 = a_{21}x_1 + a_{22}x_2 + \cdots\cdots + a_{2p}x_p$$
$$z_m = a_{m1}x_1 + a_{m2}x_2 + \cdots\cdots + a_{mp}x_p$$

z_1, z_2, …, z_mをそれぞれ第1主成分，第2主成分…第m主成分という。変数がp個存在する場合，主成分の個数もp個であり，元の情報量をp個の主成分で表現する。

2.2.7 溶融分散液の粘度測定

回転粘度計（TVB-10, 東機産業株式会社）を用いて，各処方に準じたGM，AMCE，EC，APAPを含む約120℃の溶融分散液の粘度を測定した。各処方につき3回ずつ測定を行った。

2.3 結果および考察

2.3.1 ワックスマトリックスの目標放出制御値設定

官能試験の結果より，APAPの濃度が15～25μg/mlのとき，何人かのボランティアが明確な苦味ではないが蒸留水との違いを感じ，35μg/mlのときに6割のボランティアがAPAPによる苦味を感じた。そこで，服用感，苦みの制御を目的に以下の,放出に関する目標値を設定した。

① ワックスマトリックス粒子の粒子径を100μm程度とする。

② pH4.0において，30分以内で80％以上のAPAP溶出を示す（アセトアミンフェン細粒の後発医薬品溶出試験規格より）。

③ pH6.5において，APAP溶出を10分間苦味閾値濃度（35μg/ml）以下の濃度に抑える。

2.3.2 静止円盤法におけるディスクからのAPAPの目標溶出速度の設定

粒子が球形でシンク条件（$C_s \gg C$；C_s：溶解度，C：バルク濃度）を想定すると表面積Sのディスクからの溶解は時間に比例して進行し（(1)式）その傾きはより，単位表面積あたりの溶解速度（固有溶解速度）kを求めることができる。

$$\frac{dC}{dt} = k\frac{S}{V}C_s \cdot t \tag{1}$$

ここでVは溶媒の体積である。

また，初期の粒子径（r_0）と時間tにおける粒子径（r）の関係はr_0の大きさに関係なく粒子径減少速度$K(=\frac{2kC_s}{\rho})$で減少する[9]（(2)式）。

$$r_0 = r - K \cdot t \tag{2}$$

ここでρは粒子の比重である。

(2)式より，球形粒子の溶出率は以下の式で表される。

$$\%dissolve = \left[r_0^3 - (r_0 - K \cdot t)^3\right]/r_0^3 \times 100 \tag{3}$$

第4章 処方設計・粒子構造設計

よって,予め溶解度(C_s)と比重(ρ)を測定しておき,初期粒子径(r_0)を設定すれば,ある溶出条件を満足するKの範囲が(3)式より求められ,固有溶解速度(k)の範囲が定まる。そして,その値を(1)式に代入することにより,その溶出条件を満たす静止円盤法の溶解速度(=傾き)の範囲を決定できる。これを,ワックスマトリックスの目標放出制御値に当てはめると,

②の場合:

初期粒子径(r_0)100 μmの粒子が,pH4.0において,30分以内で80%以上のAPAP溶出を示すためには静止円盤法による溶解速度(Y_1)は0.5017 μg/(ml·min)以上でなくてはならない。

③の場合:

初期粒子径(r_0)100 μmの粒子が,pH6.5において,APAP溶出を10分間苦味閾値濃度(35 μg/ml)以下の濃度に抑えるためには静止円盤法による溶解速度(Y_2)は0.0943 μg/(ml·min)以下でなくてはならない。

2.3.3 APAPの溶解挙動に及ぼす高分子の影響

表1に示した処方でディスクを作製し静止円盤法による溶解速度を求めた結果を表2に示す。得られた結果に対して重回帰分析を行い,X_1(AMCEの要素レベル)とX_2(ECの要素レベル)2因子が溶解速度に及ぼす影響について調べた。重回帰分析はコンピュータープログラムALCORA[10]を用いて行い,主因子とその交互作用と応答特性値との関係を以下に示すような方程式に表した。

$$Y = \text{intercept} + \Sigma \text{ main effect} + \Sigma \text{ interactions}$$

この回帰には,因子の水準がコード化された値を用いているため,回帰式中の係数から他因子を直接比較することができる。Y_1とY_2の線形回帰分析から得られた重回帰式を以下に示す。

表2 静止円盤法におけるディスクからの溶解速度(応答変数の実測値)

Formulation	Y_1* (μg/(ml·min))	R^2***	Y_2** (μg/(ml·min))	R^2***
A	0.4546	0.9837	0.3514	0.9837
B	0.5766	0.9939	0.3592	0.9876
C	0.4923	0.9957	0.1688	0.9975
D	0.3814	0.9950	0.2875	0.9760
E	0.3986	0.9955	0.1434	0.9959
F	0.4956	0.9953	0.1998	0.9915
G	0.0817	0.9942	0.1276	0.9987
H	0.1363	0.9945	0.1814	0.9701
I	0.1515	0.9886	0.1217	0.9858

* pH4.0における溶解速度
** pH6.5における溶解速度
*** 重相関係数の2乗

$$Y_1=0.44335+0.19262*X_1+0.03705*X_2-0.00844*X_1X_2-0.10961*X_1^2-0.02807*X_2^2 \quad (4)$$
R^2: 0.92937, F: 69.4238, 標準偏差: 0.04710

$$Y_2=0.22259+0.07478*X_1-0.04603*X_2-0.04418*X_1X_2-0.00812*X_1^2-0.01851*X_2^2 \quad (5)$$
R^2: 0.66704, F: 11.4176, 標準偏差: 0.05371

　Y_1のF値（検定統計量）は69.4238，Y_2のF値は11.4176を示し，共に有意確率が有意水準を下回ったため（$p<0.05$），得られた回帰モデル(4)式と(5)式が予測に有用であることが示唆された。
　(4)式より，X_1の回帰係数の値（0.19262, $p<0.05$）とX_2の回帰係数（0.03705, $p<0.05$）が有意であり，X_1，X_2の増加に伴い，Y_1が増大していることが示された。一方，
　(5)式では，X_1の回帰係数の値（0.07478, $p<0.05$）は正であったのに対し，X_2の回帰係数（0.03705, $p<0.05$）は負であったため，X_1の増加とX_2の減少に伴い，Y^2が増大することが示された。
　重回帰モデルの因子と特性値の関係をより明確に把握するため，応答局面を図1(A)，1(B)に示した。まず，図1(A)より，X_1の増加に伴って，Y_1の値が大きく増加していることがわかる。一方，X_1の割合が-1のとき，Y_1の値はとても小さく，X_2が増加しても大きな変化は見られず，またX_1の値が変わっても，X_2はY_1にあまり影響を与えなかった。このことからpH4.0におけるディスクからの溶出速度は，AMCEによって増加し，ECはほとんど関与していないことが明らかになった。同様に，図1(B)でもX1の増加にともなってY_2の値が増加し，X_1が-1とき，Y_2の値はとても小さく，X_2が増加しても大きな変化は見られなかった。しかしながら，X_1の値が大きいときでは，X_2が増加するとY_2が減少する傾向が見られた。これはpH6.5における溶出速度は，AMCEによって増加するが，ECによって減少することを示している。
　以上より，ディスクからのAPAP溶出にはAMCEのpH依存的な性質が反映されることが，また，ECのみではpH依存性を示さないが，ECをAMCEと併用することで，pH6.5でのAPAPの溶出をより抑制し，AMCEのpH依存の溶出挙動を強めることが示唆された。

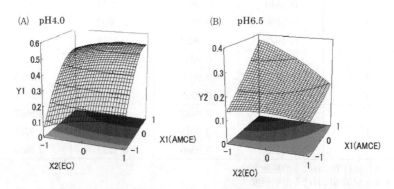

図1　AMCEとECの比率がディスクからの溶解に及ぼす影響（応答局面法）

第4章 処方設計・粒子構造設計

2.3.4 APAPの溶解挙動に及ぼす溶融分散液の粘度の影響

各処方（A-I）の溶融分散液の粘度を測定した。最も低粘度だったのは高分子を含まない処方Gの分散液（1.757 poise），最も粘度が高かったのは，AMCEを10％，ECを10％含む処方Cの分散液だった（21.54 poise）。処方FとIのサスペンジョンも高い粘度を示した（15.91 poise, 10.15 poise）。これらの結果から粘度に対するECの影響がAMCEよりも大きいことがわかる。これはECが高温でゲル化することによるものと考えられた。

2.3.5 主成分分析による解析結果

ワックスマトリックスからのAPAPの放出に対する溶融分散液の粘性の影響を明らかにするために，主成分分析を行った（図2）。PCAは少ない変数で特性値を単純化し，データ中の主な変動を説明する。第1，第2主成分の主成分得点と因子負荷量をそれぞれ，図2(A)，(B)に示した。今回の検討では第一，第二主成分で56.6％，39.7％，合計で96.3％の変動を説明することができた。一般に，主成分得点（Score）の座標上のプロットを確認することにより造粒物の物性のバッチ間での傾向，異常値が明らかとなり，座標上で互いに近くに位置するプロット同士は類似した性質を示し，互いに遠く離れたプロットは異なる性質を示す[11]。図2(A)の解析結果は，明確にグループ分けをすることができなかったが，処方G，H，Iのプロットは第一主成分において負の値を示す座標に位置しており，他の処方のプロットが存在する座標とは大きく離れていた。処方G，H，IはAMCEを含まない処方で調製されており，pH4.0，pH6.5共に溶出を制御していたこと（表2）が，このプロットの違いに表れたと考えられる。

因子負荷量（loadings）のプロットは造粒物の物性値同士の関係を示している。互いに近くにプロットされている物性値同士は正の相関を示し，原点に対し対称にプロットされている物性値同士は負に相関するといえる。また，原点に近いもの程モデル化に影響を及ぼさず，原点より遠くにあるもの程モデル化に大きな影響を及ぼすことが分かる。図2(B)より，pH6.5の溶出速度（Y_2）とワックスマトリック分散液の粘度（Y_3）は第2主成分において大きく負に相関していることが示された。一方，pH4.0の溶出速度（Y_1）は第2主成分への寄与がほとんどなく，第1主成分においてワックスマトリックス分散液の粘度（Y_3）と正の相関を示していた。このことから，

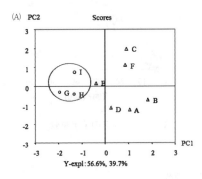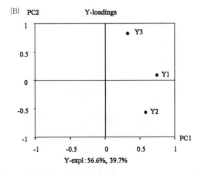

図2　APAPワックスマトリックスの主成分分析結果

粘度の増大は，pH4.0の溶出速度に影響せずに，pH6.5の溶出速度を制御することが示唆された。実際に，比較的高い粘度を示した処方C，Fは，pH6.5におけるディスクからの溶出速度が小さい値を示していた（表2）。

PCAの結果より，分散液の粘性の増大が，pH依存の溶解性を顕著にする要因であることが示唆された。拡散係数は粘度に反比例することから，ECはワックスマトリックス中のAPAPの拡散係数を減少させている可能性が推察できる。つまりpH6.5におけるAPAPの溶出が抑制されたのは，粘度の増大によって緻密化された拡散層による抵抗が大きくなったことが要因であると考えられた。一方，pH4.0においては，APAPの溶解挙動はAMCEの溶解に大きく依存しており，拡散係数の影響が見られなかった。以上の結果から，ECの粘性の影響がAMCEによるAPAPのpH依存性溶出挙動を強めていることが示唆された。

2.3.6 処方の最適化

重回帰分析から求めた多項式を基に，コンピュータープログラムOPTIMを用いて，目標を満たす最適解を算出した。その結果，最適解はX_1が0.4，X_2が1.0となり，AMCEとECの添加割合がそれぞれ7％，10％のとき，目標値に近い溶出挙動が得られることが示唆された。この処方で調製したディスクの溶出試験を行った結果，実測値は予測値とよく一致しており，目標とした溶解挙動を満足することが明らかとなった。次にAMCE7％，EC10％，GM53％，APAP30％の最適処方図3(c)で噴霧凝固造粒法により，マトリックスを調製し，溶出試験を実施した。その結果を図3に示す。なお，ここではGM70％，APAP30％の処方(a)，AMCE7％，GM63％，APAP30％の処方(b)の結果も合わせて記載する。最適処方で調製したマイクロスフェアは，pH4.0においては30分で80％以上の溶出を示し，pH6.5において10分間苦味閾値濃度以下にAPAPの溶出を抑

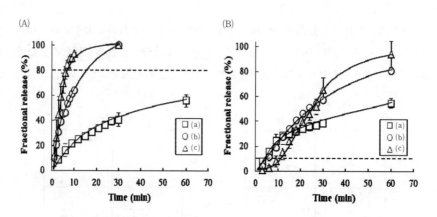

図3　噴霧凝固造粒法で製造したワックスマトリックスの溶出挙動
(A)：pH4.0，(B)：pH6.5
(a)：GM70％，APAP30％
(b)：AMCE7％，GM63％，APAP30％
(c)：AMCE7％，EC10％，GM53％，APAP30％（最適処方）

第4章 処方設計・粒子構造設計

え，目標とする苦味マスキングに適した溶出挙動を実現させた。

2.3.7 まとめ

重回帰分析，主成分分析などの統計的手法を用いることにより，溶解度の比較的高いAPAPの苦味マスキングを目的とした放出制御製剤の最適処方を静止円盤法という簡易な手法で確立した経緯について報告した。

文　　献

1) 本節は椎野甲斐（現　科研製薬㈱）の修士論文の一部をまとめたものである。
2) T. Yajima *et al.*, *Chem. Pharm. Bull.*, **44**, 187（1996）
3) J. Xu *et al.*, *Int. J. Pharm.*, **359**, 63（2008）
4) Y. Nakagawa *et al.*, *Chem. Pharm. Bull.*, **40**, 725（1992）
5) Salem, *et al.*, *Int. J. Pharm.*, **250**, 403（2003）
6) V. Sharma, United States, Patent No. US 2003/0091627 A1, May 15, 2003
7) K. Shiino *et al.*, *Int. J. Pharm.*, **395**, 71（2010）
8) 島野公秀ほか，薬剤学，**54**(3)，135（1994）
9) 板井茂，第9回固形製剤処方研究会シンポジウム講演要旨集，69（1999）
10) K. Takayama *et al.*, *Int. J. Pharm.*, **61**, 225（1990）
11) R. Haware *et al.*, *Eur. J. Pharm. Biopharm.*, **72**, 148（2009）

3 膜構造の制御による易溶性薬物・難水溶性薬物の放出制御

吉野廣祐*

3.1 はじめに

製剤からの薬物放出制御は経口薬物療法の最適化や服薬コンプライアンスの改善を図る有効な手段として重視され，古くからさまざまな技術開発が試みられてきた。放出制御製剤はその基本構造から膜制御によるリザーバー型と基剤中に薬物を包埋するマトリックス型に大別されるが，対象となる薬物の物理化学的特性や臨床用途，さらには品質の安定性，生産性などを考慮していずれかのタイプが選ばれる。特に前者は不溶性の皮膜で製剤全体を覆うため原理的に一定の放出速度（いわゆる0次放出速度）が得られやすい利点や，製剤の物理的強度が高まるためメカニカルな消化管運動の下でも安定な持続放出が期待できることなどから，頻度高く実施される主要な製剤技術である。昨今の製剤機械や添加剤分野における急速な技術の進展により，従来困難であった100μレベルの微粒子へのコーティングも比較的容易に実施できるようになってきた。ここではリザーバー型放出制御製剤における一般的な放出制御法について基本原理と製剤技術について概説することとする。

3.2 膜透過機構

リザーバー型放出制御製剤は一般に薬物を含む素顆粒または素錠とこれを被覆する放出制御膜によって構成される。図1はこのシステムの基本構成と消化管内における薬物放出機構を模式的に示したものである。このタイプの製剤は通常以下のプロセスを経て放出が行われる。

① 水の浸透：膜を通して消化液が製剤内部に浸入し，膜中に水路が形成される。
② 薬物の溶解：浸入した水によって内部の薬物が溶解し，膜を隔てて大きな濃度勾配が形成される。
③ 膜透過：濃度勾配が駆動力となり，薬物分子が膜を透過して外液に移動する。

本システムでは単位時間当たりに放出される薬物の量は原理的にFickの拡散則に従うが，薬物

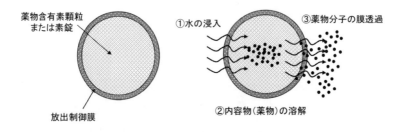

図1 リザーバー型放出制御製剤の基本構造と放出メカニズム

---

* Hiroyuki Yoshino　神戸学院大学　薬学部　ライフサイエンス産学連携研究センター
　　客員特別研究員

第4章 処方設計・粒子構造設計

を含む内相が常に飽和溶液に曝されることから下式のように簡略化して0次型放出速度式として表現されることが多い。すなわち，定常状態においてある時間帯（Δt）に放出される薬物の量（ΔM）は次式で表現される。

$$\Delta M = (PS/h) C_s \cdot \Delta t \tag{1}$$

ここでPは透過係数でコーティング層の構造や物理化学的特性，薬物の拡散係数などによって変化するパラメータであり，Sは製剤の全表面積，hは被覆膜の厚さ，C_sは内相中の薬物の飽和溶解度を表す。式の形から明らかなように放出速度はコーティング膜の透過性，表面積，膜の厚さ，および内核中の薬物の溶解度に依存する。言い換えれば個々のパラメータを適宜調節することによって放出速度を広く制御できることを示唆している。従って，処方設計に当っては，目標とする放出速度や品質の安定性，生産性などを考慮しながら，内核となる製剤の処方，コーティング膜の組成，被覆量について最適化を図らねばならない。

薬物の膜透過の経路としては，通常①膜の実質相を通る経路と②膜中の水路を通る経路の二つがあり得る。すなわち，前者は薬物分子が膜実質相に分配し，膜中を拡散して移動し，さらに外液に分配するという機構であり，後者は膜中に形成された水路の中を拡散するという機構である。どちらの寄与が支配的かは用いられる薬物や被覆される膜の物理化学的特性によるとされるが，一般に膜実質相の拡散速度は水中の拡散速度に比べてはるかに遅いことから，現実には後者の寄与が大きいと考えられる。この問題は，実際に空隙率の異なるさまざまなエチルセルローススプレー膜を用いた透過実験によって実証されている（図2）。膜実質相中に分配されることのない無機塩KClを溶質として用いた場合，透過係数Pと膜の空隙率εの関係は見かけ上ある種のべき関

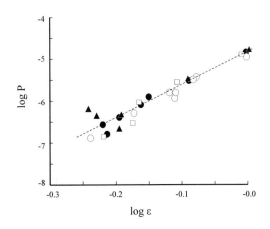

図2 空隙率の異なるエチルセルロース膜の薬物透過係数（P）と空隙率（ε）の関係（文献1）のデータを再プロット）
○：サリチル酸ナトリウム，●：サリチル酸，▲：塩酸ジルチアゼム，□：テオフィリン
破線は透過試験により求めたKClの透過係数と空隙率の関係を示す。

数として近似されるが（図2の破線），溶解度やチャージの異なる種々の薬物を用いた透過試験においても両者はほぼ同じ関係を維持することが示された。このことは水に溶解した薬物分子はいずれもKClと同じく膜中の空隙がつながる水路を通って放出されることを示唆している[1]。このことから，リザーバー型製剤においては $P=(\varepsilon/\tau)D_w$ と表現することができる。ここで，ε は空隙率，τ は水路の曲路率を表す膜構造パラメータであり，D_w は薬物の水中の拡散係数である。したがって，上記の(1)式は以下のように表現できる。

$$\Delta M = (S/h)(\varepsilon/\tau)D_w \cdot C_s \Delta t \tag{2}$$

すなわち，製剤の放出総面積，コーティング膜の厚さ，薬物の溶解度が同じであっても，膜構造の制御すなわち空隙率や曲路率を変えることによって薬物の放出速度を調節することができる。

放出制御膜となる水不溶性コーティング基剤としてはエチルセルロース，エチルセルロース水分散液，アミノアルキルメタアクリレートコポリマーRS，アクリル酸エチル・メタクリル酸メチルコポリマー分散液などが良く使用される。また，高級脂肪酸，高級脂肪アルコールなどの油脂類や，特殊なケースとしてポリエチレンやポリ塩化ビニルもまれに使用されることがある。

3.3 膜構造の改質

リザーバー型製剤の放出制御はコーティング膜の厚さすなわち被覆量の加減により可能であるが，薄くなればなるほど機械的強度が低下し放出特性の再現性も得られ難くなる。また，コーティング量が多すぎると最終製剤のサイズが大きくなり，工程時間も長くなることから生産性にも問題を生じる。このため，品質管理や生産効率から許容できるコーティング量で目的の放出特性を安定に得られるよう，薬物の溶解特性に応じて膜の構造を改質することが行われる。すなわち，薬物が難水溶性の場合にはできるだけ透過性を高め，溶解度の高い薬物の場合には，膜をより緻密な構造に改質せねばならない。以下に一般に試みられる主な制御法を記す。

3.3.1 可塑剤の添加

コーティング膜の構造をより緻密化してバリア機能を高めることを目的とするもので，溶解度の高い薬物に対する放出制御においては重要な手法である。通常の溶媒系スプレーコーティングでは高分子溶液の微細な液滴が製剤の表面に付着，積層されることにより膜が形成される。昨今汎用される水系コーティング法においても積層されたラテックス微粒子の融合によって膜が形成されるが，いずれの場合も膜中に微細な空隙を含んだ不均質な層状構造をとるため，膜構造改善の目的で可塑剤が用いられる。代表的な可塑剤としてアセチル化モノグリセリド，ポリエチレングリコール，クエン酸トリエチル，トリアセチン，中鎖脂肪酸トリグリセリド，クエン酸トリブチル，アジピン酸ジブチル，オレイン酸，オレイルアルコールなどを挙げることができる。いずれも高分子のガラス転移温度および膜形成温度を低下させることによって流動性を高め，均質でより緻密な膜が得られる。これにより少ないコーティング量でも機械強度に優れ十分な放出制御効果が得られる。なお，工程中で製剤同士の付着を防止するためにタルクや凝集防止剤が使用さ

第4章　処方設計・粒子構造設計

れることが多いが，これらの添加剤も放出に影響を及ぼすため，その種類や量に注意しながら処方の最適化が図られねばならない。

3.3.2 細孔形成剤の添加

コーティング膜中に糖類や無機塩類のような水溶性微粒子を包埋し，消化管内で膜中に空隙を形成させることを特徴とする放出速度の制御方法である。主薬を含む素錠または素顆粒に水溶性微粒子を分散させた水不溶性高分子溶液をスプレーすることにより調製される。この製剤は，経口投与後，消化管内でコーティング膜中の水溶性微粒子が速やかに溶解し，形成した多数の細孔を通して，薬物を長時間にわたり一定の速度で放出させることができる。空隙率や細孔のサイズは添加する水溶性物質の量や粒度によって調節することができる。一定の粒度分布に調整された紛体をコーティング液中に均一に分散することが必要となるため，通常は有機溶媒系で行われることが多い。ワトソン社のDiffusion Controlled Vesicle（DCV）システムはその代表的な技術で，硫酸モルヒネの1日1回投与製剤であるピーガード®錠はこの技術による製品である。図3に示されるように，4用量のいずれの製剤も16時間で90％以上の薬物が一定速度で放出される[2]。

3.3.3 ポリマーブレンド

放出制御や生産性向上の目的で2種以上の高分子を混合してコーティングすることはしばしば行われる。物性の異なる高分子は一般に相溶性に乏しいため混合液をスプレーすると成膜過程において分子会合による相分離を伴うことが多い。例えば，水不溶性高分子中に水溶性高分子を添加すると，不溶性マトリックス中に親水的なドメインを有する膜となる。このミクロ相分離構造は両高分子の配合比率によって変化するため，これに応じた膜の透過性の変化が期待できる[3]。配合される高分子のタイプにより以下のように分類できる。

① 水不溶性高分子のブレンド

水不溶性高分子のグレード間の混合はコーティング液粘度の調節や成膜性の改善，膜の機械

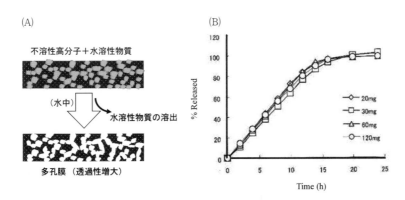

図3　ピーガード錠の膜構造の模式図　(A)と放出曲線　(B)（パドル法　50 rpm，水）
(A) 外層の水不溶性高分子膜中に粒度の揃った水溶性物質が細孔形成剤として分散されている。水中で水溶性物質が溶離して多数の空隙が形成され，薬物は細孔を通って放出される。
(B) 用量の異なる4製剤の主薬放出はいずれも安定な0次放出を持続する。（文献2）より）

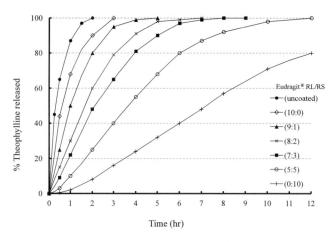

図4 Eudragit® RS30DとEudragit® RL30Dをさまざまな比率で混合してコーティングした際のテオフィリン顆粒からの薬物放出曲線（文献4）のデータを再編）

強度の改善のためにしばしば行われるが，放出制御の目的においても実施されることがある。その例として，アミノアルキルメタクリレートコポリマーRS（Eudragit® RS）は本来水不溶性の高分子であるが，分子鎖中にわずかな4級アンモニウム基を含むため，膜中にミクロな親水領域を形成し，水中ではこのチャンネルを通して薬物が放出される特異な性質を有する。4級アンモニウム基の量が多いグレード（Eudragit® RL）ではより大きな親水領域を形成するため単独では高い透過性を示す。両グレードを適当な比率でブレンドすることによって目的とする放出速度に調節することができる。図4はテオフィリン製剤の例を示したものである[4]。

② 水溶性高分子のブレンド

エチルセルロースのような放出制御製剤に使用される水不溶性高分子は一般に強靭で緻密な膜を形成するが，バリア機能が高いため溶解度の低い薬物の放出制御は難しくなる。これを改善するため，適当な水溶性高分子をブレンドして混合膜とする方法が以前より実施されている。これらの水溶性高分子は不溶性高分子と相溶性に乏しいため，前述のように膜中に親水性ドメインを有するミクロ相分離構造をとる。この親水領域は消化管内で速やかに溶離して空隙を形成するか，あるいは溶離しない場合においても水を取り込んで微細な水路を膜内に形成する。薬物はこのチャンネルを通って外部に放出されることとなる。消化管各部位で安定な放出を持続させるために，通常はpH非依存的な中性の水溶性高分子が選ばれる。その例としてポリエチレングリコール，ポリビニルピロリドン，ヒドロキシプロピルセルロース，ヒプロメロースなどがあげられる[5〜7]。また同じ高分子種であっても分子量の違いによって透過性が変化する例もあり[8]，組み合わせにより多彩な技術が存在し得る。この応用例として1日1回投与の塩酸モルヒネ徐放性製剤パシーフカプセルは放出制御膜内にカルボキシルビニルポリマーが添加された特異な組成で，水の吸収により膜が膨潤し，消化管下部における薬物吸収の低下を抑えてい

第4章 処方設計・粒子構造設計

る[9]。

③ 腸溶性高分子のブレンド

消化管内のpH環境に応じて透過性を変化させるために水不溶性高分子中に腸溶性高分子をブレンドする例も見られる。図5に模式的に示されるように、この混合膜で被覆された製剤はpHの低い消化管上部においては高いバリア機能を示すが、腸溶性高分子が溶解する環境（消化管下部）では溶離して空隙を形成するか、あるいは膜中で解離して膨潤することにより著しく透過性が高まる。塩基性薬物は低pH環境で溶解度が高くても、中～高pH環境では溶解度が著しく低下するため、消化管下部における放出量低下が問題となることが多いが、腸溶性高分子のようなpH応答性高分子の添加はこれを相補的に改善し、安定な放出を図ることが期待できる。硫酸モルヒネ徐放性製剤カディアン®はこの目的で放出制御膜中に適量の水溶性高分子と腸溶性高分子がブレンドされており、鎮痛効果が長時間にわたって持続されるよう設計されている[10]。

3.3.4 製造工程による膜構造の改質

一般に高分子溶液に非溶媒を加えると析出やゲル化など相分離現象を誘起するが、この原理を応用してスプレー工程において自発的に空隙を膜中に形成させることができる。例えば、エチルセルロースはエタノールと水の混液を溶媒とすると、成膜過程で良溶媒であるエタノールが先に揮散することにより液滴中で非溶媒誘起型のミクロ相分離が生じ、ゲル形成を経て最終的に多孔性のフィルムが形成される。空隙率はエタノールと水の混合比によって調節することができる[11]。図6はテオフィリン徐放性製剤の応用を示した例である。溶媒組成を変えるだけで、空隙形成剤を必要としない利点のみならず、ポリマーの相分離により粘着性が軽減されるという工程上の利点もある。

3.3.5 多層コーティング

膜の構造を製造工程の中で容易に改質する方法の一つとして多層膜コーティング法が考案されている[12]。この方法は組成の異なった2種の膜を交互に積層させることによって膜構造をより複雑化し、水中で曲路率の大きな複雑な水路を形成させることによるものである。少ない被覆量で医薬品の放出を効率的に抑制できるため、とりわけ比表面積が大きくなる微粒子型製剤のコーテ

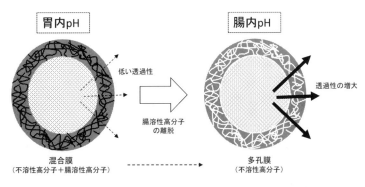

図5 不溶性高分子と腸溶性高分子の混合膜の放出制御機能

医薬品製剤開発のための次世代微粒子コーティング技術

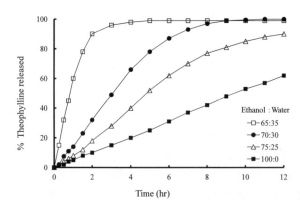

図6　水／エタノール混合溶媒を用いた多孔性膜コーティング法による放出制御
テオフィリン含有素顆粒に様々な比率の含水エタノールを溶媒としてエチルセルロースをコーティング。含水率の高い溶媒を用いるほどより空隙率の高い膜が形成されることから，同コーティング量を施しても溶媒中のエタノール濃度を変えることにより放出速度を制御できる。（文献11）より）

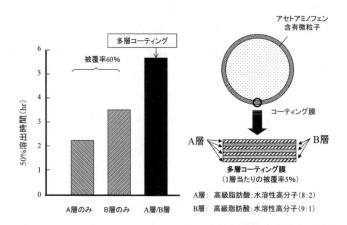

図7　多層コーティング法による放出制御機能の改善
アセトアミノフェン含有微粒子に高級脂肪酸と水溶性高分子の混合膜AおよびBをそれぞれ単独で被覆した製剤と5％ずつ交互に層状にコーティングした製剤の主薬放出挙動を比較。水溶性高分子含量の低いB層のみでコーティングした製剤はA層のみの製剤より放出が遅延するが，A，Bを積層する多層コーティング製剤ではさらに遅延する。

ィングには有効な方法となり得る。図7はその例としてステアリン酸とヒドロキシプロピルセルロース（HPC）混合膜における多層コーティングの効果を示したものである。組成の異なる2種のステアリン酸-HPC混合液を同じ量被覆した場合，水溶性高分子の配合量に応じて溶出が速くなるが，両者を交互にスプレーコーティングした場合には，単独でコーティングした場合に比べ，著しく放出を制御できることが示されている。

第4章 処方設計・粒子構造設計

3.4 おわりに

　医療ニーズや企業の製品開発戦略が変化する中で，放出制御技術を導入した製品開発に対する意欲は高まっている。わが国でも既に50種近くの有効成分が徐放性製剤として医療の場に提供されているが，昨今では，さらに高度な放出制御技術を活用した時限放出製剤や消化管内適所放出製剤の開発も注目されている[13]。また，本格的な高齢者化社会へ移行する中で，ゼリー製剤，チュワブル，口腔内速崩壊錠など，いわゆる易服用性製剤が注目されており，とりわけ口腔内速崩壊錠への期待は大きい。こうした背景の中で，今後は放出制御と易服用性の両機能を兼ね備えた経口DDS製剤のニーズが高まることが予想される。これまで両技術分野はそれぞれ独自に発展してきたが，今後は複合化へ向かって進むことになる。この次世代型経口放出制御製剤のKey Technologyは100〜150μレベルの微粒子に対するコーティング技術である。膜制御を基本とするリザーバー型放出制御は今後もその中心となると予想されるので，より汎用性に富み，機能性に優れた技術の開発が期待される。

文　　献

1) S. Narisawa et al., *Int. J. Pharm.*, **104**, 95 (1994)
2) T. Kajiguri et al., *Drug delivery System*, **22**(4), 485 (2007)
3) F. Siepmann et al., *J. Control. Release*, **125**, 1 (2008)
4) K. Amighi, A. J. Moes, *Drug Dev. Ind. Pharm.*, **21**, 2355 (1995)
5) J. W. McGinty et al., "Aqueous Polymeric Coatings for Pharmaceutical Dosage Forms", 2nd ed., Marcel Dekker, New York (1997)
6) R. U. Nesbitt et al., *Drug Dev. Ind. Pharm.*, **20**, 3207 (1994)
7) B. D. Rohera et al., *Pharm. Dev. Technology*, **7**, 421 (2002)
8) R. C. Rowe et al., *Int. J. Pharm.*, **29**, 37 (1986)
9) Y. Akiyama et al., *Drug delivery System*, **23**(4), 481 (2008)
10) 中村康彦, 第9回 製剤技術伝承講習会「固形製剤の製剤設計と製造法」資料 (2011)
11) S. Narisawa et al., *Chem. Pharm. Bull.*, **42**(7), 1485 (1994)
12) 特開2001-278781
13) 吉野廣祐, *PHARM TECH JAPAN*, **28**(9), 153 (2012)

4 機械的コーティングによる苦味マスキング処方設計

中村康彦*

4.1 はじめに

昔は「良薬口に苦し」と言われ，製剤の苦味は有効性に影響しないと軽んじられてきたが，幼児は勿論のこと成人でも服用回数がへり薬の服用のアドヒアランスに影響するため薬の有効性にも大きく影響するとして，約30数年前から製剤の苦味をマスキングする技術が盛んに研究され始めた。私も「服用し易い製剤の開発」をライフワークに経口剤の苦味マスキング技術，徐放製剤製造技術，OD錠の開発などに35年以上取り組んできた[8]。この10数年間，苦味マスキング研究が再び盛んになってきたのは，各社が服用しやすいOD錠の開発を進めた結果，先発品，後発品を含めて150品目以上が日本発の技術で開発されたからである。この過程で微細な粒子の苦味マスキング技術や徐放化技術が益々開発された[1~4]。

4.2 苦味の種類と苦味のマスキング法[3]

味として甘味，塩味，苦味，酸味，旨味の5つが代表的であるが，その他に2次的な複合の味として渋味（収れん性）や唐辛子やわさびの辛味や刺激性がある。医薬品の中で多いのは苦味であるが，特に収れん性は長く持続し苦味以上に嫌がられる。苦味で代表される不快な味のマスキング法として，官能的方法，化学的方法，物理的方法の3種類がある（表1）。この中で物理的方法は特に苦味マスキング効果が高いので，以降このマスキング法を中心に述べる。物理的方法の中でもコーティング法は1/200ぐらいまで苦味を低下させることが可能であるが，マスキングによって溶出が顕著に遅くなると有効性に影響する。初期溶出を遅らせ苦味マスキングした製剤で，溶解性改善の対策として，芯となる微小のプラセボ球形粒子に主薬をコーティングする層（第1層）か，その外側の水難溶性の苦味マスキング層（第2層）に水を吸うと高膨潤性を示す崩壊剤

表1 製剤の苦味マスキング法

1．官能的方法	・甘味，酸味，旨味，香料の添加 ・苦味の味蕾への直接作用 特徴：製造コストが安価 　　　苦味の程度によりマスキングに限界（1/10以上）
2．化学的方法	・原薬を化学的に修飾し，口腔内での薬物の溶出を抑制 ・包接化，エステル化　苦味マスク（1/10以上） 特徴：開発コストの上昇（安全性，体内動態）
3．物理的方法	・物理的に口腔内での薬物の溶出抑制 ・皮膜法，マトリックス法，吸着法 特徴：マスキング効果大（1/200以下） 　　　溶出の低下を防ぐ手法が必要

* Yasuhiko Nakamura　佐藤薬品工業㈱　技術顧問

第4章 処方設計・粒子構造設計

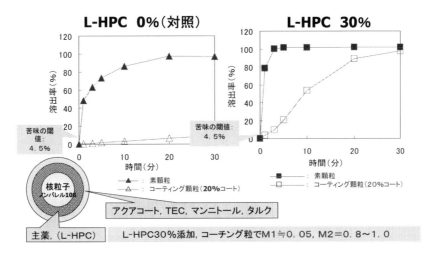

図1 アセトアミノフェン顆粒の苦味マスキング
溶出に及ぼす崩壊剤添加の影響

（L-HPCなど）を添加すると，溶出開始の吸水時に粒子が2倍以上に膨潤し膜を破壊して速やかに溶出を改善するため，溶出曲線がS字型を示すことが多い。図1にマルチプレックス（MP-1：ワースター型）を用いてプラセボの芯粒子（NP-108，平均200μm）に，アセトアミノフェンにL-HPCを30％添加しコーティング（第1層）した球形粒子を更に水難溶性の基材でコーティング（第2層）した場合，L-HPC無添加に比べて苦味が抑制されかつ主薬の溶出が顕著に改善される事例を示した[5]。物理的方法にはこれ以外に，高速撹拌造粒法や流動層造粒法，熱溶融造粒法により主薬と賦形剤を水難溶性添加物で造粒し薬物の溶解速度を低下させ苦味マスキングする方法が良く用いられている。これらの方法はマトリックス法と呼ばれている。これらはいずれも苦味の低下は1/10ぐらいしか期待できないが，コーティング法に比べて製法が簡単なので，余り苦くない原薬のマスキングによく利用される。

苦味マスキング法として最近，薬物と塩化カルシウムなどの塩析剤を含んだ粒子に水溶性の膜物質（HPMC）でコーティングすると，薬物溶出時に塩析効果[7]により30秒から数分間HPMC膜が不溶化する原理を用いてベシケア®OD錠が2011年アステラス製薬から発売された。

4.3 ボランティアによる官能的味試験と味の簡易溶出試験法[3]

ニューキノロン抗菌剤であるエノキサシン原薬の苦味閾値を10人のボランティアで測定した結果，個人の閾値は10～20μg/mlとばらつきは大きいが苦味の閾値を15μg/mlとした。この閾値以上では苦味を感じ，濃度が濃いほど苦味が強いことになる。次に薬物または製剤を口腔内に30秒間含んだ時の薬物溶出濃度を*in vitro*法で評価するための代表的な簡易溶出試験法（注射筒正倒立法）を図2に示した[6]。図2に示す操作条件はすべて口腔内で製剤などの崩壊，溶出をなるべく再現するための操作，手順と思っていただきたい。この溶出液濃度が官能試験の苦味閾値以下

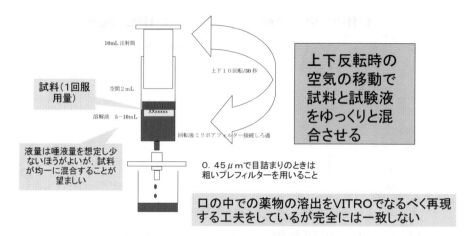

図2 味の in vitro 評価法（簡易溶出試験法）
注射筒正倒立法　中村，白井らの方法

であれば苦くないと判断できる。

　なお，苦味を含め旨味，辛味などを測定する味センサーが販売されている。5種類の脂質2重膜（細胞や味蕾の被膜構造）をセンサーとして検体溶液につけるとそれぞれのセンサーに苦味物質などが吸着し前述の5つの味の強さを電位差として定量的に検出できるようになった。先味と何時までも続く後味も区別して評価されるようになった。味センサーは個人的なばらつきがない上に，麻薬製剤など官能試験が出来ない製剤の評価に特に有用である[7]。

4.4　製剤化による苦味の低下度（M1）と製剤の苦味の強さ（M2）[4]

　上述の官能試験により薬物と製剤の苦味を感じる閾値濃度（$\mu g/ml$）を Dsd, Dsp とし，前述の注射筒正倒立法による簡易溶出試験法で30秒後の薬物と製剤からの薬物溶出濃度（$\mu g/ml$）をそれぞれ D30d, D30p とする時，薬物の苦味のマスキングしにくさの度合（I）を簡易溶出試験の30秒で溶出する薬物濃度と苦味閾値の比とすると，I = D30d/D sd で表される（表2）。Iが1より大きいほど苦い薬物であり，1より小さいと30秒の官能試験で苦くない薬物と言える。

　物理的マスキングと官能的マスキングの場合の製剤の苦味の低下度（M1）と製剤の苦味の強度（程度）M2は表2のように表される。M1は1より小さいほど製剤化により苦味が改善されたことを示し，M2は1より大きいほど製剤の苦味が強く，1以下では苦味が無いことを示すパラメーターとなる。

　筆者が経験した中で最も苦い薬物（薬物の苦味閾値D sdが最も低い薬物）は塩酸ロペラミドで0.3$\mu g/ml$であった。また最も苦味マスキングしにくかった（マスキングしにくさの度合が大きい）ものは渋みを伴い市販されなかったが，I = 128 であり，塩酸ロペラミドは24，スパルフロキサシンは約8，ゾニサミドは3.8であった[4]。

第4章 処方設計・粒子構造設計

表2 苦みマスキング効果評価法

	M1	M2
	製剤化による苦みの低下度	製剤の苦みの強度
	1より小さいほど苦みが改善	1より大きい程苦みが強い 1以下では苦くない
物理的マスキング Dsp = Dsd	D30p/D30d	D30p/Dsd
矯味剤によるマスキング Dsp > Dsd	Dsd/Dsp	D30p/Dsp

- 薬物と製剤の苦みを感じる閾値濃度をDsd, Dspとする（官能試験）
- 簡易溶出試験法での30秒後の薬物と製剤の薬物溶出濃度をD30d, D30pとする（注射筒正倒立法）
- 薬物の苦みのマスキングしにくさの度合いIはD30d/Dsd
- M：製剤化によるマスキング度

4.5 物理的苦味マスキングの実施例

① 造粒した薬物（スパルフロキサシン）粒子を転動流動層装置で流動させながら水難溶性の被膜（EC/HPMC = 4/2）を有機溶剤に溶かした液をスプレーし一定の厚みに難溶性膜をコーティングし製造したスパラ®散20%を製造した。スパフロキサシンは極めて苦く難溶性であるが，水を吸うと体積が2倍以上に膨潤する崩壊剤（L-HPC）を主薬と混ぜて添加した時に，その崩壊剤添加量を変えた場合の溶出曲線は，崩壊剤の添加量が多いほど顕著に溶出が改善され，動物実験でも血中濃度が大きく変わった。このスパラ散20%の溶出の適合範囲（D30 min ＞ 90%：製剤からの薬物溶出が30分で90%以上の範囲）と苦味マスキングの適合範囲（D30s ＜ 100μg/ml：簡易溶出試験で30秒の溶出濃度が苦味閾値100μg/ml以下の範囲）を，L-HPC添加%とコーティング量（%）の関係として図3に示した。膜成分中のEC（疎水性成分）とHPMC（親水性成分）の比率が3/3，4/2，6/0の場合，苦味マスキングと溶出がともに適合となるのはEC/HPMC = 4/2のときだけで，しかもL-HPC50%以上，コーティング量12%以上の領域のみで可能であった。この領域は図中●印の条件であり，この時先ほどの式からM1 = 0.004, M2 = 0.4となり製剤化によって苦味が4/1000にまで低下し，M2も1以下なので苦味の無い製剤ができていることがわかる。

② ①と同じ芯処方に水難溶性膜材のアクアコートと可塑剤で同様に一定量コーティングし苦味マスキングしたスパラ®散20%を製造した。加熱（キュアリング）した時のコーティング量と苦味マスキングの程度を表す注射筒正倒立法での30秒間の薬物溶出濃度（D30s）の関係を図4に示した。芯に対するコーティング量35%の場合60℃で16時間キュアリングすると苦味の閾値（100μg/ml）以下となり，しかもM1 = 0.02, M2 = 0.15で，十分苦味マスキングされていることが分かる。図3の有機溶媒でコーティングした場合と図4の水系コーティングではほぼ同程度の苦味マスキングが達成されたことが分かるが，水系コーティングでは有機溶媒系コーティングに比べコーティング量が2倍以上になりコーティング時間が多くかかり，

医薬品製剤開発のための次世代微粒子コーティング技術

またコーティング後のキュアリングが必要なのが一般的で、コーティングの水系化は製造面で難しい場合が多い。

③ バーチカルグラニュレーターを用いてマトリックスタイプで苦味マスキングした細粒剤の例を示す。ゾニサミドは先ほど紹介したようにI＝3.8で苦さが弱く、水への溶解度が1mg/ml以上と比較的解け易く、血中での消失半減期も長いため、錠剤との生物学的同等性（BE）も成立し易いことから製法が簡単なマトリックス法を採用した。ゾニサミドと賦形剤に平均

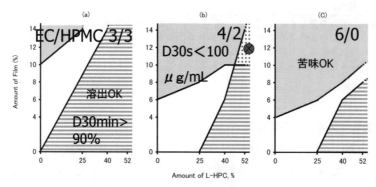

図3　スパラ散の溶出と苦みの適合範囲図　Dsp=100μg/ml
⊗：L-HPC52%, 12%コーティング：M1=0.02, M2=0.1-0.2
M1：製剤化による苦味の低下度，M2：製剤の苦味の程度

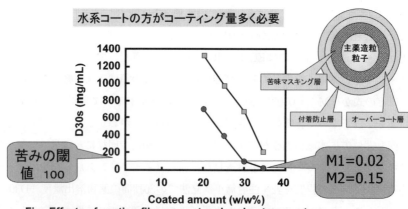

図4　膨潤型・水系フイルムコーティング法
M1：製剤化による苦味の低下度，M2：製剤の苦味の程度

第4章　処方設計・粒子構造設計

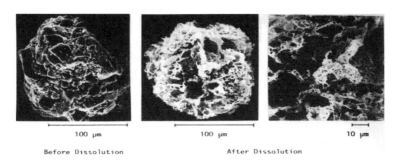

図5　非崩壊マトリックス型エクセグラン散の溶出前後の電顕写真

　径10μmのエチルセルロース（EC10）とHPMCを7：3でまぜ高速攪拌造粒機で混合しながら有機溶媒をスプレーするとEC10とHPMCが溶け造粒が始まる。微粉のEC10（平均粒子径10μm）を用いるのがポイントで，粒子の粗いエチルセルロースを用いると粒度分布も広がり含量偏析も大きくなった。エクセグラン細粒とエクセグラン錠100mgは人でのBEが成立した。この製法でEC/HPMC＝7/3を有機溶媒に溶かしスプレーするとガンや造粒機への不溶性物質の付着が多く洗浄が大変な上に，粒度分布も広く細粒の収率も低くなるので，微粉のエチルセルロース粉末添加の優位性が実証された。この細粒を溶出試験にかけるとエチルセルロースのみがスポンジのように残るのが顕微鏡で観察される（図5）。薬物の溶解度が比較的高いので膨潤剤を用いなくても普通錠とほぼ同じ溶出挙動を示した。苦味評価はM1＝0.1〜0.2，M2＝0.6〜0.9となり，苦くない製剤ができることが示された。

4.6　まとめ

　苦味のマスキング法には上記3種類の官能的方法，化学的方法，物理的方法があるが，それぞれ併用することが出来るのでうまく組み合わせれば製剤化により苦味を1/1000以下に抑えることが出来る。特に微粒子コーティングによる苦味マスキングがワースター法などで可能になったので，もう苦味は怖くないと言える技術レベルになってきた。

文　　献

1) 中村康彦, 薬剤学, **65**, 159-164（2005）
2) 中村康彦, *Pharm. Tech. Japan*, **21**, 163-169（2005）
3) 中村康彦, シミックアカデミー第9回製剤技術伝承講習会テキスト, p17-42（2011）
4) 中村康彦ほか, 川島嘉昭, 砂田久一監修, すぐに役立つ粒子設計・加工技術, じほう, p239-270（2003）

5) 中村康彦,萩原裕美,植田聡美,第1回製剤技術伝承実習講習会・実習Bテキスト,(2010);萩原裕美ほか,第27回製剤と粒子設計シンポジウム,p164-165 (2010)
6) Y. Shirai, *et al., Bio. Pharm. Bull.*, **16**(2), 172-177 (1993)
7) 内田享弘, *Pharm. Tech. Japan*, **18**, 133-145 (2002);北村雅弘ほか, *Pharm. Tech. Japan*, **28**, 43-48 (2012)
8) 中村康彦,日本女性薬剤師会編,診療ガイドライン・薬剤コーステキスト,服薬し易い製剤の開発(3回シリーズ), 5, 6, 7月号(2012)

5 球形薬物結晶を核粒子に用いた徐放性コーティング

新海康成[*]

5.1 はじめに

ドラフトチューブ付噴流層(以下,ワースターと略す)を用いた微粒子コーティング法は医薬品業界において広く知られる技術となり,湿式スプレーコーティング用の高分子ナノ粒子の水分散剤を組み合わせることで様々な製品に応用されている。医薬品の微粒子コーティングを行う上で必要とされる要件として,①コーティング装置内での粒子の安定した流動確保,②コーティング粒子の凝集抑制による収率向上,③薬物の特性に応じた膜構造の制御と成膜コントロール,および④薬物成分の高含量化の4点がある。筆者はその中で④について着目し,モデル薬物としてテオフィリン(以下,TPと略す)を用い,ドライシロップ用徐放性製剤の研究を行ったので,本結果を以下に示す。

5.2 テオフィリン徐放性ドライシロップ製剤の粒子設計

ドライシロップ製剤は用時溶解または懸濁して服用するが,口腔内での粒子のザラツキによる不快感を避けるためには,不溶性の粒子を200 μm以下にする必要がある[1]。つまり,200 μm以下の徐放性コーティング粒子を得るには,コーティング前の素粒子はそれよりも小さくする必要がある。

徐放性コーティング前の薬物素粒子を得る方法としては,福森らの研究に代表されるようにレアリング法が一般的に用いられている[2]。本法は核粒子に薬物をレアリングして素粒子を調製する方法であり,核粒子としては重質炭酸カルシウムまたは乳糖が用いられている。また,近年ではそれらの用途を目的としたD-マンニトール(粒度範囲:75~150 μm)または結晶セルロース(粒度範囲:106~212 μm)の核粒子が市販されている。しかしながら,TPのように1回の投与量が100~200 mgと多い場合は,添加剤の核粒子を用いると製剤としてのボリュームが増すため適用が困難である(図1(a))。

また,ワースターを用いた研究の中には,微粉砕した薬物原末を予備造粒し,続いてコーティング操作を行うことで製剤中の薬物含量を高くした報告[3,4]はあるが,造粒前の薬物原末の粒度分布をコントロールし,再現性良く薬物核粒子を得ることは容易ではない(図1(b))。

よりシンプルな方法として,100 μm程度の薬物結晶に直接徐放性コーティングすることが望まれるが,TPの結晶は通常針状晶であり,結晶のエッジ部分に均一なコーティング膜を形成させ,薬物放出をコントロールするのは困難である(図1(c))。究極的な方法として,100 μm以下の球形TP結晶を調製できればそれらの問題は解決できる(図1(d))。

球形の薬物粒子を得る方法として川島らによる球形晶析法[5],百永,植村らによる粉末充填用セファゾリンナトリウムの研究[6,7]が知られているが,本研究では杉本らによって提案されたTP

---

[*] Yasunari Shinkai 田辺三菱製薬工場㈱ 鹿島工場 製造部 第一課 課長

医薬品製剤開発のための次世代微粒子コーティング技術

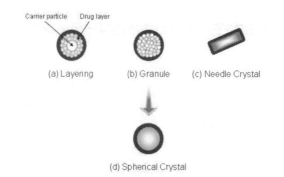

図1　テオフィリン徐放性ドライシロップ製剤の粒子設計

単分散粒子の調製法[8]を基にして球形TP結晶を調製した。得られた球形薬物核粒子に水不溶性のポリマーをコーティングして徐放性マイクロカプセル（以下，MCと略す）を調製した。本MCは150μm以下という小さな粒子であるにもかかわらず，薬物結晶に対して15〜30wt％の水不溶性ポリマーをコーティングすることで薬物の放出制御が可能であり，高含量の徐放性ドライシロップ剤が調製可能となった。

5.3　球形TP結晶の調製

まずはじめに液の添加方法の検討を行った。①攪拌した1M TP・1M水酸化カリウム（以下，KOHと略す）の混合溶液に，1M塩化マグネシウム（以下，$MgCl_2$と略す）水溶液を滴下すると，細かい針状結晶が析出した（図2(a)）。一方，②攪拌した1M $MgCl_2$水溶液に，1M TP・1M KOHの混合溶液を滴下すると，図2(b)に示すように球状に粒子が凝集し，成長し始めるのが確認できた。この結果を基にして，これ以降の実験では液の添加順序を②とし，調製方法の最適化を行った。その方法を以下に示す。

1M $MgCl_2$水溶液500mLにあらかじめ調製しておいた種晶（44〜53μmに分級した球形TP結

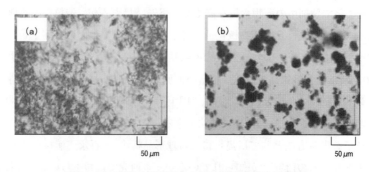

図2　液の添加方法を変えた場合に生成するTP結晶
(a) 1M TP・1M KOH溶液中に1M $MgCl_2$溶液を滴下した場合
(b) 1M $MgCl_2$溶液中に1M TP・1M KOH溶液を滴下した場合

第4章　処方設計・粒子構造設計

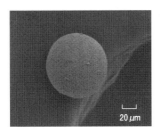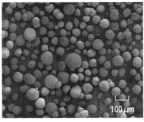

図3　球形TP結晶のSEM写真

晶）を1g入れて分散させる。0.8M TP・0.8M KOH混合溶液500mLを混ぜ合わせた後，結晶が生成して沈殿するまで静置する。沈殿した結晶をろ過した後，室温下，約12時間真空乾燥し，球形TP結晶を得る。

図3に得られた球形TP結晶の走査型電子顕微鏡（以下，SEMと略す）写真を示す。球形TP結晶の表面はスポンジ状でポーラスな印象を受けるが，これは球形粒子の生成機構によるためと考えられる。つまり，この球形粒子は小さな棒状の結晶が放射状に成長してできたため，粒子表面は毬栗状になっていると考えられる（図6(a)参照）。また，粒子生成過程で粒子同士が結合し，雪だるま状になった粒子や割れた粒子も存在している。

5.4　球形TP結晶のキャラクタリゼーション

TPの結晶としては無水物と1水和物が知られているが，それらの形態は針状晶である。球状のTP結晶はこれまでに知られていないことから，球形TP結晶のキャラクタリゼーションを行った。

5.4.1　球形TP結晶の粉末X線回折測定

TPの結晶には無水物と1水和物が存在し，水中では無水物が1水和物に転移し，固体状態でも相対湿度の影響で無水物に変化することが知られている。

図4に球形TP結晶，TP1水和物，TP無水物の粉末X線回折測定結果を示す。1水和物と無水

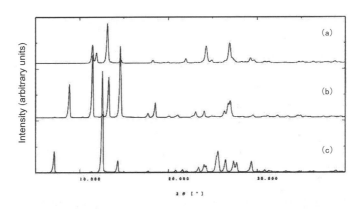

図4　(a)球形TP結晶，(b)TP1水和物，(c)TP無水物の粉末X線回折パターン

物の回折パターンは文献[9]とよく一致していたが，球形結晶はそれらの回折パターンとは異なり，無水物と1水和物に特徴的に認められる5～10°（2θ）の回折ピークが球形結晶には認められなかった。これらのことから，球形結晶はこれまでに知られている1水和物および無水物とは異なる結晶構造を有することが確認された。

5.4.2 球形TP結晶の熱分析

球形結晶および無水物について，それぞれ示差走査熱量計（以下，DSCと略す）測定を行った結果を図5(a)，(b)に示す。

無水物は275℃付近にTPの融解にともなう鋭い吸熱ピークが認められた。一方，球形結晶は100℃，210℃，および240℃付近にブロードな吸熱変化が認められた。

DSC測定で認められた3つのブロードな吸熱変化について，それらが何に起因するものであるか調べるために示差熱天秤（以下，TG-DTAと略す）測定を行った（図5(c)，(d)）。DTAサーモグラムに3つのブロードな吸熱変化が認められ，それらの温度においてTGサーモグラムには段階的に減量が認められた。また減量したトータル量（約17％）とカールフィッシャー法で測定した水分値（16.9％）が一致していることから，DTAにおける3つの吸熱変化は水の脱離によるものと考えられる。つまり，100℃付近で約1％の結晶水が飛んだ後，210℃付近で結晶の融解に伴って約13％の結晶水が脱水する。さらに240℃付近ではまた約3％の水が飛んでいると考えられる。なお，310℃以上での減量はTPの分解によるものと考えられる。

5.4.3 球形TP結晶の溶解性

TP無水物の水への溶解速度は1水和物に比べて大きく，無水物を水中に入れるといったん過飽和状態となる。その後徐々に水和物に転移し，溶解量は水和物の溶解度まで低下することが知られている[10]。

水に対する球形TP結晶の溶解性を確認したところ，精製水に対し約1 mg/mLの溶解度であった。TPの水に対する溶解度は8.3 mg/mLであり[11]，その値に比べて溶解量が低くなっていることから，塩もしくは水和物を形成していることが示唆された。

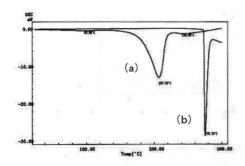 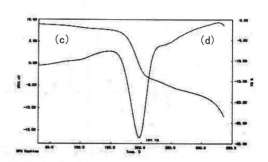

図5 (a)球形TP結晶，(b)TP無水物のDSCカーブ球形TP結晶の(c)TGカーブ，(d)DTAカーブ（昇温速度：10℃/min）

第4章　処方設計・粒子構造設計

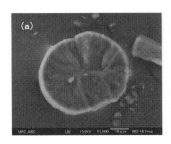 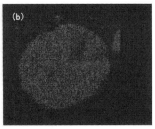

図6　球形TP結晶の割断面のSEM写真及びEDXによるMgのマッピング結果

5.4.4　球形TP結晶の組成分析

　球形TP結晶の調製法はシンプルな方法である。TPは酸性物質であり，アルカリ性である水酸化カリウム水溶液には高濃度（0.8 M，約14 wt％）のTPが溶解している。高濃度でTPが解離している溶液を塩化マグネシウム水溶液に添加すると，TPがマグネシウム（以下，Mgと略す）と塩を形成し，その塩の溶解度が低いために結晶が析出したと推測できる。

　Mgが球形結晶中にどのように存在しているかを確認するために，球形結晶を割断し，エネルギー分散型X線分光装置を付属したSEM（以下，SEM-EDXと略す）によってMgのマッピングを行った。図6(a)に示すように粒子の割断面を観察すると，粒子は放射状に成長して生成しており，球晶に近い構造であることがわかる。また，図6(b)のEDX分析結果をみるとMgは球形結晶全体に分散していることがわかる。また，Mgの定量を行った結果，5.2％のMgを含有していることが確認でき，塩化マグネシウムの代わりに硫酸マグネシウムを用いても同様の球形TP結晶が得られたことから，球形TP結晶はTPマグネシウム塩であることが示唆された。さらに，固体NMRの結果から単一の化合物であることが確認でき，組成分析を行った結果，TP：Mg：水＝2：1：4の比率であったことから，球形TP結晶はテオフィリンマグネシウム塩・水和物［$Mg(C_7H_6N_4O_2)_2 \cdot 4H_2O$］であることが判明した。

5.5　球形TP結晶の徐放性コーティングによるマイクロカプセル化
5.5.1　徐放性マイクロカプセルの調製

　徐放性MCはワースター（Grow Max（140），不二パウダル）を用いて調製した。63〜75 μmに分級した球形TP結晶60 gに表1に示した条件で，Run 1ではエチルセルロース水分散液をベースにしたコーティング液を，Run 2では酢酸ビニル樹脂水分散液をベースにしたコーティング液をそれぞれ所定量スプレーしてマイクロカプセル化した。コーティング後のMCは1 wt％量のタルクを混合し，RUN 1のMCは70℃で3時間，RUN 2のMCは50℃で20時間加熱キュアリングを行った。MCの平均粒子径（D_{50}）はレーザ回折式粒度分布測定装置（マスターサイザーS，ロングベッド仕様，マルバーン）を用いて測定した。

表1 徐放性マイクロカプセルの調製条件及び結果

	Run 1*	Run 2**
Operating conditions		
Inlet air temperature (℃)	55	40
Outlet air temperature (℃)	26〜29	20〜24
Inlet air flow rate (m^3/min)	0.13〜0.14	0.12〜0.14
Liquid flow rate (g/min)	1.0〜1.7	1.0〜1.1
Spray air flow rate (NL/min)	40	40
Product		
Yield (%)	91	93
D_{50} (μm)	72-76	79-90

*　Formulation of coating dispersion (Run 1)
Aquacoat® ECD: Triethyl citrate: Calcium stearate: Water
= 16.0 : 2.4 : 1.6 : 80.0 wt%

**　Formulation of coating dispersion (Run 2)
Kollicoat® SR30D: Triacetin: Talc: Water = 9.0 : 0.3 : 1.5 : 89.2 wt%

5.5.2　徐放性マイクロカプセルの溶出試験結果

得られたMCは63〜150μmのフラクションについて溶出試験を行った。試験は日局パドル法に準じ，回転数100 min^{-1}，試験液は日局崩壊試験第2液（pH6.8）に0.02％のポリソルベート80を添加した900 mLの液を用いて行った。試験液中のTP濃度は，分光光度計（UV-190，島津製作所）を用いて，波長271 nmで測定した。

エチルセルロースベースのコーティング液，または酢酸ビニル樹脂ベースのコーティング液を球形TP結晶に対して15，20，25，および30 wt％コーティングした。それぞれコーティングしたMCのSEM写真を図7(a)，または図7(b)に示す。本法で使用した酢酸ビニル水分散液の最低成膜温度（Kollicoat® SR30D：18℃）はエチルセルロース水分散液の最低成膜温度（Aquacoat® ECD：81℃）に比べ低いため[12]，吸気温度を下げてコーティング操作を行ったが，若干の凝集傾向が認められた。

図8にコーティング量を変えて調製したMCの溶出試験結果を示す。コーティング量20％から

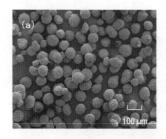 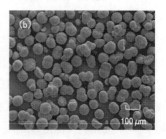

図7　(a)エチルセルロース及び(b)酢酸ビニル樹脂マイクロカプセルのSEM写真

第4章 処方設計・粒子構造設計

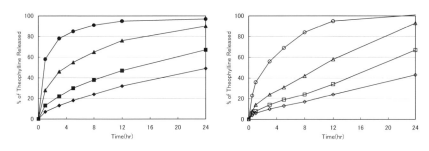

図8 コーティング膜量を変えて調製したエチルセルロース及び酢酸
ビニル樹脂マイクロカプセルからのTPの溶出挙動
エチルセルロースコーティング量：●15% ▲20% ■25% ◆30%
酢酸ビニル樹脂コーティング量：○15% △20% □25% ◇30%

徐放化が確認でき，コーティング量により放出制御が可能であることがわかる。このように平均粒子径が70〜90μmの粒子で，表面積が大きい粒子であるにもかかわらず，少量のコーティング量で徐放化が可能なのはTP結晶が球形であり，均一な徐放膜が形成されるためと考えられる。

5.6 おわりに

テオフィリンの球形結晶を核粒子として用いた徐放性コーティングの例を紹介した。製剤設計の基本は薬物粒子の物性制御であり，薬物結晶の粒子サイズ・形態が制御可能になれば，処方設計および粒子設計は容易になる。

無機物の粒子設計を行っている研究者は，種々のイオンを共存させることにより粒子のサイズ・形態を制御している[13]。有機物は無機物に比べて立体構造が複雑であるため，粒子形態の制御は容易ではないが，晶析条件および添加するイオンの最適化を行うことで，形態制御は可能になると考えられる。今後，このような研究が盛んになれば，製剤化プロセスはよりシンプルになり，時間の短縮化および自動化が進み，さらには安定品質の確保が容易になると考えられる。

文　献

1) K. P. Shah *et al.*, *Int. J. Pharm.*, **109**, 271 (1994)
2) Y. Fukumori *et al.*, *Chem. Pharm. Bull.*, **35**, 2949 (1987)
3) Y. Fukumori *et al.*, *Chem. Pharm. Bull.*, **39**, 1806 (1991)
4) H. Ichikawa *et al.*, *Int. J. Pharm.*, **180**, 195 (1999)
5) Y. Kawashima *et al.*, *J. Pharma. Sci.*, **73** (10), 1407 (1984)
6) 百永眞士ほか，化学工学論文集，**18**(5), 553 (1992)

7) 植村俊信ほか, Pharm. Tech. Japan, **15**(10), 89 (1999)
8) 杉本忠夫ほか, 第55回コロイドおよび界面化学討論会要旨集, p.64 (2002)
9) N. V. Phadnis, *et al.*, *J. Pharma. Sci.*, **86**(11), 1256 (1997)
10) E. Suzuki *et al.*, *Chem. Pharm. Bull.*, **37**, 493 (1989)
11) THE MERCK INDEX 12 th, p.9421
12) A. Dashevsky *et al.*, *Int. J. Pharm.*, **290**, 15 (2005)
13) T. Sugimoto *et al.*, *Colloids Surfaces A: Physicohem. Eng. Aspects*, **70**, 167 (1993)

6 マイクロカプセル含有錠剤の製造における被膜破壊の抑制

高島由季[*1], 湯淺 宏[*2]

6.1 はじめに

　粉体の圧縮成形体である錠剤は医薬品として最も普遍的な剤形であり，大量生産や計数調剤が容易であり，携帯性に優れ，服用し易いなどの利点を持つ。高齢化社会を迎える昨今，医薬品にはさまざまな付加価値が求められており，錠剤においても，速やかな崩壊機能の付与による服用性の向上，薬物放出制御機能や標的指向性の付与による効果の持続化および副作用の低減など，有効かつ利便性の高い患者に優しい機能を付与する設計がなされている。例えば，高齢者や介護者への利便性を高めた口腔内崩壊錠は，嚥下困難な患者や水分摂取に制限のある患者にも適用でき，口腔内に入れると数十秒で速やかに崩壊する全身作用を期待した製剤である。近年では，速やかな崩壊性に加え，徐放性や腸溶性の薬物微粒子を含有させ持続効果を併せ持つ付加価値の高い製剤に仕上げられている。このような製剤化技術の発展はもちろんのこと，低圧縮圧で十分な硬度を得る成形性に富む直打用賦形剤や，優れた崩壊特性を示す崩壊剤など，高機能を有する添加剤の開発も進んでいる。医薬品の製造における添加剤の役割は極めて大きく，用いる添加剤の特性を如何に有効に利用するかによって，得られる製剤の持つ機械的強度，薬物の放出性，安定性などの機能性の良否が決定される。また，錠剤の製造においては，製剤処方のみならず成形条件（成形圧力，圧縮速度など）も重要となる。

　徐放性や腸溶性などの放出制御機能を持つコーティング粒子（マイクロカプセル）を服用しやすい形態である錠剤として製する場合，成形時の圧縮圧力によっては被膜の破壊が生じ，その機能が損失することがある。この原因の一つに圧縮成形時の応力集中による被膜破壊が挙げられる。一般に，圧縮過程で発生する応力は錠剤全体に均一ではなく，錠剤内部において応力や密度に分布が生じ，均質的な内部構造とはならないことが知られている[1]。この応力分布の発生は実際の錠剤成形時，錠剤内に応力集中を生じることを意味し，マイクロカプセル被膜の破壊による腸溶性あるいは徐放性機能の喪失をはじめ，低融点物質の圧縮成形時の融解によるスティッキングなどの打錠障害，酵素の失活による薬効低下，生菌の死滅による薬効低下など，種々の問題を引き起こす[2~6]。このためマイクロカプセルを含有する錠剤の成形時には，発生する応力集中を分散あるいは回避させ，内容薬物あるいは放出制御機能の損失を抑える技術が必要となる。

　本節では，腸溶性放出制御機能を持つマイクロカプセルを含有する錠剤の製造時に生じうる被膜破壊を抑制する製剤化技術について，成形時の錠剤内部における賦形剤による応力の分散性および被膜物性に焦点をあて概説する。

[*1] Yuuki Takashima　東京薬科大学　薬学部　製剤設計学教室　准教授
[*2] Hiroshi Yuasa　松山大学　薬学部　製剤学研究室　教授

6.2 賦形剤による圧縮成形時の応力分散効果
6.2.1 応力分散性の評価

　これまで，薬物の放出制御，不快な味や臭いのマスキング，副作用の低減，薬物の安定化を目的として，マイクロカプセル含有錠剤などのマルチプルユニットタイプの製剤開発が進められてきた。マイクロカプセル含有錠剤の圧縮成形時に起こると考えられる被膜破壊の回避についてはいくつかの報告がある[7]。賦形剤の種類によって圧縮成形時の被膜破壊の程度は異なり，腸溶性基剤であるセラセフェートをコーティングしたフェナセチン含有マイクロカプセルの錠剤化には結晶セルロースが，また，エチルセルロースやヒドロキシプロピルセルロースを被膜基剤としたテオフィリンマイクロカプセルの錠剤化にはキトサンが至適賦形剤となり，高い被膜保護効果が得られることが報告されている[8～10]。また，筆者らは，配合する結晶セルロースおよびマイクロカプセルの粒子サイズが小さいほど被膜の損傷の程度が低減できること，さらに，モデル薬物の脆性を利用して賦形剤の種類による圧縮成形時の錠剤内での応力分散効果を評価し，賦形剤によって錠剤成形時に発生する応力集中の程度が異なることを報告している[4,11]。

　マイクロカプセル含有錠剤の製造においては，配合する賦形剤の応力分散性が小さい場合，圧縮時に発生する局所的な応力は大きくなりコーティング膜であるマイクロカプセル被膜に亀裂が生じる。圧縮によりマイクロカプセル被膜に亀裂が生じると，コア薬物の溶解有効表面積は増大し，錠剤からの薬物放出速度は増大すると考えられる（図1）。このため，マイクロカプセルを賦形剤とともに成形した錠剤からの薬物放出速度は，マイクロカプセル被膜の破壊の程度，すなわち賦形剤による圧縮時の応力分散性の程度として評価することができる[4,11,12]。以下に例を示す。

　図2は，一定の粒度に分級したアスピリンにメタクリル酸コポリマー（Eudragit® L30D55, Evonik Röhm GmbH）を転動流動層装置（マルチプレックスMP-01, パウレック）でコーティングした腸溶性マイクロカプセルを，異なる種類の賦形剤および崩壊剤（カルメロースカルシウムECG® 505, 五徳薬品）とともに，錠剤が実用上充分な機械的強度（約50 N）となる成形圧力で圧縮成形したマイクロカプセル含有錠剤からのpH1.2緩衝液中での薬物放出速度である。圧縮前のマイクロカプセルは，コア薬物の表面に均質な腸溶性被膜が施されているためpH1.2緩衝液中での薬物放出は認められない。このマイクロカプセルを圧縮成形した錠剤では，配合する賦形

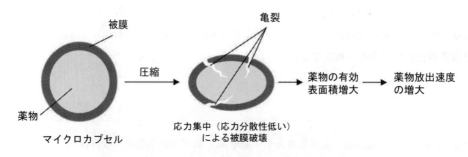

図1　圧縮成形時の錠剤内部での応力分散性評価法の概念図

第4章 処方設計・粒子構造設計

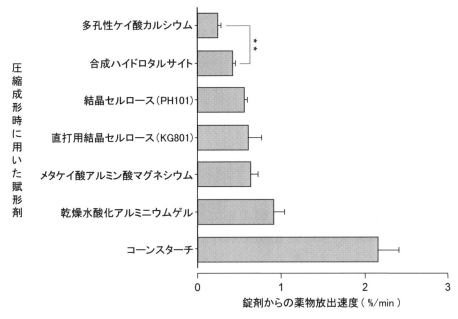

図2 pH 1.2緩衝液中でのマイクロカプセル含有錠剤からの薬物放出速度
(平均±S.D., n=3, **P＜0.05)

剤の種類によって異なる薬物放出速度を示した。賦形剤として多孔性ケイ酸カルシウム（フローライト®，トクヤマ）を配合した錠剤からの薬物放出速度は最も小さく，次いで，合成ハイドロタルサイト（アルカマック®，協和化学工業）＜結晶セルロース（アビセル® PH301，旭化成）＜直打用結晶セルロース（セオラス® KG801，旭化成）＜メタケイ酸アルミン酸マグネシウム（富士化学工業）＜乾燥水酸化アルミニウムゲル（協和化学工業）の順であり，これら賦形剤を用いた場合は薬物放出速度が比較的小さいことから，被膜破壊の程度は小さく，圧縮成形時の応力分散性が高いことが推察される。これに対し，コーンスターチ（日本コーンスターチ）を配合した場合の放出速度は著しく大きく，マイクロカプセル被膜の破壊の程度が大きい，すなわち被膜局所での応力集中が生じていることが推察される。これら錠剤の崩壊時間はいずれも60秒以内であり，崩壊時間の放出速度への影響はないと考えられる。

図3は，圧縮前後のマイクロカプセルの外観および表面の電子顕微鏡（SEM）写真である。ここでは，図2において放出速度が最小および最大を示した多孔性ケイ酸カルシウム，コーンスターチを賦形剤とした錠剤について，周囲の添加剤を刷毛で優しく取り除き露出させたマイクロカプセルを圧縮後の試料としている。圧縮前のマイクロカプセルは滑らかな表面を有し，薬物粒子が均質に被覆されている様子が観察される（図3左）。また，多孔性ケイ酸カルシウム配合のマイクロカプセル含有錠剤においても，錠剤中のマイクロカプセルは損傷することなく滑らかな表面を保持していることがわかる（図3中央）。これに対し，図2で最も大きな放出速度を示したコー

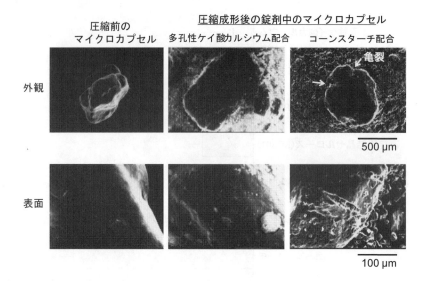

図3 圧縮成形前後のマイクロカプセルの外観および表面のSEM写真

ンスターチ配合の錠剤では，マイクロカプセルの被膜に数カ所の亀裂とコーンスターチ粒子により生じたと考えられる凹凸が観察される（図3右）。コーンスターチは，約200 kN/cm^{2}以下の成形圧力では脆性破壊や塑性変形をほとんど生じない硬い球形粒子である[13,14]。このため，コーンスターチを賦形剤として圧縮成形した場合，コーンスターチとの接触点でのコア薬物の塑性変形に伴い被膜が展延し，その後弾性限界を超えて亀裂を生じたものと推察される。以上のように，放出制御機能を有するマイクロカプセルの錠剤化においては，配合する賦形剤の種類は十分に考慮すべき要因である。

6.2.2 圧縮成形時の圧縮エネルギーと賦形剤による被膜破壊抑制効果

一般に，錠剤製造時の圧縮プロセスは次の4つの段階に分けられる[15]。先ず，粒子の滑り合いや再配列によって粒子間の空隙が満たされ，相対的に体積が減少する（ステージ1）。続いて，粒子が弾性変形を受け，圧力に対する抵抗が増加するため一時的な架橋現象が起こる（ステージ2）。さらに圧力が増大すると，粒子の破壊，塑性変形が起こりステージ2における架橋が崩れ，より粒子間の空隙が充満される（ステージ3）。その後，粒子の再結合が破砕よりも急速に進行し，主に弾性変形によって相対体積が減少する（ステージ4）。このような圧縮プロセスにおける賦形剤の応力分散機構，すなわち，マイクロカプセルの被膜破壊の抑制機構として，打錠機の臼への充てん時にマイクロカプセル周囲に賦形剤が配列し，これら賦形剤粒子が圧縮時に変形することでマイクロカプセル被膜との接触点・接触面に発生する応力が分散され，被膜上での応力集中が回避されることが考えられる。圧縮成形時の臼内での粉体層の変形の程度は，圧縮エネルギーの解析により予測可能である。円形平型杵および上杵用変位計を装着した万能引張圧縮試験機（TCM5000，ミネベア）を用いて2 mm/minの加圧・抜圧速度で圧縮試験を行うことで，上杵変

第4章 処方設計・粒子構造設計

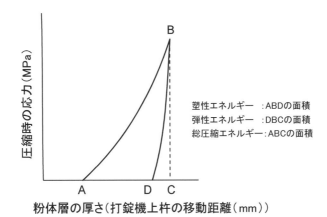

図4　圧縮成形時の上杵変位―応力履歴曲線

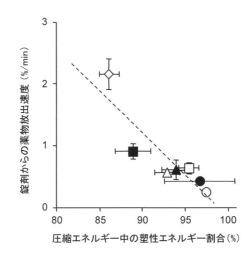

図5　圧縮成形時の塑性エネルギーと薬物放出速度の関係
配合した賦形剤：○: 多孔性ケイ酸カルシウム，●: 合成ハイドロタルサイト，△: 結晶セルロース（PH301），▲: 直打用結晶セルロース（KG801），□: メタケイ酸アルミン酸マグネシウム，■: 乾燥水酸化アルミニウムゲル，◇: コーンスターチ（平均±S.D., n = 3）

位―応力履歴曲線（図4）が得られる。図4に示すA点で応力が発生し，加圧過程（A→B）を経て，B点で最大応力に達した後，抜圧過程（B→D）を経て，D点で応力はゼロとなる。この履歴曲線より，圧縮成形に要した全圧縮エネルギーをABDの面積から求めることができ，これは，粒子再配列および塑性変形に要した塑性エネルギー（DBCの面積）と圧縮後の弾性回復に要した弾性エネルギー（ABCの面積）の和となる[16]。全圧縮エネルギー中の塑性エネルギーの割合が高い場合，圧縮時の弾性回復の程度が少なく，すなわち錠剤内に発生する応力が分散されやすいといえる。腸溶性マイクロカプセル含有錠剤成形時の塑性エネルギー割合と錠剤からの薬物放出速

度には良好な負の相関が認められ（図5），塑性エネルギー割合が大きいほどマイクロカプセル被膜破壊の程度が小さい，すなわち応力分散性が高くなる。特に，多孔性ケイ酸カルシウムは最も高い塑性エネルギー割合を示し，顕著に被膜破壊を抑えることがわかる。多孔性ケイ酸カルシウムは，リン片状のケイ酸カルシウム結晶が花弁状に集合した多孔性球状粒子であり，錠剤内の残留応力が初期応力の90％となる応力緩和速度は極めて高い[11]。このため，これを賦形剤あるいは成形助剤として用いることで，低い圧縮圧力で適度な硬度の錠剤が成形できる。粒子表面粗度が大きいため粒子移動による応力緩和は少なく，圧縮エネルギーは，主に，多孔性ケイ酸カルシウム粒子の脆性破壊および塑性変形に消費され，また塑性変形による圧密化に伴う粒子間接触面積の増大により，被膜上に発生する応力はより分散される。一方，コーンスターチは，他に比べ，塑性エネルギーは小さく塑性変形しにくい粒子であるため，マイクロカプセルとの接触点における応力集中によって顕著な被膜破壊が生じると考えられる。以上のように，圧縮エネルギー解析によって，塑性エネルギーが高く応力分散性が期待される添加剤を選択することは，マイクロカプセルの機能を保持した状態での錠剤化に有用である。

6.3 腸溶性被膜物性によるマイクロカプセル被膜損傷への影響[17]

マイクロカプセル含有錠剤の成形時に生じうる被膜破壊は，上述のように，主に局所に発生する応力集中に起因すると考えられるが，賦形剤の選択のみならず，被膜局所で発生する応力を分散し得る特性の被膜素材の選択も重要である。例えば，腸溶性コーティング基剤の物性により圧縮時の薬物放出速度は異なる。図6に示すように，メタクリル酸コポリマーEudragit®L30D55（L30D55）およびEudragit® FS30D（FS30D）で調製した2種の腸溶性マイクロカプセル（以下，MC-LおよびMC-F）を賦形剤（乳糖／コーンスターチ＝7/3）とともに異なる圧力で圧縮した場合，MC-Fでは薬物放出は認められないのに対し，MC-Lでは圧縮圧の増大に伴い薬物放出速

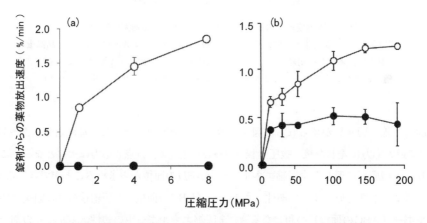

図6 被膜物性の異なる腸溶性マイクロカプセル含有錠剤のpH1.2緩衝液中での薬物放出性への圧縮圧力の影響（(a)：低圧縮圧下，(b)：錠剤成形圧力下）
○：MC-L含有錠剤，●：MC-F含有錠剤（平均±S.D., n＝3）

第4章　処方設計・粒子構造設計

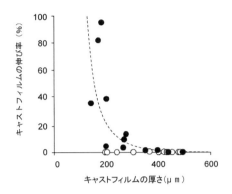

図7　L30D55（○）およびFS30D（●）のキャストフィルムの引張試験によるフィルム破断時での伸び率

度は増大し，成形に至る前の低圧力下でも被膜損傷が生じる（図6(a)）。通常の成形圧力で錠剤とした場合も同様に，成形圧力の増大によるMC-F含有錠剤からの薬物放出速度の顕著な増大は見られず，MC-Lに比べ被膜破壊が抑制される（図6(b)）。MC-Fの被膜基剤であるFS30Dは，L30D55に比べ，ガラス転移温度（Tg：約45℃）が低く，可塑剤（クエン酸トリエチル）の添加率の増加によりさらにTgは40〜15℃（可塑剤5〜10％）に低下する。このため，FS30Dから成るキャストフィルムは室温で高い伸び性を示し（図7），可塑剤の添加によってさらに向上する。このように，伸び率が大きく変形性の高い放出制御基剤を選択し，これを被覆したマイクロカプセルを用いることで，表面に発生する応力は分散され，損傷のほとんどない膜機能を保持したマイクロカプセル含有錠剤の製造が可能となる。

6.4　おわりに

マイクロカプセルの錠剤化における被膜機能の喪失は大きな課題である。医薬品添加剤の物性を把握し，賦形剤やマイクロカプセル被膜素材を適切に選択することは，効率的に錠剤内に発生する応力集中を回避し，被膜損傷のない錠剤化を達成し得る製剤化技術の一つである。

文　　　献

1)　Y. Fukumori et al., *Chem. Pharm. Bull.*, **25**, 1610-1635（1977）
2)　I. Horikoshi et al., *Chem. Pharm. Bull.*, **21**, 2136-2140（1973）
3)　I. Maruyama et al., *J. Pharm. Sci. Technol., Jpn.*, **55**, 134-138（1995）
4)　H. Yuasa et al., *Chem. Pharm. Bull.*, **38**, 752-756（1990）
5)　W. Prapaotrakul et al., *Drug Dev. Ind. Pharm.*, **16**, 1427-1434（1990）

6) T. E. Beckert *et al., Int. J. Pharm.*, **143**, 13-23 (1996)
7) J. R. NIXON *et al., J. Pharm. Pharmacol.*, **32**, 857-859 (1980)
8) A. Hasegawa *et al., Yakugaku Zasshi*, **104**(8), 889-895 (1984)
9) T. Yao *et al., Chem. Pharm. Bull.*, **45**(9), 1510-1514 (1997)
10) T. Yao *et al., Chem. Pharm. Bull.*, **46**, 826-830 (1998)
11) H. Yuasa *et al., Chem. Pharm. Bull.*, **44**, 378-382 (1996)
12) H. Yuasa, Y. Takashima *et al., S. T. P. Pharm.*, **11**, 221-227 (2001)
13) H. Yuasa *et al., J. Pharm. Sci. Technol., Jpn.*, **45**, 171-180 (1985)
14) H. Yuasa *et al., Chem. Pharm. Bull.*, **34**, 5133-5139 (1986)
15) S. T. David *et al., J. Pharm. Sci.*, **66**, 155-159 (1977)
16) T. Asano, H. Yuasa *et al., Drug Dev. Ind. Pharm.*, **23**, 679-685 (1997)
17) H. Yuasa, Y. Takashima *et al., J. Jpn. Soc. Pharm. Mach. &Eng.*, **10**(3), 212-221 (2001)

第5章 製品化技術

1 臨床的機能性を高める製剤技術

並木徳之[*]

1.1 はじめに

　アンメッドニーズによる新薬探索が全世界的に行われ，多くの患者が疾病の苦しみから救済される一方で，まだ人類の手が及ばない深刻な疾患も数多く残されている。そのような疾患を撲滅し幸福な人間社会を築いていくために新薬探索は永遠の課題といえるが，優れた治療薬が既にある疾病をもつ患者のアドヒアランスを高め疾患人口を減らすことも近代医療のなかで重要な課題といえよう。例えば疾患人口がきわめて高い生活習慣病のうち高血圧症はCa拮抗剤，ARB，ACE阻害剤などでコントロールできる疾患であり，糖尿病はインスリンや経口糖尿病薬により，また脂質異常症（高脂血症）はスタチンで一定の治療水準を確保できるようになってきた。しかし優れた薬剤が臨床投入されコントロールできるようになった疾患とはいえ，患者の受療意識が上がらずアドヒアランスが低下すれば結果として期待する治療効果は得られないし，そればかりか薬剤でコントロールされていたはずの疾病が再発することも想定内のことになる。さらに事態が悪化すると次なる重篤な疾患への導火線とも成り得るわけで，コントロール困難な疾患に陥ることも十分に考えられる。例えば，高血圧症，脂質異常症，糖尿病などは脳卒中という深刻な疾患への導火線であるにもかかわらず，薬物治療におけるアドヒアランスが低下しやすい代表的な疾患である。さらに厄介なことに，高血圧症，脂質異常症の2つの疾患を併発している患者は，虚血性脳梗塞などの血栓症を発症するリスクが相加的ではなくて相乗的に増加するため，根本的には患者の受療意識の向上と確実な服薬，すなわちアドヒアランスが治療の成否を握っていると言っても過言ではない[1]（図1）。

　ところで医師は患者に薬剤を処方すると，患者は全ての薬剤を服薬していると概ね信じており，患者も正しく服薬していると申告するのが常であるが，患者は思いのほか適正に服薬してくれていない。服薬不履行の原因は，忙しい，面倒，病気であることを知られたくないなど，患者にも様々な言い分がある。しかし患者本位の医療では，このような患者の服薬不履行を，患者自身に責めることはトレンドとはいいがたい。服薬不履行の原因のひとつに，飲みにくい，使用しずらいという薬剤サイドの見逃せない問題点がある。例えば，大きな錠剤，苦い散剤，しみる点眼剤，ベタつく軟膏剤，剥がれやすく貼りにくいテープ剤など，患者のアドヒアランスの低下につながる薬剤サイドの要因は生物学的同等性が担保された製剤の改良だけでは解決しないと考える。そ

---

　[*] Noriyuki Namiki　静岡県立大学　薬学部・実践薬学分野，薬食生命科学総合学府・薬学研究院　教授

医薬品製剤開発のための次世代微粒子コーティング技術

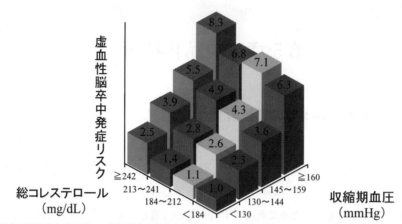

※虚血性脳卒中：脳梗塞，一過性脳虚血発作（TIA）
対象：日本の11研究（24,901名）を含むアジアの29研究とオーストラリアとニュージーランドの7研究の共同コホート研究（380,216名）
方法：ベースライン時の総コレステロールと収縮期血圧と虚血性脳卒中発生との関連を検討．平均追跡期間は5.9年，中央値で4年
Asia Pacific Cohort Studies Collaboration:Circulation 112:3384,2005 より改変

図1　虚血性脳梗塞の発症リスク

こで薬剤のHuman Feelを高めアドヒアランスを向上させるために，微粒子コーティングなどの製剤技術を駆使して，臨床的機能性をもつ製剤を開発する必要がある．臨床的機能性とは，「期待する治療効果が得られる可能性を高める製剤特性」のことで，患者のアドヒアランスを左右し治療効果に大きな影響を及ぼす機能と考えられる[2]．

アドヒアランスが薬物治療の成否に大きなウエイトを占めることついては，以前から医療従事者間での認識はきわめて高いが，最近では薬剤を開発する研究者もとっても優先順位の高い重要な研究フィールドとなりつつあり，その傾向はグローバルな企業であればより鮮明である．米国ではアドヒアランスの低下による医療費の損失金額は年間1,000億ドル以上にものぼるといわれており，その深刻度は計り知れない．最も大きなダメージとなるのが入院治療費で，入院理由の約11％がアドヒアランスの低下によるものとしている[3~5]．すなわち，確実に服薬していれば疾患をコントロールできるため入院の必要のない患者，あるいは入院治療が功を奏して退院でき在宅治療へ移行した患者が，服薬不履行によって病状が悪化，または再燃して入院治療を余儀なくされることは，本来，アドヒアランスが良好であれば必要のない無駄な医療費がかかるとの考えである．米国では保険会社の厳しい審査があり，アドヒアランス低下が保険会社の損失に直結するため，このように大きくクローズアップされていると考えられる．日本では米国とは保険制度が異なるため直接比較することはできないが，日本でもアドヒアランス低下による医療費の損失金額は無視できない高額に達していると推察している．このような情勢を背景に，製薬企業では製造においてコスト高であってもアドヒアランスを高め，結果として入院費などの無駄な経費を削減し医療費を下げることで，最終的には患者にそのメリットを還元でき，一方で製薬企業の利潤に直結するコストパフォーマンスのある薬剤，すなわち，患者にも製薬企業にとってもコストに見

第5章 製品化技術

合う対価が獲得できる費用対効果の高い薬剤への注目度はますます上がる傾向にあり，とくに最近では欧米の企業を吸収合併してきた日本のグローバル製薬企業ではその傾向は強くなりつつある印象を受けている。

臨床的機能性を高める製剤技術とは，アドヒアランスを高め，期待する治療効果が得られる可能性と，薬剤の費用対効果を上げる技術と考える。すなわち，アドヒアランス低下といったピンチを，期待する治療効果が得られる可能性を高めることのみならず，医療費の無駄を削減し薬剤の費用対効果を上げるチャンスに変えることができる技術が，今，医療で求められる製剤技術であろう。以下OD錠を例に挙げ，臨床的機能性を高める製剤技術とは如何なるものであるかについて，本書籍のテーマである微粒子に注目して解説する。

1.2　臨床的機能性を高めるOD錠の製剤技術

昨今，OD錠の開発に拍車がかかり，先発品，ジェネリック品を問わず，臨床で多くのOD錠が使用されるようになった。OD錠の第一の臨床的意義は嚥下困難な患者の救済にあることに間違いないが，アドヒアランスを向上させ，期待する治療効果が得られる可能性を高める臨床的機能性に大きな注目が寄せられている。患者に求められるOD錠とは，ハンドリングや調剤に支障のない錠剤強度をもちつつ，口腔内で即座に崩壊するOD錠である。加えて，口のなかで苦くない，酸っぱくない，臭くない，ザラツキがないなどのMouth Feelに優れることが求められる。とくに臨床では苦いOD錠は致命的であり，OD錠化が求められても苦味のために製造不可能な薬剤は数多く存在する。OD錠の苦味を感じないようにするためには，口腔内でのOD錠の滞在時間を短縮するか，主薬をマスキングするしかないと考える。すなわち主薬を微粒子コーティングすることでOD錠内に空隙をつくり水分の浸透速度を上げ崩壊性を向上させ口腔内でのOD錠の崩壊時間を短縮するとともに，苦い薬剤を粒子内に封じ込めマスキングしMouth Feelを高める必要があると考える。最近ではこのような微粒子コーティング技術が飛躍的に進歩し，これまで苦味のためにOD錠化できなかった薬剤もOD錠化が可能となり患者ベネフィットを大きく向上させてきた。

ファモチジンは苦味のある薬剤であるが，ガスターD錠（アステラス製薬）は微粒子マトリックス技術により薬剤の溶出を制御するとともに，WOWTAB-DRY技術により崩壊性を向上させ口腔内での薬剤滞留時間が短縮することでMouth Feelを向上させた優れたOD錠である。筆者の研究室では，この微粒子マトリックス技術による苦味マスキング効果について臨床薬理試験を行い，ヒトにおいて優れた効果があることを検証している[6]。（文中に記載した，以下，全ての臨床薬理試験は，静岡県立大学研究倫理審査委員会の許認可のもと実施した。）

アムロジピンOD錠「トーワ」（東和薬品）は，苦味マスキング微粒子と崩壊性微粒子をあわせ持つRACTAB技術が投入されたOD錠である[7]（写真1）。このRACTAB技術とは，味覚の良い糖類の表面に水分散性に優れた導水型崩壊剤を微粒子コーティングした約100 μmの速崩壊性粒子と，薬物と直接混合した薬物粒子，あるいは種々の機能性（苦味マスキング，徐放化，腸溶化など）を持たせた薬物粒子とを製造し混合した後，乾式状態で加圧成形する技術である。加圧成形

医薬品製剤開発のための次世代微粒子コーティング技術

苦味マスキング微粒子　　　　速崩壊性微粒子

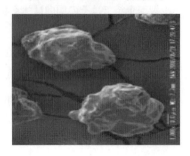 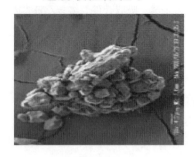

写真1　アムロジピンOD錠「トーワ」のRACTAB技術

をしてOD錠を製する際に錠剤は空隙構造を持つが、これらの粒子が石垣のように規則正しく配列されるため、錠剤硬度はOD錠としては比較的高い水準にある。また全自動錠剤分包機による調剤強度を満足するOD錠で、ガスターD錠と同じくバラ錠包装も販売されている。一方、崩壊性については、口腔内で粒子表面の導水型崩壊剤が水を引き込みやすくするため、少ない水でも即座に崩壊するメカニズムとなっている。また速崩壊性粒子、薬物粒子は約100μm以下で、"ザラツキ感"は感じられず滑らかなMouth Feelが得られるように粒子設計されている。当該研究室では、アムロジピンOD錠「トーワ」について臨床薬理試験を行い、優れた崩壊性と苦味マスキング効果を示すことをヒトで確認している[8]。また主薬は異なるが同じくRACTAB技術で製造されたファモチジンOD錠「トーワ」についても臨床薬理試験を実施し、ヒトで同様の結果が得られたことから[8]、RACTAB技術の有用性を検証するに至っている[9]。

　ところで、薬剤を微粒子コーティングし薬物放出を機能的に制御することにより、OD錠が新たな治療上の有用性を生みだすことに臨床で大きな注目が寄せられている。ハルナールD錠（アステラス製薬）は高齢者の患者さんが服用することが多い薬剤であることから、嚥下困難救済を考えてカプセル剤からOD錠化された製剤であるが、その真価は服用性の良さに限ったことではない。OD錠化する際にカプセル内の徐放性粒子を200μm以下の高機能徐放性微粒子（写真2）としWOWTAB-DRYに組み込み[10]、薬物血中濃度を徐々に直線的に立ち上げることが可能となった。これまでのカプセル剤ではハルナールD錠に比べかなり大きな徐放性粒子が充填されているため、服用初期の薬物放出量が一時的に多くなると考えられ、これにより急激に血中濃度が立ち上がり起立性低血圧などの副作用が起こることがあった。しかしハルナールD錠では、きわめて小さな高機能徐放性微粒子となって服用初期から徐々に薬物が放出すると考えられるため、副作用の発現頻度を低下させることに成功している。

　ベシケアOD錠（アステラス製薬）は、過活動性膀胱（OAB）に用いられるLUTS治療薬のOD錠である。OABとは排尿回数が1日8回以上、かつ尿意切迫感が週1回以上ある疾患であり、日本排尿機能学会が中心となって実施された大規模な疫学調査（2003年発表）によると、OABは40歳

第5章　製品化技術

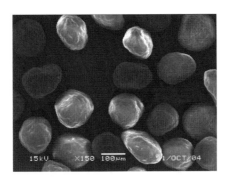

写真2　ハルナールD錠の高機能徐放性微粒子

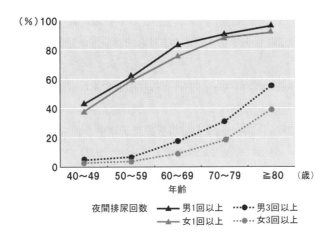

図2　加齢に伴う夜間排尿回数

以上の健康な男女の12.4%にみられ，全国では約810万人がOABを有していると推計されている[11]。OABは加齢にともない有病率が増える疾患で，80歳代では3人に1人が有すると報告されており，超高齢社会を迎える日本においては，増加する傾向にある。また，40歳以上の男女4,480名を対象に夜間排尿回数を男女・年齢別に調査しところ，高齢のOAB患者さんでは，夜間頻尿を訴える方が多くみられ，夜間頻尿を有する率は男女とも40歳代から上昇し80歳代では約90%にも達し，60歳代からは夜間排尿回数が3回以上の方も増えてくることが報告されている[12]（図2）。夜間排尿は高齢者に多く，回数が2回以上になるとQOLが低下するため臨床的に問題になり治療の対象になる。とくに夜間排尿回数が多いほど高齢者の転倒の頻度が高くなり，時には骨折の原因にもなることから夜間排尿回数を減らすために何らかの対応をとることが望ましいとされている[12]。

OD錠が服薬時の飲水量を減らすことは経験的知見として明らかであるが，具体的な実験的検証を行うには至っていない。服薬時の水分摂取量は患者の服薬数や服薬方法の違いに影響され，

しかも個人差が大きいため評価が難しいとされている。そこで当該研究室で再現性のある試験方法を確立し具体的に臨床薬理試験を実施したところ，ベシケアOD錠が普通錠に比べ有意に飲水量を半分以下に減らすことができることを，プラセボ製剤を用い間接的ではあるがヒトで検証することができた[13]。この試験から，ベシケアOD錠は服薬時の飲水量を減らし排尿回数を減らせる可能性を高める臨床的機能性があると考えられ，加えて，服薬時の飲水に対する患者の恐怖感を払拭できる効果もあると示唆された。このようにOD錠の服薬により水分摂取量を減らせるというメリットは，高血圧症や腎疾患など水分制限のある疾患の治療においても，重要な臨床的機能性と評価できる。また，OD錠の水なし，もしくは少量の水で服薬できるベシケアOD錠のメリットは，患者が時間と場所を選ばず簡便に服用できることにもつながり，このことが治療に付加価値を与える場合もあると考えられる。例えば枕元にOD錠を用意しておけば，少し体を起こしベッドサイドで服薬できるため，服薬のために起き上がり転倒・転落のリスクを軽減でき，しかも睡眠の質の低下を防ぐ観点からもベシケアOD錠は高齢のOAB患者さんに適した製剤と考えられる。

ところでOD錠によって飲水量が減らせても，苦いOD錠であれば追加飲水して，結局は水分摂取量が増えてしまうことが予測される。ベシケアOD錠は，塩析微粒子（Salting-out Taste-masking System）がOD錠内に組み込まれ，塩析微粒子は中心から薬物コア層，中層に塩析層（塩析剤＋水溶性高分子），外層に水侵入量制御層（水不溶性物質）の3層構造をしている（図3）。口腔内や喉では唾液が塩析微粒子の水侵入量制御層を介して浸透し水溶性高分子層を溶解させ塩

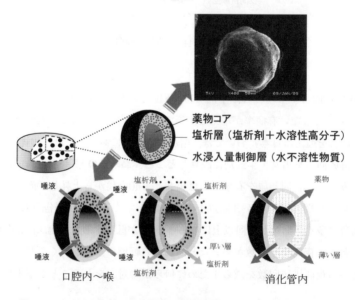

図3　ベシケアOD錠の塩析微粒子構造と苦味マスキングのメカニズム
「口腔内崩壊錠に適した機能性微粒子の製剤設計」
PLCM（耕薬）研究会第5回シンポジウム（2011年1月名古屋）を改変

第5章 製品化技術

析剤を放出させるが,コアの薬物層は消化管内に入ってから溶解し放出するため,苦味を感じることが少ないOD錠である（図3）[14,15]。このようにベシケアOD錠は,塩析微粒子という機能性微粒子によって苦味をマスキングし,追加飲水を極力回避し水分摂取量を必要最低限に抑えることができる臨床的機能性があることにも傾注される。

さらに神経因性OABの患者では,その基礎疾患より嚥下困難をともなっている方も散見し,このような患者ではOD錠の第一の臨床的意義である嚥下困難の救済という点で大きな期待が寄せられることも付記する[16]。

1.3 おわりに

臨床的機能性を高める製剤技術とは,アドヒアランスを高め,期待する治療効果と費用対効果を向上させる技術であると考える。本書籍のテーマである微粒子に注目し,その具体例としてOD錠の微粒子コーティング技術について紹介した。冒頭でも述べたが,アドヒアランス低下といったピンチを,期待する治療効果が得られる可能性を高めることのみならず,医療費の無駄を削減し薬剤の費用対効果を上げるチャンスに変えることができるのが臨床的機能性を高める製剤技術であり,微粒子設計技術がその端緒を開いていくことは間違いないであろう。

文　献

1) Asia Pacific Cohort Studies Collaboration, Circulation, **112**, 3384-3390 (2005)
2) 並木徳之, 日経DI, 43-45 (2010)
3) World Health Organization (2003)
4) The 2002 International Pharmaceutical Congress New York, April (2002)
5) J. E. Broderick et al., *Psychoneuroendocrinology*, **29**, 636-650 (2004)
6) Seiki Kojima et al., *J. Drug Del. Sci. Tech.* (2012) in press.
7) 沖本和人ほか, 薬事, **50**, 1691-1699 (2008)
8) 池上奈穂ほか, 日本薬学会第123年会（2012年3月札幌）で発表した。
9) Sugiura T et al., *Chem. Pharm. Bull.*, **60**, 315-319 (2012)
10) 西浦希, 薬事, **50**, 1677-1681 (2008)
11) 日本排尿機能学会夜間頻尿診療ガイドライン作成委員会編, 夜間頻尿診療ガイドライン, ブラックウェルパブリッシング (2009)
12) 本間之夫ほか, 日本排尿機能学会誌, **14**, 266-277 (2003)
13) 山田健二郎ほか, 日本薬学会132年会（2012年3月札幌）で発表した。
14) 田崎弘朗, 日本薬剤学会第34回製剤セミナー要旨集, 70-75 (2009)
15) Salting-out Taste-masking System は, 日本薬剤学会旭化成創剤開発技術賞（日本薬剤学会第27年会, 2012年5月神戸）を受賞した。

16) 並木徳之ほか, *Astellas Square*, **7**, 4-10 (2011)

2　微粒子コーティング技術を施した口腔内崩壊錠の開発

奥田　豊*

2.1　はじめに

　我が国の総人口が減少するなかで高齢者（65歳以上）人口は年々増加傾向にあり，2013年には総人口に対する高齢化率は約25％を超え，4人に1人が高齢者となると推定されている[1]。このような本格的な高齢社会をはじめとする社会的環境変化によって複数の疾患，特に高血圧や糖尿病などの慢性疾患の治療が必要となり，多種多剤の薬剤が服用されるケースが多く，我が国では欧米に比べて多剤併用の比率が非常に高いものとなっている。製薬メーカーとしては，患者に対してQOL向上や服薬コンプライアンスを改善する製剤を追求し，また医療現場に対して調剤業務および介護負担の軽減，さらには流通を含めた品質確保まで考慮した製剤を提供しなければならない。すなわち，患者と医療（調剤現場）の両者に対するユーザビリティー（Usability）を考慮した，製造面において汎用性の高い製剤技術の開発が必須になるものと考える。

　近年，患者に対するQOL向上や服薬コンプライアンスに応えた製剤として，口腔内速崩壊錠〔Orally disintegrating tablets（以下ODT）〕が注目されている。このようにODTの第一のメリットは嚥下困難の救済であることは周知であるが，ここ数年でODTへの臨床ニーズの多様化に伴い様々な薬剤がODT化され，その価値観も大きく展開しつつある[2]。また，2008年12月にはFDAよりODTガイダンスが提案され，世界的にも認知された製剤となっている[3]。同年，国内におけるOD錠は，22成分，80製剤以上が上市されており，そのうちジェネリック製剤は57製剤も含まれ，その比率は70％に達している[4]。

2.2　ODTの課題とODT化技術の推移

　橋本らは，高齢者の服薬の実態と剤形に対する意識調査により，服薬時のつかえ感を経験している高齢者111名に剤形変更の希望を聞いたところ，27.6％が剤形変更を希望し，そのうち37.3％がODTを希望したと報告している[5]。このようなアンケート結果からも，ODTの患者に対するニーズは明らかである。しかしながら，このようにODTは患者に対して非常に有用ではあるが，製造面における汎用性，調剤現場に対しては，以下のような2つの課題を主として挙げることができる。1つ目は，1990年頃を皮切りに開発されてきたODTではあるが，錠剤の成形法に改良工夫が重ねられ，第1世代の鋳型成形法から第2世代（湿式状態での加圧成形法），第3世代（乾式状態での加圧成形法）へと進展してきた[6〜9]が，特殊な製法を用いなければならなく製造汎用性に欠ける点である。2つ目は，ODTの錠剤硬度は低く，調剤現場において一包化包装時に割れ・欠けなどを認め，取り扱いが極めて困難であるという点である。このことは，入倉らによって実施された医師，看護師および薬剤師（計785名）に対して行われたアンケート調査報告からも明らかである。アンケートに答えた薬剤師の83％が，①吸湿しやすい，②一包化しにくい，③壊れやすい

---

*　Yutaka Okuda　東和薬品㈱　製剤技術センター　製剤研究部　次長

ことをODTの取り扱い上での課題として挙げている[10]。

これらの課題を踏まえ，最近では速崩壊性機能と物理的強度を確保するために，圧縮成形能が高くかつ吸水性と膨潤力の高い崩壊剤を多く配合させ，非常に簡便な直接打錠法で製されたものが報告されている[11,12]。しかし，このようなODTの錠剤硬度は見かけ上高くなるが，口腔内における少量の唾液中では崩壊時間が遅延する傾向を示し，さらには服薬時においてはザラツキ感や粘り感を示すことから[13]，必ずしも患者の服薬コンプライアンスを満たしているものではないものと考える。また，微粒子コーティング技術の発展により「苦味マスキング」，「徐放性」，「腸溶性」などの機能性を有する高付加価値型ODTが上市され，もはや経口固形製剤の主流となりつつある。高付加価値型ODTには種々の放出制御能や表面改質を賦与した機能性薬物含有粒子（以下，機能性微粒子）が含有されており，ODT化技術と微粒子コーティング技術の融合が重要と考える。

今回われわれは新しいコンセプトのもと，糖および糖アルコール（特にtrehalose，mannitol）の表面にwicking剤を被覆する簡便な製造法で速崩壊性粒子を設計し，ユーザビリティーを十分に考慮できるODT化技術（RACTAB®：Rapid and Comfortable Tablets）を開発した。そこで今回は，多くの薬物に適用でき，患者のみならず医療現場のニーズにも応える高いプラットフォーム技術であるODT化技術（RACTAB®）の開発と機能性微粒子を含むODTへの展開について微粒子コーティング技術の視点から取りまとめて紹介する。

2.3 新規口腔内崩壊錠技術（RACTAB®）の開発

RACTAB®技術は，下記2つのコンセプトから成り立っている。

① 甘味と清涼感を有し，かつ高い溶解性を認める糖類の表面に，水分散性に優れたwicking剤を微粒子コーティング（Suspension spray-coating method）した約100 μm以下にコントロールされた速崩壊性粒子（Rapidly disintegrating particles）の創製

② 速崩壊性粒子と薬物を直接混合するか，あるいは種々の機能性微粒子（苦味マスキング，徐放化，腸溶化など）をつくり混合し，乾式状態で加圧成形するインテリジェント処方設計技術

上述のコンセプトにより，プラットフォーム技術として開発されたRACTAB®技術は，従来のODT化技術とは異なり，微粒子コーティング技術とインテリジェントな処方設計を施すことで速崩壊特性および服用感を維持し，医療現場での取り扱い易さを追求するとともに，広範囲な薬物にも適用できる汎用性の高い新規ODT化技術である。以下に，その技術確立の経緯を簡単に紹介する。

一般的に糖類は，高い溶解性と優れた打錠特性（成形性）を認める。また甘み，清涼感を有することから服用感が良好で，かつ低コストであるため，一般的な経口固形製剤に広く使用されている。しかしながら，これらを未処理の状態で打錠すると塑性変形を起こすことが知られており，打錠圧力に依存して錠剤硬度が高くなるにつれ，錠剤の空隙率の減少にともない崩壊時間が遅延

第5章 製品化技術

表1 Physical properties of the materials used

Material	Particle size D_{50} (μm)	Solubility (g/100 mL water)	True density (g/cm^3)	Melting point (℃)
Trehalose	75.1*	77.5**	1.53**	97**
Mannitol	64.3*	16.7**	1.48**	188-189**
Lactose	58.2*	20**	1.52**	219**
Corn starch	19.9*	—	1.48**	—
Crospovidone	16.1*	—	1.22***	—
Hydroxypropyl starch	12.9**	—	—	—

* Measured by laser particle counter (LA-920, HORIBA)
** Cited from production catalogues
*** Measured by gas pycnometer (Ultra Pycnometer 1000, Yuasa-Ionics Co., Ltd)

するものと推察される。よって糖類をそのままの特性でODTへ活用することは，打錠条件の影響を受けるため困難であると考えた。

そこで，糖類のODTへの優位点を残したまま打錠による影響を緩和させ，かつ少量の水分によって速やかな崩壊を確保させるために，wicking剤によって糖類を表面改質した速崩壊性粒子を設計することとした。wicking剤としては，賦形剤，崩壊剤あるいは結合剤として多様な機能性を有し，表1に示すように糖類よりも粒子径が小さく，真密度が糖類とほぼ同様なcorn starchをベースとし，他の崩壊剤のスクリーニングを重ね，最適な組み合わせを見出した[14〜17]。

製造方法としては，最適な比率のcorn starchとcrospovidoneを精製水に懸濁させた液をmannitolの表面にスプレーコーティングする新しい微粒子コーティング技術であり，従来のODT化技術のような特殊な製造機械を必要としないことも特徴的である。

2.4 Suspension spray-coating法の確立

表2および図1に示した処方のうち，最適な製造方法を確立するために，糖類としてはtrehaloseを用いて，図1に示した種々の製造方法にてODT（TrD-1〜TrD-5）を試作し，打錠圧力と錠剤硬度および錠剤硬度と口腔内崩壊時間の関係を以下に考察した。

まず，評価用ODTサンプルの製造方法について詳細を述べる。一般の錠剤製造方法であるMethod Aとしては，TrD-1から3までを調製した。TrD-1はtrehaloseに精製水を噴霧造粒して得た顆粒をmagnesium stearateとともに混合した後，打錠し製した。次いでTrD-2は，TrD-1で得られた顆粒に1錠あたり28％のcorn starchを外部添加し，所定のmagnesium stearateと混合した後に打錠した。TrD-3は，Method Aの内部添加法として，最初にtrehaloseとcorn starchを混合した後に，TrD-1と同様な方法でODTを調製した。一方，新しい製造方法であるMethod B（Suspension法）を用いてTrD-4およびTrD-5を調製した。これらは，corn starchを精製水に懸濁させた液をtrehaloseにスプレーコーティングし調製する製造方法であり，TrD-4はcorn starch所定量の一部を内部添加しているが，TrD-5は全量をスプレーコーティングし

表2 Formulations of Orally Disintegrating Tablets (250 mg/tablet)

Material	(Conditions)	TrD-1	TrD-2	TrD-3	TrD-4	TrD-5	LcD	MaD	TMD	CPD	HSD	LSD
Trehalose		247.5	177.5	177.5	177.5	177.5			60			
Mannitol								177.5	117.5	237.5	177.5	235
Lactose							177.5					
Corn starch	(Sus.)				20	70	70	70	70			
Corn starch	(Intra.)			70	50							
Corn starch	(Extra.)	70										
Crospovidone	(Sus.)									10		
Hydroxypropyl starch	(Sus.)										70	
Light anhydrous silicic acid	(Sus.)											12.5
Magnesium stearate		←					2.5					→
Manufacturing process		A	A	A	B	B	B	B	B	B	B	B

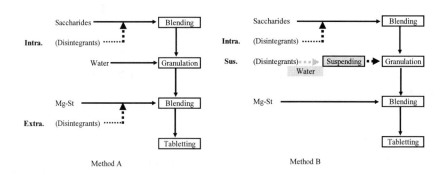

図1 Manufacturing process for Orally Disintegrating Tablets (Method B) and Conventional Tablets (Method A) using fluidized bed granulator.
Method A is divided into the following three methods: (intra., extra. and no adding). Method B is divided into two methods: (intra./sus. and sus.).

たものである。これら5種のODTについて，打錠圧力と錠剤硬度の関係を図2に，錠剤硬度と口腔内崩壊時間の関係を図3に示した。TrD-1は優れた成形性を認め，低い打錠圧（1.5kN）においても20Nの錠剤硬度が得られた。しかしながら，corn starchが配合されていないために，その口腔内崩壊時間は，錠剤硬度に依存して大幅に遅延することが明らかとなった。一方，TrD-2は流動性と成形性が悪く，打錠圧力10-12kNでキャッピングし製錠できなかった。さらにTrD-3は，打錠圧を増加させるにつれ錠剤硬度も高くなったが，口腔内崩壊時間も著しく遅延する傾向

第5章　製品化技術

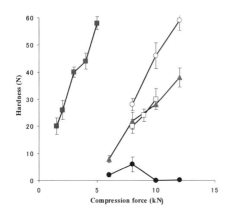

図2　Relationship between compression force and tablet hardness by various preparation methods.
TrD-1（■），TrD-2（●），TrD-3（▲），TrD-4（□），TrD-5（○）

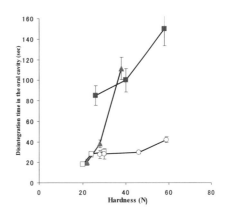

図3　Relationship between tablet hardness and disintegration time in the oral cavity by various preparation methods.
TrD-1（■），TrD-3（▲），TrD-4（□），TrD-5（○）

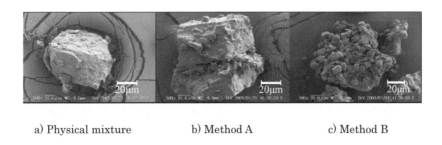

a) Physical mixture　　　b) Method A　　　c) Method B

図4　Scanning electron micrographs of surface-modified trehalose by method A and method B.

を認めた。これはtrehaloseの塑性変性により，錠剤内部の吸水チャンネルが減少したことによるものと推察された。一方，TrD-4およびTrD-5は打錠圧力の増加にともない錠剤硬度が高くなり，さらにはMethod Aで調製されたものと比べ，口腔内崩壊時間は錠剤硬度に依存することなく，著しく小さくなることが確認された。

そこで，trehaloseとcorn starchの物理混合粒，Method AおよびMethod Bで得られた粒子のSEM観察を行い比較した（図4参照）。これらのSEM観察からもわかるように，trehaloseにcorn starchの懸濁液を微粒子コーティングすることにより，trehaloseの表面がcorn starch粒子によって覆われ改質されていることが明らかとなった。

これらの結果から，Method Aでは，wicking剤を効果的に作用させることができないが，corn starch懸濁液をスプレーコーティングさせるMethod Bでは，wicking剤がODT内部でネットワークを形成し，錠剤硬度も高くかつ速い崩壊速度を有するODTの製造方法に適していることが明

らかになった。

2.5 最適な糖類および崩壊剤のスクリーニング

Suspension 法により，非常に有用な特性を有する ODT が調製できることが明らかになった。ここでは，先に検討した trehalose 以外に適切な糖類はないか，さらには corn starch へ崩壊剤を組み合わせて相乗効果が確認できるか否かを検討した。

糖類として mannitol と lactose を用いて，先に用いた trehalose と比較評価した（表 2 の処方：LcD, MaD）。また，corn starch に新たに加える wicking 剤として崩壊作用に強い crospovidone, hydroxypropyl starch および light anhydrous silicic acid を候補として（表 2 の処方 CPD, HSD, and LSD），ODT を調製した。さらに各々錠剤硬度と口腔内崩壊時間との関係をプロットし，その回帰直線式から算出した傾き（錠剤硬度あたりの崩壊時間：D/H）を表 3 にまとめた。結果として，糖の中で mannitol が最も小さい D/H 値を示すことが確認されたが，その錠剤硬度は打錠圧を増加させても約 30 N でプラトーとなることが確認された。一方 wicking 剤の中では，crospovidone が最も低い D/H 値を示し，corn starch の D/H 値と比べ近い値を示した。このことは，crospovidone は硬い粒子のため，打錠工程による塑性変形が小さく，粒子間空隙が確保されたためと考えられた[18]。また，crospovidone は比表面積が大きく，優れた流動性と成形性を有することが報告されていることから[19,20]，corn starch と組み合わせる wicking 剤として最適であるものと考えた。

次に，corn starch および crospovidone の配合比率を変動させて検討を重ねた結果，ODT として最適比率を見出すことができた。このように mannitol に corn starch および crospovidone をコーティングした速崩壊性粒子を打錠した ODT は，D/H が小さく高い錠剤硬度（約 70 N 以上）でも崩壊が速い（30 秒以内）ことが確認された。また，第一世代〜第三世代の ODT との製剤特性比較を図 5 に示した。これらの ODT の錠剤硬度と口腔内崩壊時間との関係から，RACTAB® 製剤は第一世代から第三世代の ODT とは異なり，wicking 剤によって吸水チャンネルが構成され，口腔内の極少量の唾液でも速やかに崩壊し，通常の錠剤なみに空隙率を減少させることができることか

表3 D/H value of ODTs with various combinations of excipients and wicking agents

Excipients	Wicking agents	D/H value (slope)
Trehalose	Corn starch*	5.820
Trehalose	Corn starch**	0.4305
Mannitol	Corn starch**	0.0484
Lactose	Corn starch**	0.3647
Mannitol	Crospovidone**	0.1346
Mannitol	Hydroxypropyl starch**	0.5204
Mannitol	Light Anhydrous Silicic Acid**	2.4150

* Conventional Method
** Suspension Method

第5章 製品化技術

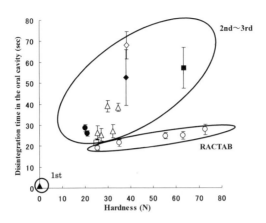

図5 Relationship between tablet hardness and disintegration time in the oral cavity on ODTs prepared by the suspension method (○), and conventional method (●,□,■,◆,◇,▲,△).

表4 Comparison of particle characteristics of rapidly disintegrating particles and these materials tested

Material	Heywood Diameter* (μm)	Angle of response (°)	True density (g/cm^3)	Surface area (m^2/g)		Circularity measure	V_{total}** (cm^3/g)	R_{ave}*** (nm)
				Laser	BET			
Rapidly disintegrating particles	23.7±17.2	37	1.475	0.0911	1.120	0.782	0.0025	4.42
Mannitol	24.1±12.9	42	1.480	–	–	0.742	–	–
Corn starch	12.9±7.4	40	1.478	0.410	1.201	0.684	0.0026	4.34
Crospovidone	8.5±4.4	42	1.216	0.368	1.836	0.695	0.0050	5.41

* mean ± S.D. (n=3000)
** Total pore volume
*** Average pore diameter

ら高い硬度を確保することができ，その優位性が明らかとなった。

本技術で得られた速崩壊性粒子の物性を粒子形状分析と気体吸着法による幾何学的構造解析を行い，結果を表4にまとめた。速崩壊性粒子は，平均粒子径が100μm以下の微粒子でありながら円形度が高く流動性に優れており，さらに，比表面積が非常に大きく，平均細孔径が4.42 nmと非常に微細な細孔を有することが確認された。この速崩壊性粒子と薬物，あるいは機能性微粒子を混合し打錠することによって，第一世代から第三世代のODTとは異なり，速崩壊性粒子間で強固に結合するとともに，wicking剤によって高い吸水性を持つ緻密なチャンネル構造を有する。その導水メカニズムは図6に示すようにPhase 1：毛細管現象，Phase 2：粒子間結合力の低減，Phase 3：mannitolの溶解によるポロシティの増大の3段階のサイクルにより，口腔内の極少量の唾液でも速やかに崩壊すると考えられる。さらに通常の錠剤なみに空隙率を減少させることが

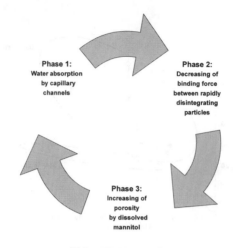

図6　Wicking action

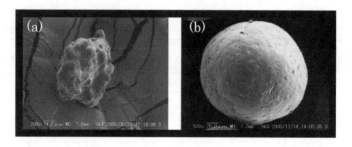

図7　Scanning electron micrographs of functional particles.
(a) Taste masking particle, (b) Control-released particle

でき（図4，図7），高い錠剤硬度を確保することができることから調剤現場において，ODTの課題を克服することが可能となる。

2.6　機能性微粒子の設計

　ODT化技術は広範多岐に研究開発され，更なる服薬アドヒアランス向上を目指し，臨床的機能性が付加されるなどの高付加価値型ODTが希求されている。このような背景のもとODTの開発において，機能性微粒子の設計は非常に重要となる。機能性微粒子が含有されているブランド品としては，ハルナールD錠（放出制御），タケプロンOD錠（腸溶化），ガスターD錠（苦味マスキング），アムロジンOD錠（苦味マスキング）などがあげられる。機能性微粒子としては，口腔内でのざらつき感を軽減するために100〜200μm程度にまで小さくした設計，技術確立が非常に重要となる[21]。

　微粒子コーティング法は，一般的な流動噴霧法（トップスプレー，ボトムスプレー）と複合型

第5章 製品化技術

流動噴霧法(転動流動機構付,整粒機構付)に分類される。また,その噴霧特性および機構に応じ,微粒子コーティング時における粒子径の適正範囲が提唱されている。増田らは,WOWTAB技術を用いたハルナールD錠中に含有する平均粒子径200 μm以下の微粒子を得るために,側方噴霧法が非常に有用であることを報告している[22]。この場合の噴霧ノズルは傾斜器面に装着するため,コーティング組成の結晶化が被コーティング粉体表面で行われ,安定的に皮膜を形成させることができる。また,空気流のない領域で安定的なコーティングが可能となり,また噴霧空気の粉砕力によって団粒の発生を抑制し,機能性微粒子を得ることができる。さらに整粒機能付のコーティング装置が開発されるなど,製造機器メーカーの技術が進展する反面,特殊かつ複雑化された機器構造のために,操作性,洗浄性およびスケールアップギャップなどの課題が危惧される。

一方,RACTAB®技術に用いる速崩壊性粒子および機能性微粒子の粒子サイズは,製剤特許などの抵触がない限り,口腔内でのざらつきを回避するため一律100 μm程度となるように設計されている。速崩壊性粒子や苦味マスキング粒子は,インテリジェントな処方設計と,汎用されるスプレーコーティング装置を用いた微粒子コーティング条件の最適化により創製され,従来,汎用的なスプレーコーティング装置では機能性付与および粒子コントロールが困難とされていた100 μm前後の微粒子設計に成功している。

2.7 機能性微粒子を含有するRACTAB®製剤への展開

以上に述べてきたようにRACTAB®技術は,種々の機能性を付加させた薬物粒子を速崩壊性粒子と組み合わせることによって,多種多様の薬剤に対し付加価値を高めたODTを開発する上で非常に有用なプラットフォーム技術といえる。つまり,RACTAB®製剤は速崩壊性粒子に薬物を直接混合するか,あるいは種々の機能性(苦味マスキング,徐放化,腸溶化など:図7参照)を付与させた薬物粒子を混合し,乾式加圧成形した極めてシンプルなODTである。この技術をベースとし,機能性微粒子を含有させて開発した成功例としては,微粒子コーティング技術を応用したファモチジンD錠(苦味マスキング),アムロジピンOD錠(苦味+遮光マスキング),ランソプラゾールOD錠(腸溶),タムスロシンOD錠(放出制御)などがあげられる。これらのODTは,従来のODTの課題を克服した非常にユーザビリティーの高いものである。

2.8 まとめ

以上,微粒子コーティング技術とインテリジェント処方設計の融合により確立された,新しいコンセプトのODT化技術であるRACTAB®技術の概要紹介とともに,微粒子コーティング技術を適用した機能性微粒子を含有するODTへの展開について紹介した。このODT化技術は,優れた流動性と成形性に加え,打錠後においても吸水チャンネルが保持できる特性を有する速崩壊性粒子がkeyであり,薬物単独あるいはアムロジピンOD錠やタムスロシンOD錠のような薬物に機能性を施した粒子を組み合わせることによって非常に汎用性の高いプラットフォーム技術となることが明らかである。このように機能性微粒子と速崩壊性粒子を混合・乾式加圧成形する非常に

シンプルな製法であるにもかかわらず，各々の機能性を低下させることなく患者，医療現場及び生産現場に対し，ユーザビリティーの高い製剤特性を有するODTの設計が可能となる。

　今後，RACTAB®のようなプラットフォーム技術がさらに発展あるいは確立されるとともに，ユーザビリティーを考慮した多くの付加価値型製剤が創製され，医療の場でますます貢献することを期待したい。

文　　献

1) 総務省統計データ予測（2009）
2) 並木徳之，製剤の工夫で患者ベネフィットを上げる，飲みやすい製剤の豆知識を処方設計支援や服薬指導に活かす，月刊薬事，**50**(11), 91-99（2008）
3) FDA, Rockvill, MD, Orally Disintegrating Tablets, Guidance for Industry, (2008)
4) 増田義典，口腔内崩壊錠高機能化技術―側方噴霧微粒子コーティング法（側方噴霧法），*Pharm. Tech. Japan*, **25**, 57-61（2006）
5) 高橋隆男，高齢者の服薬の実態と剤形に対する意識調査，*Therapeutic Research*, **27**(6), 1219-1225（2006）
6) Bi YX, *et al.*, *Pharm. Tech. Japan*, **14**, 1723-1733 (1998)
7) Bi YX, *et al.*, Evaluation of rapidly disintegrating tablets prepared by a direct compression method, *Drug Dev. Ind. Pharm.*, **25**(5), 571-581 (1999)
8) Bi YX, *et al.*, Preparation and Evaluation of a Compressed Tablet Rapidly Disintegrating in the Oral Cavity, *Chem. Pharm. Bull.*, **44**(11), 2121-2127 (1996)
9) Mizumoto T, *et al.*, Formulation design of a novel fast-disintegrating tablet, *Int J Pharm*, **306**, 83-90 (2005)
10) 入倉充，PLCM研究会第2回シンポジウム講演要旨集，75-80（2008）
11) Watanabe Y, *et al.*, New compressed tablet rapidly disintegrating in saliva in the mouth using crystalline cellulose and a disintegrant., *Biol. Pharm. Bull.*, **18**, 1308-1310 (1995)
12) Bi YX, *et al.*, Evaluation of rapidly disintegrating tablets prepared by a direct compression method., *Drug Dev. Ind. Pharm.*, **25**, 571-581 (1999)
13) Ishikawa T, *et al.*, Preparation of rapidly disintegrating tablet using new types of microcrys-talline cellulose (PH-M series) and low substituted-hydroxypropylcellulose or spherical sugar granules by direct compression method., *Chem. Pharm. Bull.*, **49**, 134-139 (2001)
14) Okuda Y, *et al.*, A new formulation for oral disintegration tablets using a suspension spray-coating method, *Int. J. Pharm.*, **382**, 80-87 (2009)
15) 沖本和人ほか，口腔内速崩壊錠の優れた製剤技術に学ぶ―ジェネリックOD錠(RACTAB)．月刊薬事，**50**(11),（2008）
16) 奥田豊，ユーザビリティーを考慮した口腔内崩壊錠―アムロジピンOD錠「トーワ」―，調

剤と情報，**15**(8), (2009)
17) 沖本和人，アムロジピンOD錠「トーワ」，ファルマシア，**45**(11), (2009)
18) Bolhuis G. K, *et al.*, *Acta Pharm. Technol.*, **30**, 24-32 (1984)
19) Van Kamp H. V, *et al.*, Optimization of a formulation for direct compression using a simplex lattice design., *Pharm. Weekbl Sci.*, **9**(5), 265-273 (1987)
20) Shu T, *et al.*, Studies of Rapidly Disintegrating Tablets in the Oral Cavity Using Co-ground Mixtures of Mannitol with Crospovidone., *Chem. Pharm. Bull.* **50**(2), 193-198 (2002)
21) Mizumoto T, *et al.*, Formulation design of taste-masked Particle, Including famotidine, for an oral fast-disintegrating dosage form., *Chem. Pharm. Bull.*, **56**(4), 530-535 (2008)
22) 増田義典，口腔内崩壊錠高機能化技術―側方噴霧微粒子コーティング法（側方噴霧法），*Pharm. Tech. Japan*, **25**(1), 89-96 (2009)

3 新規苦味マスキング技術を用いたベシケアOD錠の設計

迫　和博[*1], 吉田高之[*2]

3.1 はじめに

　微粒子コーティング技術は，薬物の溶解，放出を制御することで，患者さんの服薬コンプライアンスの向上，確実な薬効発揮，副作用の軽減を可能にする重要な技術である。コンプライアンスを向上できる製剤として口腔内崩壊錠が普及しており，飲水なしでの服用が可能であり，液剤のように飲み込みやすく，錠剤のように取り扱うことができることから，多くの薬物への適用が望まれている。しかし薬物の中には苦味，酸味など不快な味を呈するものが多く，そのような薬物を口腔内崩壊錠とするために不快な味を抑制する技術が必要である[1]。甘味剤などにより不快な味を隠すことは可能だが，強い苦味を有する薬物の場合，微粒子コーティングによって口腔内での薬物放出を抑制する技術が重要である。飲水なしで口腔内崩壊錠を服用した場合，製剤中の大部分の薬物粒子は1分以内に口腔内から排出される[2~5]。そのため薬物粒子に水不溶性高分子をコーティングすることによって，口腔内で薬物を放出しないラグタイムを1分程度形成させ，不快な味を抑制することができる[6,7]。一方，既存製品と生物学的に同等な高い吸収と十分な薬効を示すためには，ラグタイム後薬物を速やかに放出する必要がある[8,9]。これまで1分程度のラグタイムを形成した後，速やかに薬物を放出する種々の微粒子コーティング技術が開発されてきた[10~13]。

　市販薬物の約10%は収斂性を有することが報告されている[14]。収斂性を有する薬物は口腔内だけではなく喉の奥まで痺れさせるため，薬物が喉の奥を通過する2分より長いラグタイムが必要となる。また収斂性を有する薬物には，塩酸イミプラミン，コハク酸ソリフェナシンなど水溶性が高いものが多い。水溶性が高い薬物を含む微粒子に対して，多量の基剤をコーティングすることで長いラグタイムが形成できるが，その場合にはラグタイム後の速やかな薬物放出を達成することは難しい。収斂性を有する薬物のマスキングと口腔内崩壊錠化を目指して考えられた塩析マスキングシステム（図1）[15]は，薬物を含む微粒子に塩析剤と水溶性高分子からなる塩析層をコーティングし，更に外層に水浸入量制御層として水不溶性物質をコーティングした微粒子製剤である。塩析剤濃度の変化により水溶性高分子が不溶化・溶解することを利用して，2分以上の長いラグタイムが形成でき，その後速やかに薬物を放出できた[16~18]。本技術の概要と，本技術を用いてコハク酸ソリフェナシンの口腔内崩壊錠を開発した経緯を以下に紹介する。

---

*1　Kazuhiro Sako　アステラス製薬㈱　製剤研究所　所長；静岡県立大学　薬学部　客員教授；九州大学　大学院薬学研究院　客員教授；神戸大学　大学院工学研究科　客員教授

*2　Takayuki Yoshida　アステラス製薬㈱　製剤研究所　剤形研究室　主任研究員

第 5 章　製品化技術

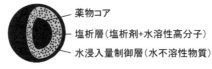

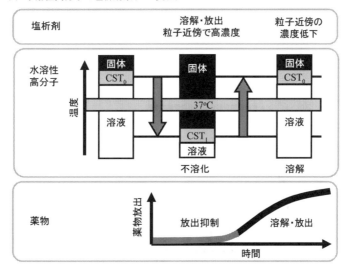

図1　塩析マスキングシステムの構造と薬物放出の推定機構

3.2　塩析マスキングシステムの設計

　塩析効果とは，ある種の水溶性高分子の水溶液に塩を添加すると，水溶性高分子が不溶化する現象である。例えば，炭酸ナトリウム（Na_2CO_3）は強い塩析作用を有し[19]，ヒドロキシプロピルメチルセルロース（HPMC）は塩析されやすい水溶性高分子である[20]。HPMC水溶液，Na_2CO_3水溶液はそれぞれ澄明だが，両者を混合すると，Na_2CO_3がHPMCを水和している水分子を奪い，HPMCの大部分が不溶化する[15]。この不溶化・溶解の変化は，塩濃度変化によって可逆的に起こるため，この性質が薬物放出抑制と，その後の速やかな薬物放出に利用できると考えられた。

　この知見を基に，図1に示す塩析マスキングシステムが設計された。薬物を含む本粒子が口および喉に存在すると考えられる2～10分の間は，水浸入量制御層が唾液の浸入速度を制御し，唾液に溶解した塩析剤（Na_2CO_3など）が塩析効果により水溶性高分子（HPMCなど）を不溶化して，薬物放出を抑制する。消化管到達後は多量の消化液で塩析剤が全て放出・希釈されて水溶性

高分子は溶解し,薬物は薄い水浸入量制御層を通過して速やかに放出されると期待された[15]。

モデル薬物アセトアミノフェンを含む薬物コア粒子は日局第2液中で速やかに薬物を放出した(図2(a))。流動層・側方噴霧法によって,薬物コア粒子に対し,塩析剤Na_2CO_3と水溶性高分子HPMCからなる塩析層をコーティングした[21]。塩析層のコーティング量を増やしても薬物は速やかに放出され,ラグタイム(薬物放出率が1%以下の時間)を形成しなかった[15]。しかし更にセタノールからなる水浸入量制御層をコーティングした塩析マスキングシステムは,5分程度の長いラグタイムを形成し,その後速やかに薬物を放出した。これらの結果,水浸入量制御層が薬物放出制御に重要であることがわかった。

薬物コア粒子に対して,水浸入量制御層のみをコーティングした粒子は,日局第2液中で薬物を徐放した(図2(b))[15]。同じ厚さの水浸入量制御層を含む処方を比較すると,塩析層を含まない粒子に対して,塩析層を含む塩析マスキングシステムは,約2倍長いラグタイムを示し,塩析層がラグタイム形成に寄与することがわかった。また塩析層を含まない粒子に対して,塩析層を含

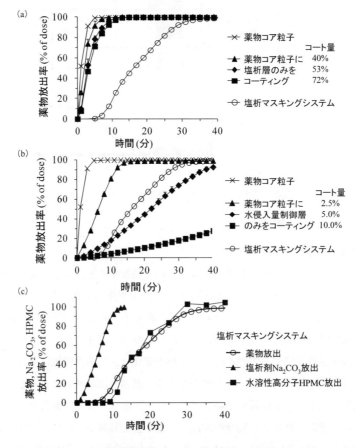

図2 塩析マスキングシステムと(a)水侵入量制御層,(b)塩析層の重要性,(c)塩析マスキングシステムからの薬物,塩析剤,水溶性高分子の放出(日局第2液,500 mL,37℃,100 rpm,パドル法)

む塩析マスキングシステムは,長いラグタイムを有するにもかかわらず,その後の放出速度が速く,塩析層は薬物の速やかな放出にも寄与することがわかった。

3.3 薬物放出機構の推測

塩析マスキングシステム中では,溶出試験開始後一定時間は塩析剤Na_2CO_3の濃度が高く,その後Na_2CO_3濃度が低下すると考えられる。そこで,薬物放出機構を調べるために,日局崩壊試験法第2液と,塩析剤Na_2CO_3を高濃度に溶かした日局第2液での薬物放出性を比較した[16]。薬物コア粒子,ならびに薬物コアに対して水浸入量制御層のみをコーティングした粒子からの薬物放出は,試験液中の塩析剤濃度の影響を受けず,薬物の塩交換や[22],薬物コア中の結合剤の塩析,塩析剤による水浸入量制御層の透過性変化[23]が薬物放出に関与している可能性が否定された。一方,薬物コアに,HPMCのみからなる層をコーティングし,さらに水浸入量制御層をコーティングした粒子は,塩析剤を含まない試験液中では薬物を速やかに放出し,高濃度の塩析剤を含む試験液中では薬物放出を抑制した。一方,水浸入量制御層を含まずHPMC層のみをコーティングした粒子は,Na_2CO_3濃度が高い試験液中で薬物放出を抑制し,その後試験液をNa_2CO_3を含まない試験液に置換すると薬物を速やかに放出した[16]。この結果から,塩析マスキングシステムにおいて,塩析剤Na_2CO_3の放出による高い塩析剤濃度によって塩析層中のHPMCが変化し,薬物放出速度を変化させていると考えられた。

薬物放出機構を調べるために,塩析マスキングシステム中の塩析層に含む塩析剤,水溶性高分子の種類を変えて薬物放出性を比較した[18]。ラグタイムの長さは,塩析剤,水溶性高分子の種類によって異なり,白糖＜グリシン＜塩化ナトリウム＜リン酸水素ナトリウム＜Na_2CO_3＜クエン酸ナトリウム,マクロゴール6000＜ポビドンK30＜コポリビドン＜ポビドンK90＜HPMCの順であった。塩析剤,水溶性高分子の種々の物性とラグタイムの長さの相関を調べた結果,ラグタイムの長さと高い相関を示した物性は,塩析剤が水溶性高分子を塩析する不溶化能と,水溶性高分子が塩析剤によって塩析される被不溶化能であった。塩析される水溶性高分子は,固有の臨界溶解温度(Critical Solution Temperature,以下CST)を有しており,例えば0.3% HPMC水溶液はCSTである65℃以下の温度では澄明に溶解するが,CST以上の温度では析出,不溶化する。塩析効果とは塩析剤が水溶性高分子のCSTを低下させる現象であり,その低下幅ΔCSTが大きい塩析剤ほど,塩析剤Na_2CO_3によって低いCSTを示す高分子ほど,長いラグタイムを形成することがわかった。

これらの検討の結果,薬物放出機構は図1(c)のように考えられた。塩析層中の塩析剤が溶解,放出され,粒子近傍で塩析剤が高濃度の時は,塩析効果によって水溶性高分子のCSTが37℃以下となり,水溶性高分子が不溶化するために薬物放出が抑制されラグタイムができる。その後,塩析剤が全て放出されて粒子近傍の塩析剤濃度が低下すると,水溶性高分子のCSTは37℃以上に戻り,水溶性高分子が溶解して,薬物を速やかに放出すると考えられた。

塩析マスキングシステムの粒子からの,塩析剤Na_2CO_3,水溶性高分子HPMC,薬物の放出性を

比較した（図2(c)）[16]。試験開始後速やかにNa_2CO_3が放出され，塩析剤の放出が起こっている間は，HPMCも薬物も放出されなかった。ほぼ全ての塩析剤が放出された後に，速やかにHPMCと薬物が放出された。これらの結果より，塩析剤の放出によって，水溶性高分子の不溶化・溶解が制御され，それによって薬物放出が制御されていると考えられた。

3.4 ベシケアOD錠の創製

　微粒子からの薬物放出は，一般的に粒子径が小さく，薬物の水溶性が高いほど速く，放出制御が難しい。また粒子径が小さい微粒子へのコーティングでは，微粒子同士が凝集し団粒を形成してしまい収率が低下する傾向がある。上記までの粒子（平均粒子径760 μm）より粒子径が小さく，口腔内崩壊錠に含有させた際にザラツキを感じにくい微粒子での検討を行った。水溶性が高い塩酸イミプラミン（水への溶解度500 mg/mL）[27]を含有する薬物コア微粒子（平均粒子径170 μm）に対して，流動層・側方噴霧法によって塩析層，水浸入量制御層をコーティングした結果[21]，団粒の形成量は少なく高い収率で均一な膜をコーティングすることができた。本粒子は長いラグタイムを形成しその後薬物を速やかに放出できることが確認され[17]，塩析マスキングシステムの微粒子製造が可能であり，口腔内崩壊錠用の微粒子においても目的の機能を発揮できることがわかった。

　また強い苦味と収斂性を有する塩酸イミプラミンを含む本微粒子の官能評価を行った結果，マスキング処理をしていない薬物コア微粒子では，口腔内での苦味ならびに喉の奥での収斂性を強く感じたのに対し，塩析マスキングシステムは，苦味も喉での収斂性も完全に抑制できた。

　続いて，コハク酸ソリフェナシンを含む塩析マスキングシステムの微粒子を，再現性良く安定的に製造し，口腔内崩壊錠に含有させるための検討を行った。流動層・側方噴霧法では，流動層で流動させている微粒子に対して噴霧液を圧空で噴霧しコーティングを行う[21]。その際に噴霧液を供給する速度や，圧空の空気量のバランスが悪いと，微粒子にコーティングされた層に亀裂が生じ，ラグタイムが短くなってしまう。最適化検討の結果，均一に層をコーティングするための最適な条件を確立した。またコーティング後，乾燥しただけでは膜は不均一なままであり薬物が速やかに放出されてしまうため，膜を均一にするキュアリング処理を行い，その条件を最適化することで，長いラグタイムを形成しその後薬物を速やかに放出する目標プロファイルが得られた。

　本微粒子を造粒，打錠し，自社口腔内崩壊錠技術（WOWTAB技術）[24]を用いて製したベシケアOD錠は，温度・湿度・光に対して安定であり，安定性試験で品質上問題となる変化がないことが確認できた。既に上市済みであったベシケア錠との溶出類似性試験でも，両製剤の溶出類似性が確認できた。ヒト生物学的同等性試験の結果，ベシケアOD錠はベシケア錠と同等のC_{max}，AUCを示し，生物学的同等性が示された。

　ベシケアOD錠の適応疾患である過活動膀胱は，高齢者の患者さんに多い疾患であり，40歳以上の12％の方々に症状が見られ，加齢に伴って有病率が増える[25]。一方，高齢者の患者さんは，錠剤やカプセル剤の薬剤服用を苦手とされており，高齢者で薬を服用されている患者さんの27％

第5章　製品化技術

が喉につかえた経験があり，高齢者の患者さんが最も変更を希望する剤形は口腔内崩壊錠である[26]。微粒子コーティング技術によって創りあげられたベシケアOD錠は，多くの高齢者の患者さんに喜んで服用いただいている。

　本節で紹介した塩析マスキングシステムでは，微粒子に対して，複数成分を含む層を複数回にわたりコーティングする必要があり，優れた微粒子コーティング技術がなくては創りあげることができなかった。薬物の短所を補い，患者さんに喜んでもらえる製品を創り届けるために，微粒子コーティング技術は非常に重要な役割を担っている。今後，さらにコーティング技術が発展し，その技術を生かした新しいコンセプトの製剤が，患者さんの服薬，治療に貢献できることを信じている。

文　　献

1) Y. Fu et al., *Crit. Rev. Ther. Drug Carrier Syst.*, **21**(6) 433 (2004)
2) T. Morita et al., *Yakugaku Zasshi*, **123**, 665 (2003)
3) C. G. Crossner, et al., *Caries. Res.*, **25**, 201 (1991)
4) F. Lagerlöf et al., *J. Dent. Res.*, **63**, 618 (1984)
5) W. L. Siqueira et al., *Clin. Oral. Investig.*, **9**, 26 (2005)
6) A. Nanda et al., *Indian J. Pharm. Sci.*, **64**, 10 (2002)
7) H. Sohi et al., *Drug Dev. Ind. Pharm.*, **30**, 429 (2004)
8) R. Löbenberg et al., *Pharm. Res.*, **17**, 439 (2000)
9) H. Blume et al., *Drug Dev. Ind. Pharm.*, **19**, 2713 (1993)
10) A. Kajiyama et al., *US Patent*, 7,074,428 (2006)
11) M. Ueda et al., *J. Microencapsul.*, **10**, 461 (1993)
12) Y. Shirai et al., *Biol. Pharm. Bull.*, **16**, 172 (1993)
13) M. Corbo, et al., WO 01/80,829 (2001)
14) *Iyaku Geppou*, July, **34** (2001)
15) T. Yoshida et al., *Int. J. Pharm*, **365**, 81 (2009)
16) T. Yoshida et al., *J. Control Release*, **131**, 47 (2008)
17) T. Yoshida et al., *Chem. Pharm. Bull.*, **56**, 1579 (2008)
18) H. Tasaki et al., *Int. J. Pharm*, **376**(1-2), 13 (2009)
19) R. H. Harding et al., *"Water-Soluble Resins"*, p.191, Reinhold Book Corporation (1962)
20) T. Nakano et al., *Pharm. Res.*, **16**, 1616 (1999)
21) Y. Masuda, *Pharm Tech Japan*, **25**(1), 89 (2009)
22) L. A. Ohannesian et al., *US Patent* 6,160,020 (2000)
23) S. Narisawa et al., *J. Pharm. Sci.*, **85**, 184 (1996)
24) T. Mizumoto et al., *Int. J. Pharm*, **306**(1-2), 83 (2005)

25) 本間之夫ほか, 日本排尿機能学会誌, **14**(2), 266 (2003)
26) 橋本隆男, *Therapeutic Research*, **27**(6), 1219 (2006)

4 流動層コーティング法によるイトラコナゾール固体分散体製剤の製剤設計

大島孝雄[*1], 大熊盛之[*2]

4.1 はじめに

ヤンセンファーマ㈱から販売されているイトリゾールカプセル50は,皮膚真菌症,内臓真菌症,並びに爪白癬の患者に対し,現在,臨床現場で広く使用されている。

本製剤の原薬であるイトラコナゾールは,水への溶解度が0.04 μg/mL以下と極めて難溶性の薬物であるため,経口投与における有効血中濃度を確保するために,製剤化工程において,薬物を非晶質化した固体分散体とする必要がある[1]。更には,pKa3.7の塩基性薬物であるため,固体分散体(非晶質)としてもpHが低い溶液でなければ溶解しないという性質を有している。

また,イトリゾールカプセルによる爪白癬治療(パルス療法)は,1回服用量が200 mg(4カプセル),1日服用量は400 mg(8カプセル)と多く,服用性を向上させた改良製剤,すなわち,患者に優しい製剤へのニーズは大きいものと考えられた。特に,爪白癬患者は,60歳以上が51%と多いことから[2],高齢層を含むすべての服用患者が容易に服用できる製剤とする必要があった。更に,イトリゾールカプセルは,固体分散体の担体(基剤)として使用されている水溶性高分子(ヒプロメロース)が粘稠化し,経管投与する際に細いチューブを閉塞させる場合があるとの報告もされており[4],医療現場の薬剤師からは,安全に経管投与ができるイトラコナゾール製剤が望まれていた。

これらの背景から,服薬する患者のみならず,簡易懸濁法[3]等を用いて経管投与を行っている医療従事者の負担も軽減できるイトラコナゾール固体分散体製剤の開発に着手した。製剤化のコンセプトとして,剤形を錠剤へと変更するとともに,通常の錠剤としての服用方法はもちろん,1回服用量(4錠:イトラコナゾールとして200 mg)を室温の水に分散して懸濁液としても服用できる,または,55℃の温湯を用いる簡易懸濁法にも使用できることを掲げた。更には,その懸濁液を安全に経管投与(8フレンチチューブ)することもできる等,医療従事者が任意に投与方法を選択できる付加価値を付与したイトラコナゾール固体分散体製剤の開発を目指した。

4.2 固体分散体の製造方法の検討

上述のとおり,固体分散体の基剤として水溶性高分子を選択した場合,経管投与が困難となり[3],更には,その固体分散体を錠剤化した場合,速やかな崩壊性を確保できなかった[4]。そこで,固体分散体の基剤として,水に溶解して粘稠化することがない腸溶性高分子,ヒプロメロースフタル酸エステル(HP-55,信越化学工業㈱)に着目し,新規なイトラコナゾール固体分散体の製造を試みることとした。

[*1] Takao Oshima 科研製薬㈱ 総合研究所 製剤研究部
[*2] Moriyuki Ohkuma 科研製薬㈱ 総合研究所 製剤研究部 部長

4.2.1 流動層コーティング法を選択した経緯

固体分散体の製造方法として，まず，噴霧乾燥法について検討を行った[5]。イトラコナゾール及びHP-55を配合比3：1でジクロロメタン／エタノール混液（7：3）に溶解し，この液をスプレードライヤー（DL-21，ヤマト科学㈱）にて噴霧乾燥した。得られた噴霧乾燥品の電子顕微鏡写真を図1に示す。噴霧乾燥品は，平均粒子径が約3μmの球形粒子であった。

噴霧乾燥品及び結晶原薬を含む物理混合物の粉末X線回折結果を図2に示す。粉末X線回折測定において，噴霧乾燥品はハローパターンを示したことから，薬物が非晶質化した固体分散体であることが示唆された。

噴霧乾燥法によって製造した固体分散体の溶出試験結果（日局1液）を図3に示す。噴霧乾燥

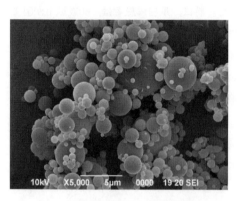

図1　噴霧乾燥品の電子顕微鏡写真

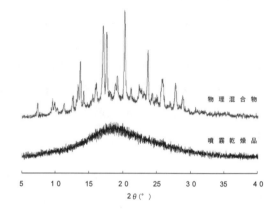

図2　粉末X線回折パターン

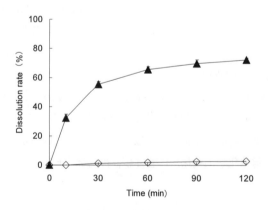

図3　噴霧乾燥品の溶出プロファイル
▲：噴霧乾燥品，◇：物理混合物
試験液：日局1液，パドル回転数：毎分100回転
平均値±標準偏差（n＝3）

第5章　製品化技術

法により製造した固体分散体は，結晶原薬を含む物理混合物と比較して良好な溶出率（2時間：72.2％）を示し，イトラコナゾールを非晶質化することによって，その溶出性を改善できることが明らかとなった。しかし，その溶出率は約75％でプラトーに達しており，更なる溶出性の改善が必要であった。溶出率が約75％でプラトーとなるのは，固体分散体の基剤として使用したHP-55の特性（耐酸性）によって，日局1液中では基剤自身が溶解せず，イトラコナゾールがHP-55のマトリックス中から放出され難くなるためと推察した。そこで，更なる溶出性の改善を目的として，固体分散体をコーティング被膜として形成することができる流動層コーティング法に着眼し，その製造手法を確立することとした。

4.2.2　流動層コーティング法による固体分散体の製造方法の確立

4.2.1項に示した噴霧乾燥法による検討結果から，日局1液中におけるHP-55からの薬物放出を確保するには，固体分散体の比表面積を増大させる必要があると判断した。そこで，流動層造粒コーティング装置（FLO-5，フロイント産業㈱）を用いて，イトラコナゾール及びHP-55の混合溶液を核粒子にスプレーコーティングし，固体分散体を薄い被膜として形成させることができる流動層コーティング法について検討を実施した[5]。流動層コーティング法の概略図を図4に示す。

図5には，流動層コーティング法により製造した平均粒子径が異なる流動層コーティング品の溶出プロファイルを示す。得られる流動層コーティング品の平均粒子径を120μm以下にコントロールするように，核粒子の粒度及びコーティング条件を制御することによって，HP-55を基剤とした場合においても日局1液中におけるイトラコナゾールの溶出率（2時間）を80％以上に改善できることがわかった。

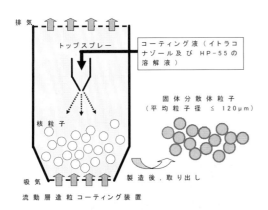

図4　流動層コーティング法の概略図

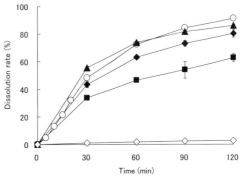

図5　流動層コーティング品の溶出プロファイル
流動層コーティング品の平均粒子径（D50）：
▲ 70.9μm，◆ 122.9μm，■ 242.5μm
対照：◇ 物理混合物，○ イトリゾールカプセル50
試験液：日局1液，パドル回転数：毎分100回転
平均値±標準偏差（n＝3）

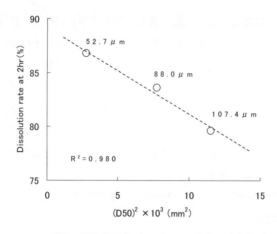

図6 流動層コーティング品の平均粒子径（D50）の2乗数と溶出率（2時間）との関係

　図6には，流動層コーティング品の平均粒子径（D50）の2乗数と溶出率（2時間）との関係を示す。D50の2乗数と溶出率との関係は，比較的良好な直線関係を示し，固体分散体のD50が小さいほど良好な溶出性を示した。すなわち，得られる流動層コーティング品の平均粒子径を120 μm以下にコントロールして比表面積を増大させ，コーティング被膜（固体分散体）の膜厚を薄くすることによって，HP-55を基剤とする場合でも，水溶性高分子を基剤としている先発医薬品と同等の溶出挙動を確保できることを見出した[6]。これにより，腸溶性高分子を基剤とする新規なイトラコナゾール固体分散体の製造方法を確立した。現在においては，生産現場で問題なく製造されており，その生産品は良好な再現性が得られている。

4.3　固体分散体の錠剤化

　4.2.2項において製造方法を確立した固体分散体は，平均粒子径が120 μm以下であることからかさ高く，流動性が悪いことが課題であった。そこで，自社のオリジナル技術である軽質無水ケイ酸を用いた「表面改質法」を採用し[4]，固体分散体粒子の流動性を改善した（図7）。表面改質前の固体分散体粒子の安息角は47°であり，錠剤の質量偏差を低減するためには撹拌フィーダー等

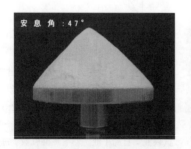 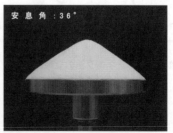

図7　表面改質の処理前後における流動層コーティング品の安息角

第 5 章　製品化技術

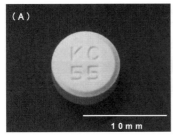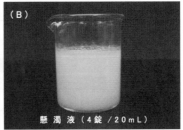

写真 1　イトラコナゾール錠50 mg「科研」(A)及びその懸濁液(B)の外観写真

による強制充てんの必要があった。しかし，本手法を採用することによって，安息角を36°まで改善することが可能となり，オープンフィーダーを用いた場合でも非常に安定した連続打錠を可能とした[4]。

上記の手法により製造した"イトラコナゾール錠50 mg「科研」"の外観を写真1(A)に示す。錠剤は，つまみ易く，PTPシートからも取り出し易く，また，服用しやすい大きさとして，直径8.5 mm，質量237 mgを設定した。

4.4　イトラコナゾール錠50mg「科研」の製剤的特徴の評価

上記の技術を採用したイトラコナゾール錠50 mg「科研」は，固体分散体の基剤が水に溶解して粘稠化することがないため，速やかに崩壊し，容易に懸濁液を調製できる。爪白癬治療の1回服用量である4錠を水20 mLに懸濁した際の分散状態を写真1(B)に示す（ビーカー容量：30 mL）。本剤は，懸濁液を直接服用する場合でも幅広い年齢層の患者が服用しやすいよう，飽きのこないほのかな甘味を付与しており，味覚の観点からも工夫を施した。また，調製後の懸濁液は，軽く撹拌することにより良好な再分散性を示し，懸濁液の上部，中央部，下部の3ポイントにおいて含量の偏りは認められず，含量低下も認められなかった[7]。すなわち，本剤は，経管投与のタイミングが懸濁液の調製直後に限定されないことから，医療従事者が事前に懸濁液を調製できる利点も有している。

経管投与への適応性を確認するため，倉田らが提唱している評価方法[3]に従って，本剤4錠を水20 mLに懸濁し，経管チューブの通過性を目視により確認した。なお，懸濁液を調製する水の温度は，簡易懸濁法で使用されている55℃及び室温（約20℃）を採用し，チューブの太さは，先発医薬品の懸濁液が閉塞すると報告されている14フレンチチューブ（直径4.7 mm）に加え，更に細い8フレンチチューブ（直径2.7 mm）でも実施した。その結果，本剤の懸濁液は，水温やチューブ径に関係なく，すべての条件において適合した（表1）。したがって，本剤の懸濁液は8フレンチチューブという最も細いチューブにおいても安全に経管投与が可能であることが確認された[8]。すなわち，本剤の製剤設計のコンセプトとして掲げた機能が適切に付与され，簡易懸濁法にも十分に活用できることを示唆するものであった。

表1 チューブ通過性の確認

チューブ径	8フレンチ(直径2.7mm)	14フレンチ(直径4.7mm)
チューブ外観		
水温 室温（20℃）	適合	適合
55℃*	適合	適合

* 簡易懸濁法による調製

また，本剤は，錠剤として投与した場合はもちろん，懸濁液での投与においても先発医薬品と生物学的に同等であることが確認されている[7]。したがって，本剤は，その製剤設計のコンセプトのとおり，懸濁液としても投与可能であることが立証された。

4.5 おわりに

イトラコナゾール固体分散体の製造方法として，流動層コーティング法を用い，腸溶性高分子（HP-55）を基剤として，固体分散体の平均粒子径を約120μm以下にコントロールするという新たな手法を確立した。更に，本固体分散体を高品質で錠剤化する手法も確立した。これらの製造方法の確立により，先発医薬品との生物学的同等性を確保し，更には，懸濁液とした際の分散性の向上，安全な経管投与も可能とした。

本剤は，既存製剤では困難とされていた簡易懸濁法にも適しており，容易に懸濁液を調製できる製剤として評価を頂いている[9〜10]。今後も，医療ニーズに適う患者に優しい製剤の開発につながる新たな技術の確立を目指して挑戦していきたいと考える。

文　献

1) ギリス，パウル・マリー・ビクトルほか，特許第2865869（1998）
2) 西本勝太郎ほか，2002年次日本医真菌学会疫学調査報告，真菌誌，**47**，103（2006）
3) 倉田なおみ，内服薬経管投与ハンドブック，第2刷，監修　藤島一郎，㈱じほう，p.8-23（2003）
4) T. Oshima et al., Preparation of Rapidly Disintegrating Tablets Containing Itraconazole Solid Dispersions, *Chem. Pharm. Bull.*, **55**, 1557（2007）
5) 大島孝雄ほか，難溶性薬物イトラコナゾールの固体分散体による溶出性改善，薬剤学，**67**，356（2007）
6) 大島孝雄ほか，イトラコナゾール経口投与用製剤，特許第4342426号（2009）
7) 大島孝雄ほか，新規なイトラコナゾール固体分散体製剤の懸濁投与における有用性の検討，

医療薬学, **34**, 403 (2008)
8) 倉田なおみ, 簡易懸濁法Q&A PartⅡ─実践編, ㈱じほう, p.33-36 (2009)
9) 伊藤由紀, 医療現場における経口製剤の投与法の工夫─簡易懸濁法を中心に─, ファルマシア, **45**, 1234 (2009)
10) 毎田千恵子ほか, 簡易懸濁法における製剤付加価値─テオフィリン含有徐放錠およびイトラコナゾール含有製剤について─, ジェネリック研究, **3** (Suppl.), 86 (2009)

5 徐放性微粒子コーティング技術に基づくハルナールD錠の開発設計

水本隆雄[*]

5.1 緒言

　最近の社会環境は，人を中心に考え，安全と快適を求めるようになりつつあり，それに伴い医療環境も大きく変化してきている。効果的で安全な医療に加え，快適な医療の提供が望まれている。この流れに伴い薬も，「良薬，口に苦し」から「良薬，口に優し」へと価値観の転換が必要となっている。この快適な医薬品の創剤には，患者さんに対する優しさ，医療機関の先生方に対する優しさの視点が重要であり，具体的には，服用性，使用性，識別性などを十分に考慮した優しさと利便性に富んだ製剤の創製・供給であると考えている。この一例が，人に優しい剤形としての口腔内崩壊錠である。社会の成熟化，高齢化の進展とともに易服用性を追求した口腔内崩壊錠への希求は，ますます増大するものと推察される。

　口腔内崩壊錠は，欧米でCardinal Health社より「Zydis」製剤[1,2]が最初に製品化された。日本では，1997年にガスターOD錠（アステラス製薬）の上市を皮切りに，その後，多くの製品が上市され，2011年時点で，ブランド製品が33製品，ジェネリック製品が約110製品，上市されている[3]。

　日本での口腔内崩壊錠の市場性は，2004年度の売り上げが720億円あり，2005年度には1900億円となり約3倍に上昇した。さらに興味深いところは，通常の錠剤と口腔内崩壊錠の両剤形を持つ製品に関しては，その約50％が口腔内崩壊錠であった。つまり，最近の製品は，通常の錠剤と共に口腔内崩壊錠も合わせて製品化していることがわかり，口腔内崩壊錠の有用性が，徐々に医療の現場に受け入れられているものと想像される。

5.2 ハルナールD錠の開発

　塩酸タムスロシンは，1980年に発見されたα_1受容体遮断薬であり，平滑筋のα_1受容体に対して強力な拮抗作用を有す。下部尿路平滑筋においては，その収縮に対する弛緩作用を示すことから『前立腺肥大症に伴う排尿障害改善剤』として開発が進められ，1993年7月にハルナールカプセルが承認された。

　高齢者においては，薬剤の服用のし易さも臨床的に重要な要素の一つと考えられることから，高齢者への処方頻度が高いハルナールについて，剤形追加として徐放性の口腔内崩壊錠であるハルナールD錠の開発を行った。口腔内崩壊錠は，服用が容易で，嚥下しやすいことから，「高齢者に優しいバリアフリーな製剤」としてハルナールに最適な剤形と考えられた。

5.3 ハルナールD錠の製剤設計

　市販していたハルナールカプセルは，溶出をコントロールした顆粒をカプセルに充填した徐放

---

　[*]　Takao Mizumoto　アステラス製薬㈱　製剤研究所　包装研究室　包装研究室長

第5章 製品化技術

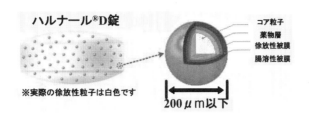

図1　ハルナールD錠の概略図

性カプセル剤である。これを口腔内崩壊錠とするために，図1に示すように，錠剤の中に徐放性微粒子を均一に分散させた状態の口腔内崩壊錠とすることにした。

　ハルナールカプセルの徐放性顆粒はその粒子の大きさが約500 μmと非常に大きい。一般に，口腔内でザラツキ感を感じない大きさは200 μm以下であると言われており，そのまま錠剤化すると口腔内でザラツキを感じることが予想された。そこで，精密な微粒子コーティング技術を確立して200 μm以下の粉のような徐放性微粒子を新たに開発する必要があった。

　200 μm以下の粒子は非常に微細であるため従来の流動層造粒装置を用いた上方噴霧法では団粒が容易に発生する。そこで，増田ら[4]により開発された側方から噴霧する側方噴霧法を適用した。側方噴霧法は，極めてシンプルな機構で効率的にコーティングを行うことができ，具体的にはスプレーガンからの噴霧空気圧によって団粒（粒子間の固着）を防ぎ，1つ1つの粒子に均一にコーティングすることを可能とした。図2に上方噴霧法(A)，側方噴霧法(B)でコーティングした微粒子のSEM写真を示す。上方噴霧で製造された微粒子は，数個が固まった状態でコーティングされ，いわゆる団粒を形成していた。一方，側方噴霧法で製造された微粒子は，団粒の発生が全くなく，その結果，溶出のばらつきを防ぎ，再現性の高い徐放性微粒子を創製することができた。さらに，側方噴霧法は，微粒子へのコーティングを可能としただけでなく，スケールアップが容易であることにも特徴がある。コーティングがスプレーガン周辺でのみ起こっているので，乾燥速度を一定にすれば，スプレーガンの本数のみでスケールアップが可能である（図3）。

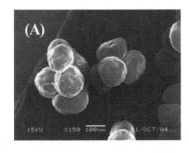 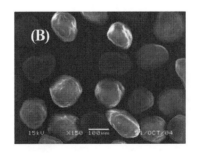

図2　徐放性微粒子のSEM写真
(A)上方噴霧，(B)側方噴霧

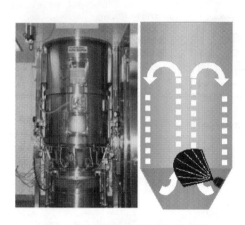
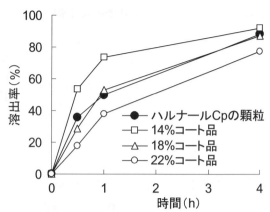

図3 側方噴霧装置の写真と模式図

図4 コート量の違いによる徐放性微粒子の溶出挙動
（パドル法，100 rpm，pH6.8）

　最初に徐放性微粒子の溶出制御膜の処方スクリーニングを行った。核粒子に薬物をコーティングし薬物層を形成し，その上に薬物溶出を制御するために溶出制御膜を形成させた。具体的には，水不溶性高分子・エチルセルロースと細孔を形成する水溶性高分子・ヒドロキシプロピルメチルセルロースの混合物をコーティングした。その溶出制御性は，エチルセルロースのコーティング量に依存し，図4に示すように，ハルナールカプセルの顆粒と比較し，約18％コート量で類似した溶出挙動を示した。

　次に，微粒子コーティングのスケールアップ実験を行った。図5に各スケールでの溶出試験結果を示すが，いずれのスケールにおいてもほぼ同じ溶出速度を示す徐放性微粒子が得られた。処方設計は1kgスケールにて実施した。パイロットスケールへのスケールアップでは，スプレーガンが異なるため，1kgスケール品の溶出速度を目標に，乾燥速度を一定に保ちながら噴霧液量，

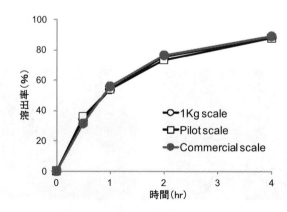

図5 製造スケールの違いによる徐放性微粒子の溶出挙動
（パドル法，100 rpm，pH6.8）

第 5 章　製品化技術

噴霧空気圧を微調整した。生産スケールでは，パイロットスケールと同じスプレーガンを用いているため，微粒子の仕込み量に応じてスプレーガンの本数を調整し，乾燥速度を一定に保つだけでほぼ同じコーティング条件にて，目標とする溶出速度にほぼ一致し，側方噴霧法がスケールアップ可能であることが実証された。

　この新たに開発した200 μmの徐放性微粒子について，口腔内での異物感などの評価を行った。具体的には，この徐放性微粒子を用い錠剤化を行い，口腔内崩壊錠に製した。この錠剤を服用する官能試験により評価した。結果は，良好な服用感を達成し，アンケート調査で95％以上の方が口腔内での異物感をほとんど感じることがないとの回答が得られた（図6）。当初の目標どおり，200 μm以下の粒子であれば，口腔内でのザラツキ感を軽減するという仮説が正しいことが証明された。

　また，溶出途中の徐放性粒子表面の電子顕微鏡写真を図7に示す。試験開始前の粒子表面は，スムーズな徐放性皮膜であることが観察されたが，溶出試験後では，徐放性皮膜に微細な細孔が形成されていることが観察された。これは，水溶性高分子が溶出過程で溶解した結果，細孔が形

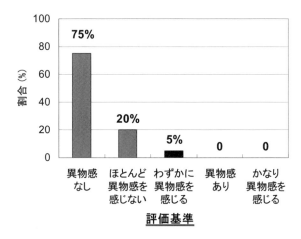

図6　口腔内でのザラツキ感に関する官能試験（n＝20）

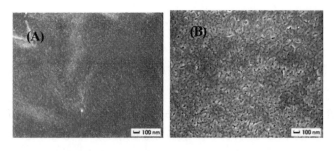

図7　溶出試験前(A)，後(B)での徐放性粒子表面のSEM写真

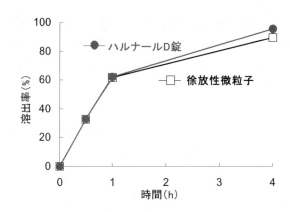

図8 ハルナールD錠と徐放性粒子の溶出挙動の比較

成されたものと考えられ，この細孔から徐々に薬物が溶出されるものと推測された。

さらに，徐放性微粒子を錠剤化する場合，打錠時の圧縮圧によって徐放性微粒子の溶出制御機能にダメージを受け，薬物溶出が加速してしまう場合が多い。しかし，ハルナールD錠に適用した口腔内崩壊錠WOWTAB技術[5]は，低圧で圧縮成形するため，この打錠による溶出制御ダメージを回避できると考えられた。WOWTAB技術は，①成形性の高い糖と低い糖を組み合せ，口腔内崩壊錠に適した素材を創製し，②用いた糖類のマルトースが製造工程中に非晶質化することを見出し，意図的にこの糖類の結晶変化を起こすことにより，錠剤の強度を通常レベルまで高める方法である。図8に示すように，徐放性微粒子とそれを含む口腔内崩壊錠の溶出挙動は一致し，錠剤化による溶出制御膜へのダメージがないことが確認された。

このようにして，側方噴霧法による微粒子コーティング技術を適用して，新規な徐放性口腔内崩壊錠 ハルナールD錠が生まれた。

5.4 市場での評価

朴ら[6]により，カプセル剤から口腔内崩壊錠 ハルナールD錠への切り替えに対する患者意識調査が行われた。カプセル剤を服用中の患者70名を対象にアンケート調査が実施された。初回の診察時に口腔内崩壊錠を選択した患者さんは42％にとどまったが，2回目再診時には62％，3回目再診時には70％の患者さんが口腔内崩壊錠を選択した（図9）。初めは，使い慣れているカプセルを好むが，徐々に口腔内崩壊錠の飲みやすさが浸透し口腔内崩壊錠を選択するようになったと考えられた。また，ハルナールD錠の飲み易さについても調査され，76.5％の方が「飲みやすかった」と回答され，懸念していた含有されている徐放性微粒子に由来する口腔内でのザラツキ感は，全く問題なかったことが確認された。

一方で，高齢者では複数の薬剤を服用していることが多く，2種類以上の薬剤の服用方法はまとめて飲むという意見がほとんどである[7]。複数ある薬剤のうち，ひとつだけが口腔内崩壊錠であってもメリットにならないと考えがちだが，喉を通る固形物が1つ減るというメリットは大き

第5章　製品化技術

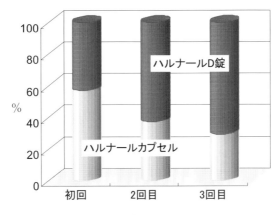

図9　再診ごとの薬剤選択率

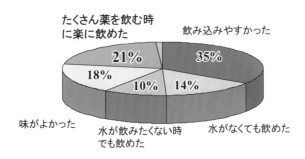

図10　薬の飲みやすさのアンケート結果

いと考えられ，実際このアンケート調査においても口腔内崩壊錠の利点として，21％の方が「たくさん薬を飲むときにも楽に飲めた」という点の評価が高かった（図10）。

医療現場では近年，錠剤の調剤でワンドーズパッケージ方式が増加傾向にあり，錠剤強度の低い口腔内崩壊錠といえども全自動錠剤分包機への対応は不可欠となってきている。本ハルナールD錠では通常取り扱いできるレベルまで硬度を上げており，全自動錠剤分包機による調剤が可能であることが確認されている[8]。口腔内崩壊錠は口の中で溶け，単に服用しやすいだけでは不十分で，さらに取り扱いが通常の錠剤と同じ水準であることが不可欠であると考えられ，それが医療現場で取り扱う方々への配慮を持った製剤であるといえる。

5.5　まとめ

最後に，口腔内崩壊錠の製剤技術は今も進化を続けており，多くの製品が上市されている。効果的で安全な医療に加え，患者さんのQOLの改善に役立ち，人に優しい剤形として患者さん，医療機関の先生方に受け入れられ，一般剤形化することを期待している。

文　献

1) Seager H., *J. Pharm. Pharmacol.*, **50**, 375-382 (1998)
2) 加藤修介, *Pharm. Tech. Japan*, **9**(6), 713-719 (1993)
3) 増田義典, *Pharm. Tech. Japan*, **28**(2), 9-13 (2006)
4) 増田義典ほか, *Pharm. Tech. Japan*, **9**(7), 55-63 (1993)
5) Mizumoto T., *et al.*, *Int. J. Pharma.*, **306**, 83-90 (2005)
6) 朴英哲, 薬理と治療, **34**(4), 387-394 (2006)
7) 土屋隆紀ほか, 医薬ジャーナル, **36**, 1691-1697 (2000)
8) 黒崎文広ほか, 薬事新報, **2441**, 1034-1037 (2006)

第6章　計測・特性評価技術

1　微粒子コーティング操作における近赤外分析装置を用いた品質モニタリング

長門琢也*

1.1　はじめに

　近年医薬品固形剤製造においては服用感向上のため多くの口腔内速崩錠が上市されるようになった。口腔内速崩錠に使用する原薬は微粒子の状態で機能化されることが要求されるため，流動層微粒子コーティングによる物理的マスキングがその製法の一つとして実用化されている。流動層微粒子コーティングは原薬そのものおよび原薬と賦形剤で加工した薬物微粒子を核粒子として，溶出制御や味マスキングを目的としたコーティングを行うが，目標としたコーティング性能が得られるまでのコーティング基剤をこれらの核粒子にスプレーすることになる。コーティング性能は主に粒子表面に形成された被膜の厚みなどで決定されるため，コーティングプロセス中のコーティング量や粒度分布をモニタリングすることができれば，これらを被膜厚みの代替指標としてコーティング性能をリアルタイムに管理することが可能となる。

　コーティング量を評価する方法として近赤外分光分析の利用が期待されている。近赤外波長領域の光を測定対象物に照射し，その反射光の物質固有の吸収波長の吸光量からその物質量を予測する手法であるが，これまで流動層造粒乾燥における水分量の予測などで用いられてきた。しかし，各物質の吸収波長がブロードであること，測定対象物の温度変化による波長シフトが水分量の予測結果に影響を与えるという課題があった。最近では，多変量解析技術を用いることによる予測モデル作成によって水分量の適切な予測が可能となり近赤外分光分析技術はPATツールの代表格として医薬品製造管理に利用されるようになった。

　コーティングプロセスは核粒子の粒子表面にコーティング成分がスプレーとともに析出してゆくが，近赤外分光の反射光のコーティング成分固有の吸収波長における吸光量とコーティング量の予測モデルを多変量解析手法にて作成することができれば水分量と同様な予測が可能と考えられる。粒度分布については反射光の吸光量と平均粒子径を相関付けることで物理的な大きさの概要を予測できる可能性がある。

　本節では流動層微粒子コーティング装置には複合型流動層装置を用い，このガラス窓越しに近赤外分析装置のプローブを本装置に設置した。微粒子コーティングの中でも粒度分布がコーティング性能に大きく影響する微粒粉末に対するコーティングについて，2つのモデル粉体を用いてコーティングプロセス中のコーティング性能の予測を試みた。

---

*　Takuya Nagato　㈱パウレック　技術本部　研究開発部　マネージャ

1.2 研究方法

① 乳糖原料への流動層微粒子コーティング

微粒子コーティングには複合型流動層装置（SFP-10㈱パウレック製）を用い，核粒子としては75μm以下の乳糖原料をモデル粉体としエチルセルロース水分散液をスプレーコーティングした。なお，複合型流動層の構造などの詳細については本書第3章を参考されたい。音響光学素子を光学系とする近赤外分析装置（Luminar5030 Brimrose製）の測定プローブを流動層装置のガラス窓を利用して設置し，コーティング操作中にガラス窓を介して運動する測定対象物に近赤外光を入射し，その反射光について各波長における吸光量（スペクトル）の取得を試みた。測定プローブの設置状態を写真1に示す。また流動層操作条件，分析条件及び処方を表1に示す。なお，コーティング操作中に固形分量5％スプレー（1.66kg）ごとに測定部上部付近に常設されているサンプリングポートより粒子を抜き取りサンプリングし，得られたコーティング粒子の平均粒子径測定及びSEM観察を実施した。近赤外分析装置によって得たスペクトル

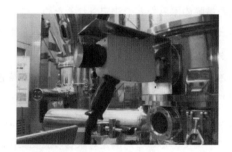

写真1　複合型流動層装置に設置した近赤外分析装置測定プローブ

表1　流動層操作条件，分析条件と処方

給気風量 [m^3/min]	4 – 7
給気温度 [℃]	55–75
給液速度 [g/min]	53–99
アトマイズ空気量 [L/min]	150
ロータ回転数 [min^{-1}]	500
測定間隔 [sec]	10
測定時間 [sec]	2
分解能 [nm]	2
スキャン回数 [回]	50
原料	数量 [kg]
乳糖200M（DFE）	10
エチルセルロース水分散液アクアコートECD（大日本住友製薬）	10 （固形分質量30 wt%）

第6章　計測・特性評価技術

表2　流動層操作条件，分析条件と処方

給気風量 [m^3/min]	4-7
給気温度 [℃]	55-75
給液速度 [g/min]	33-134
アトマイズ空気量 [L/min]	150
ロータ回転数 [min^{-1}]	500
測定間隔 [sec]	60
測定時間 [sec]	6
分解能 [cm^{-1}]	32
スキャン回数 [回]	32
原料	数量 [kg]
アセトアミノフェン （岩城製薬）	10 (9)
アエロジル （日本アエロジル）	0.1 (0.09)
エチルセルロース水分 散液アクアコートECD （大日本住友製薬）	10 (9) （固形分質量30 wt%）

測定結果とサンプリングで得た平均粒子径結果及びサンプリング時点の理論コーティング率（投入した乳糖質量に対するスプレーしたコーティング液中の固形分量の比率）との相関を多変量解析ソフト（The Unscrambler version 9.6 CAMO社製）にて予測モデルを作成した。同じコーティング操作を2度繰り返し（Test 1, Test 2），一方で得られた予測モデルを他方へ適用し，（理論）コーティング率と平均粒子径及びの予測を試みた。

② アセトアミノフェン原薬微粒子へのコーティング

平均粒子径20μm程度のアセトアミノフェン原薬をモデル粉体とし，溶出制御を目的としてエチルセルロース水分散液をコーティングした。フーリエ変換方式を光学系とする近赤外分析装置（Matrix-FE　Bruker Optics㈱）を用いた。流動層操作条件，分析条件及び処方を表2に示す。途中サンプリングしたコーティング粒子は精密秤量，水分含量およびHPLC定量からコーティング量を算出した。多変量解析ソフトにはOPUS（Bruker Optics㈱）を用いた。同じコーティング操作を2度繰り返し（Test 1, Test 2）したが，Test 1はアセトアミノフェン原薬10 kg，Test 2では9 kgの仕込み量とし，コーティング量増加の違いを確認した。

1.3　研究結果と考察

① 乳糖原料への微粒子コーティング

乳糖原料及びコーティング後のSEM観察結果を写真2に示す。乳糖結晶がほぼ原形をとどめたままその表面にエチルセルロース成分にて被覆されていることがわかる。近赤外分析装置に

医薬品製剤開発のための次世代微粒子コーティング技術

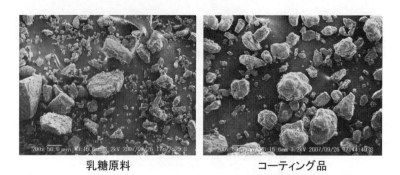

乳糖原料　　　　　　　　　　コーティング品

写真2　SEM観察結果（乳糖原料へのコーティング）

よって得られた原スペクトルを図1に示す。エチルセルロースが吸収を示す波長域1200-2200 nm（8300-4500 cm^{-1}）の吸光度を経時的な変化として3次元表示している。測定部位の粉体が高速で運動しているにもかかわらず安定した波形が得られていることがわかる。さらにはコーティングの進行に伴い波長全域での吸光量が増加している。これはコーティング被膜や数ミクロンの細かい粒子の凝集による粒子成長により測定部位の粉体層の空隙が増加することで，①入射した近赤外分析光が粉体層の空隙を通過，②反射光の粉体層内での光路長が長くなった，これらの理由により反射量が低下し波長全域の吸収量が増加したと考えられる。サンプリングで得たコーティング粒子の平均粒子径とサンプリング時点に得られた原スペクトル測定結果の全波長を多変量解析ソフトで相関性を求めたところ各々の相関係数R^2は0.984（Test 1），0.997

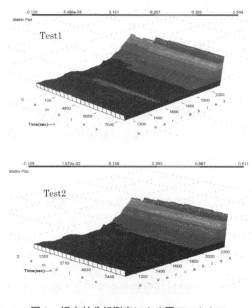

図1　近赤外分析測定による原スペクトル

第6章 計測・特性評価技術

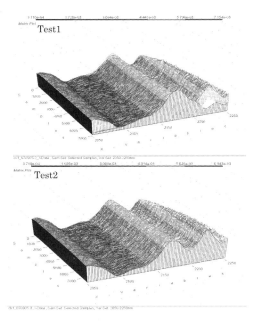

図2 近赤外分析測定による1次微分スペクトル

(Test 2) の高い相関を示し, ベースラインの上昇と平均粒子径の増加が関係付けられたことを示した。つづいてコーティングしたエチルセルロースの吸収波長である2050-2250 nm（4800-4400 cm^{-1}）にて1次微分処理したスペクトル結果を図2に示す。スペクトルを微分処理することで先述した物理的な粒子径変化によるベースラインの上昇が取り除かれ, 微分スペクトルの吸光量の増加はエチルセルロース成分の増加を表している。特に2200 nm（4500 cm^{-1}）付近に吸光量の増加を確認することができる。ここで理論コーティング率（投入した乳糖質量に対するスプレーしたコーティング液中の固形分量の比率）とサンプリング時点に得られた1次スペクトル測定結果を2050-2250 nm（4800-4400 cm^{-1}）の波長域にて多変量解析ソフトで相関性を求めた。理論コーティング率との各相関係数R^2は0.991（Test 1）, 0.996（Test 2）の良好な相関を示し, 解析に選択した波長域がエチルセルロース成分の吸収波長域であることを示している。つづいて平均粒子径及び理論コーティング率の相関（予測モデル）をそれぞれの条件に適用し, コーティングプロセス中に得られたすべてのスペクトルについて平均粒子径及びコーティング率の予測結果を図3に示す。各表にはサンプリング時点の粒子径及び理論コーティング率を併記した。いずれの条件でもコーティング時間の経過とともにコーティング率が一定の増加率にて増加するような結果を得た。平均粒子径についてはTest 1の方が実測値に近い予測値を示している。先の相関性からもTest 2の条件の方が良好な相関が得られており, これらが予測値に影響していると考えられる。

② アセトアミノフェン原薬微粒子へのコーティング

医薬品製剤開発のための次世代微粒子コーティング技術

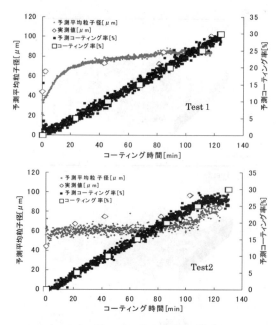

図3　コーティングプロセス中における平均粒子径と理論コーティングの予測

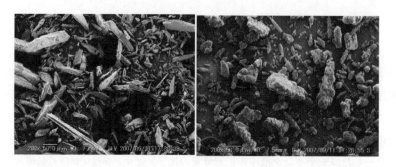

写真3　SEM観察結果（アセトアミノフェン原薬へのコーティング）

　アセトアミノフェン原末は難流動性原薬であるため，流動化剤アエロジルの添加によって装置内で流動を補助した。アセトアミノフェン微粒原薬及びコーティングで得られた粒子のSEM観察結果を写真3に示す。針状の微小結晶がエチルセルロースで被覆されていることが確認できる。ここでは実際にコーティングされた実被膜量とスペクトルとの間にて相関を求め，各々の条件の実被膜量の予測を試みた。解析ソフトに組み込まれた自動解析を実施したところ，同じスペクトル処理及び同じ波数（波長）域にて良好な相関が得られたのは，スペクトル処理は1次微分処理，波数（波長）域は7500-5400 cm^{-1}（1320-1850 nm）の解析結果であった。寄与率R^2は96.8％（Test 1），96.64％（Test 2）。各々の予測モデルから得られるコーティング率の予測値を図4に示す。仕込み量が異なることによるコーティング量の増加率が違いを示す結

第6章　計測・特性評価技術

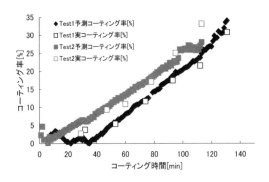

図4　実コーティング率のプロセス予測

果が得られている。またTest 1についてはコーティング初期には予測コーティング率が低い結果を示す。これはコーティング初期の流動性が悪く，測定部付近における粒子の滞留状態を捉えたものと推測される。一方，Test 2についてはTest 1の製品排出後に続けて実施したため，流動層内面へのコーティング粒子の付着が装置内面のすべりを向上させ，初期からの流動性を確保したため良好な予測ができていると考えられる。

1.4　さいごに

2つのモデル粉体を用いた微粒子コーティングプロセスを近赤外分光技術にて重要品質であるコーティング率や粒子径を捉えることができることがわかった。コーティング率についてはより巾広い予測モデルをつくることによってより良好な品質モニターが期待される。一般的には粒子総表面積が大きいために多くのプロセス時間を必要とすることから多くの外乱が想定される微粒子コーティングプロセスの品質を管理できる手法として口腔内速崩錠製造を効率化しうる方法の一つとして技術適用が期待される。

文　　献

1)　平成19年度標準処方研究会（2007）
2)　平成20年度政策創薬総合研究推進事業，研究成果等普及啓発事業，研究発表会（2008）
3)　第9回医薬品品質フォーラムシンポジウム講演要旨集，p54-61（2010）
4)　長門琢也，*PRAM TECH JAPAN*，**28**(4)（2012）

2 レーザー励起ブレークダウン分光法を用いた顆粒製剤のコーティング被覆量評価

新瀬俊太郎[*1]，横山　誠[*2]

2.1　はじめに

　製剤のコーティングは主薬の光安定性向上，徐放性・腸溶性の制御，におい・味のマスキングなどさまざまな機能として利用されることから，製造時のコーティング被覆量の評価は非常に重要となる。錠剤の場合，コーティング工程の前後で錠剤の重量を量ることで，コーティングの被覆量を求めることができる。一方，顆粒や微粒子の場合，各粒子の質量に分布があり，顆粒数を数えることも困難であることから，錠剤のようにat lineで簡便にコーティング被覆量を算出することはできない。顆粒や微粒子のコーティング量の評価では，近赤外分光（NIR）を用いた方法が報告されているが，特異性が低いことから統計的手法が利用されている。そのため，試験法を確立するために多くの実験データの取得と解析及びメンテナンスを繰り返す必要があり，現場へ導入するハードルとなっている。一方，レーザー励起ブレークダウン分光法（Laser Induced Breakdown spectroscopy: LIBS）は，元素を特異的に測定できるため，多くの実験データを取得する必要がなく，簡便且つ迅速に顆粒や微粒子のコーティング被覆量を測定できる。

2.2　レーザー励起ブレークダウン分光法（LIBS）

　LIBSは，元素を定性的・定量的に評価できる装置である[1,2]。高エネルギーのパルスレーザーを試料に直接照射してプラズマ（イオンと電子の状態）を発生させ，元素固有の波長光を捉える手法である（図1）。パルスレーザーの照射時，プラズマは複数の遷移状態を経て発生する（図2）。試料の前処理は必要なく，測定時間は1パルスあたり1秒以下と非常に短いため，簡便且つ迅速な測定が可能である。測定回数に依存するが，約数十秒で1検体の測定及び結果の取得ができる。また，各元素固有のプラズマを300～1000 nmの広範囲な波長領域で捉えることができるため，対象物質を複数選択して同時に評価することも可能である。測定対象は固体に限定されず，液体及び気体の評価も可能であり，幅広い分野での応用が期待されている分析機器である。また，米国薬局方（U. S. Pharmacopeia）のPLASMA SPECTROCHEMISTRYの項目にも記載されているため，信頼性の高い手法といえる。

　医薬品開発においては，錠剤のコーティング被膜の評価[3]，錠剤中の主薬成分の均一性の評価[4]，ステアリン酸マグネシウムの分散状態の評価[5]及び主薬のマイグレーションの評価[6]などのLIBSを用いた応用事例が報告されている。また，バイオメディカルの分野においても，歯の石灰化の評価，胆石や腎臓結石の成分分析など，生体組織を対象とした様々な測定例が報告されている[7]。

---

*1　Shuntaro Arase　エーザイ㈱　ファーマシューティカル・サイエンス＆テクノロジー
　　　　機能ユニット　製剤研究部　研究員
*2　Makoto Yokoyama　エーザイ㈱　ファーマシューティカル・サイエンス＆テクノロジー
　　　　機能ユニット　製剤研究部　主幹研究員

第6章 計測・特性評価技術

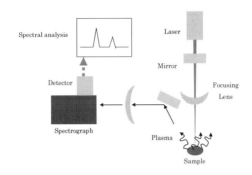

図1　LIBSの装置概要

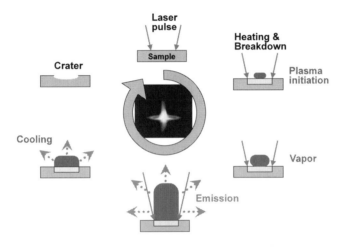

図2　LIBS測定サイクルの概略図

　一方，製造中で起こるトラブルの原因追求ツールとして，2次元や3次元の評価技術が注目されている。その中で，LIBSは3次元で組成成分を同定できる唯一の技術となっている。既存の3次元評価技術としてX線CTが挙げられるが，組成成分を同定できないため，製剤のように多成分が混在した対象物では汎用性が高いとは言い難い。また，新しい技術として核磁気共鳴分光やテラヘルツ分光をベースとした機器もあるが，現場で要望されるような解像度及び測定スピードを有しているものは存在していない。LIBSは，これら分析技術とは異なり破壊試験となるが，対象物を3次元で評価し，各成分の分布を簡便に知ることができるため，医薬品開発において非常に有用なツールとなる。

2.3　LIBSを用いた顆粒剤のコーティング被覆量評価

　LIBSは元素固有のスペクトルを検出するため，極めて特異性が高い方法である。例として，固形製剤の着色や光遮蔽効果を目的として汎用的に添加する酸化チタン（TiO_2）を測定した結果を

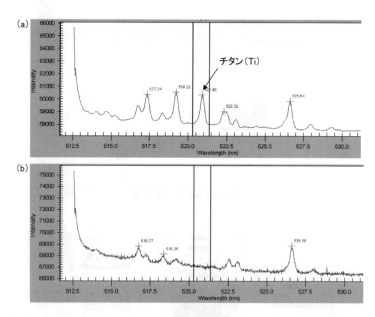

図3 酸化チタンを含有する顆粒剤のLIBSスペクトル(a),酸化チタン含有しない顆粒剤のLIBSスペクトル(b)

示す。処方中に0.4%のTiO_2を含有する製剤をLIBSで分析した結果,チタン元素(Ti)に特有な521 nm付近の波長にピークが認められた(図3)。一方,TiO_2を含有しない顆粒剤を測定した結果,該当する波長付近にピークを認めなかった。一般的に,製剤を分析する場合,添加される賦形剤の種類が多いため,他成分のピークが測定を妨害する場合が多い。しかし,LIBSは複雑な処方系に対しても,高い特異性を有している。

LIBSのシグナル強度は,レーザーを照射したときのプラズマ化された対象物の量に比例するため,対象物の物性(硬度など)に影響される。また,顆粒剤及び微粒子のコーティング量の評価にLIBSを適用する場合,レーザー照射時に分析対象物が飛散するため,測定ばらつきが大きくなるという欠点もある。そこで,測定ばらつきを抑え,正確にコーティング量を算出するための手法として,内部標準法及び重量補正法が適応できる。

2.3.1 内部標準法

内部標準法は,レーザー照射時の顆粒飛散や測定部位の物理的な状態の違いによる測定ばらつきを抑えるために,処方中から内部標準物質を選定し,目的物質と同時に測定することで補正をおこなう手法である。また,顆粒剤及び微粒子のコーティング量の評価へ適応する場合には,製剤1粒子を測定対象とするのではなく,多くの粒子を測定し,その平均値から製剤全体としてのコーティング量を算出する。したがって,母集団の結果を反映した再現性の高い定量結果を得ることができる。

モデルとして,処方中に含有するマグネシウム(Mg)を内部標準物質として選定し,コーティング被膜中に含まれるチタン(Ti)を分析し,そのコーティング被覆量を算出した例を示す。

第6章 計測・特性評価技術

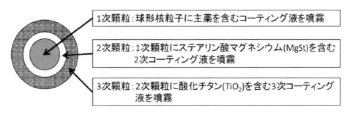

図4 内部標準法の評価に使用した微粒子製剤

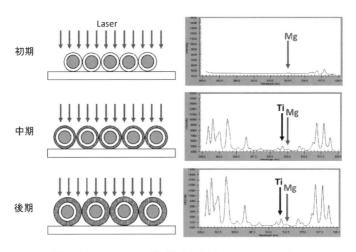

図5 各コーティング工程時におけるLIBSスペクトル

測定には図4に示す3層から成る直径約1mmの微粒子製剤を用いた。球形核粒子に主薬を含む溶液を噴霧して，1次顆粒（素顆粒）を調製し，ステアリン酸マグネシウム（MgSt）を含む2次コーティングを施し，2次顆粒を得た。さらに，酸化チタン（TiO_2）を含む3次コーティングを行い，3層からなる微粒子製剤を製造した。本実験では，2次コーティング被膜中のMgを内部標準として，3次コーティング被膜中のTiを分析することで，3次コーティング工程における被膜量を算出した。

コーティング工程中に経時でサンプリングした試料を，測定フォルダー表面に粒子同士が重ならないよう一層にして配置し，Ti及びMgを分析対象としてLIBS測定（レーザー強度：50mJ，検出遅れ時間：1μs，露光時間：1μs，測定サイト：25，レーザー照射回数：50）を実施した。理論上は，測定フォルダーに配置されている粒子製剤は全数破壊されていることになるが，実際は，レーザーの当たり具合によって，1粒子の全量が破壊されたり，部分的に破壊されたりしているものが混在している。測定結果を3次元で確認したところ，定量性が得られるような分布ではないが，これらの結果を平均値として求めることで，ばらつきは改善され，定量性を確保することができる。

3次コーティング工程の初期，中期，後期でサンプリングしたコーティング量の異なる粒子製

241

剤の測定イメージ及びそのときの典型的なLIBSのスペクトルを図5に示す。コーティングの初期段階では，3次コーティング層はなく，2次コーティング層に含まれるMgのピークのみ認められるが，コーティングが進んだ中期，後期では，3次コーティング層のTi固有のピークが確認される。測定時のばらつきによりMg量とTi量は増減するが，2次顆粒部に含有するMgを内部標準としてTi/Mgのシグナル強度比を算出し，コーティング量との相関を確認したところ，良い相関関係（相関係数：0.994）が得られた。

2.3.2 重量補正法

2.3.1項では，素顆粒部に含有する成分とコーティング部に含有する成分を測定し，コーティング被覆量を算出する内部標準法を述べた。本項では，コーティング部に含有する成分のみを指標として測定する重量補正法を紹介する。LIBSを用いて顆粒を分析する場合，レーザー照射時に顆粒が飛散するため，素顆粒部に内部標準物質がない場合の測定は困難である。そこで，顆粒を粉砕・均一化し，固めてディスクを形成することで，測定対象の飛散を抑制できる。さらに重量補正を行うことで，対象物の物性の違いによる測定ばらつきを低減することも可能となる。具体的な測定の手順を以下に示す（図6）。

① コーティング顆粒を粉砕し，素顆粒部とコーティング部を均一化する。
② 均一化した粉体でディスクを形成する。
③ ディスクの重量を測定する。
④ LIBSで分析を行い，コーティング処方中の対象成分の量を測定する。
⑤ 分析後のディスクの重量を測定する。
⑥ 測定前後の重量差とコーティング処方中の成分の量からコーティング被覆量を計算する。

直線性を確認するため，処方中に酸化チタンを0.4〜1.2％の濃度範囲で添加した顆粒剤をLIBSで分析した。各酸化チタン量に対するチタンのシグナル強度をプロットすると良好な相関関係（相関係数0.991）が得られた（図7）。

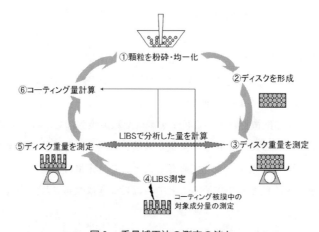

図6　重量補正法の測定の流れ

第6章　計測・特性評価技術

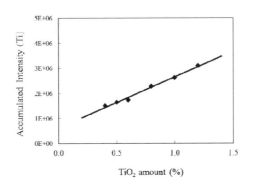

図7　酸化チタン添加量とチタンのシグナル強度の関係

表1　工程中における経時でのコーティング被覆量

コーティング時間 (分)	LIBS(重量補正法)で 算出したコーティング 被覆量(mg)	主薬含量から算出した コーティング 被覆量(mg)
180	55	57
210	66	66
240	72	76
270	84	87
300	92	98

(素顆粒400 mg当たりのコーティング被覆量)

　コーティング被覆量を算出した例として，4％の酸化チタンを含むコーティング液を素顆粒に被覆した製造実験の結果を述べる。コーティング工程中に，経時でサンプリングした被膜量の異なる顆粒剤をそれぞれ上述した手順で調製し，チタン元素を対象としてLIBS測定（レーザー強度：50 mJ，検出遅れ時間：22 s，露光時間：11 s，測定サイト：21，レーザー照射回数：50）を実施した。また，素顆粒部に含まれる主薬成分をHPLCで定量し，単位顆粒量当たりの主薬量を求める方法によってもコーティング被覆量を算出し，本重量補正法の妥当性を検証した。その結果，表1に示すように，コーティング工程の各ポイントにおいて，LIBS（重量補正法）で算出したコーティング被覆量と主薬含量から算出した結果は同等であった。この結果から，重量補正法を用いることにより，顆粒剤のコーティング被覆量評価にLIBSを適用できることがわかる。

2.4　おわりに

　本節では，レーザー励起ブレークダウン分光法（LIBS）を用いた顆粒製剤のコーティング被覆量評価について紹介した。顆粒剤のコーティング量は目的とする製剤の機能を確保するために非常に重要となる。LIBSは特異性が高く，また簡便に測定することが可能であるため，コーティング量の評価として非常に有用である。さらに，LIBSはコーティング量の評価のみならず，主薬及

び賦形剤成分の分散性を3次元で評価することができ，処方設計や工程中のトラブル解決のための原因追求ツールとしても有用である。LIBSの特性を理解し，有用性を探求することは，効率的な医薬品開発を進める上で重要と考える。

文　　献

1) Andrzej W. Miziolek *et al.*, *"Laser-Induced Breakdown Spectroscopy(LIBS)"* CAMBRIDGE UNIVERSITY PRESS（2006）
2) D. A. Rusak *et al.*, *Critical Reviews in Analytical Chemistry*, **27**, 257（1997）
3) Mowery, Mark D. *et al.*, *J. Pharm. Biomed. Anal.*, **28**, 935（2002）
4) M. Yokoyama *et al.*, *J. Pharmaceutical Science and Technology, Japan 68 Supplement*, 34（2008）
5) St-Onge, Louis *et al.*, *J. Pharma. Pharmaceuut. Sci.*, **8**, 272（2005）
6) M. Yokoyama *et al.*, *Chemical & Pharmaceutical Bulletin*, **58**, 1521（2010）
7) S. J. Rehse *et al.*, *J. Medical Engineering & Technology*, **36**, 77（2012）

3 数値シミュレーションによる流動層内の粒子流動挙動の解析

田中敏嗣[*1], 川口寿裕[*2]

3.1 離散要素法と粒子流動化挙動数値予測技術

　計算機の発達により，様々な装置の開発や設計に数値解析技術が広く用いられるようになっており，微粒子コーティングで幅広く用いられる流動層内での粒子流動化挙動についてもその例外ではない。1979年にCundallとStrack[1]により離散要素法（Discrete Element Method，以後DEM）が提案されると，粒子間接触が重要となる高濃度の粒子流動に対して粒子レベルのモデルによる数値解析が可能となり，その後，粒状体の挙動を興味の対象とする様々な分野への応用が進展した。流動層内における流動化挙動の予測のためには，流体の流れ場と粒子群の挙動を両者の相互作用を考慮して解く必要があるが，これは川口ら[2]により提案されたDEMと数値流体力学（CFD）のカップリングモデルと数値解析手法（以後，DEM-CFDカップリング法）によって可能となった。

　DEMは個々の粒子運動を追跡する数値解析手法であるため，それにより取り扱える粒子数は計算機の能力に大きく依存する。近年では，計算機環境の発達により，数百万個から数千万個オーダーに及ぶ粒子数を取り扱うことも現実的となっており[3]，今後，さらに機器開発や設計のための応用が拡大することが期待されている。本節では，DEM-CFDカップリングモデルの基礎とその流動予測能力，およびその粒子流動化予測技術の現状について述べる。

3.2 DEM-CFDカップリング法

　流動層や噴流層における流動現象を理解するには，粒子スケールに比べれば大きいが，装置スケールに比べれば小さなメゾスケール構造の挙動を把握することが重要となる。DEM-CFDカップリング法[2]はこの視点で開発された数値シミュレーション手法である。本項ではDEM-CFDカップリング法について簡単に説明する。本手法の詳細については既往論文や解説等を参照されたい[2,4~6]。

　流体相の運動は，空間的に平均化された基礎式[7]を解くことで求める。連続の式および運動方程式を以下に示す。

$$\frac{\partial \varepsilon}{\partial t} + \frac{\partial (\varepsilon u_j)}{\partial x_j} = 0 \tag{1}$$

$$\frac{\partial}{\partial t}(\varepsilon u_i) + \frac{\partial}{\partial x_j}(\varepsilon u_i u_j) = -\frac{\varepsilon}{\rho_f}\frac{\partial p}{\partial x_i} + \frac{\varepsilon}{\rho_f}\frac{\partial \tau_{ij}}{\partial x_j} + f_{pi} + \varepsilon g_i \tag{2}$$

ここで，εは空隙率，uは流体速度，ρ_fは流体密度，pは圧力，τはせん断応力，f_pは粒子-流体

---

*1　Toshitsugu Tanaka　大阪大学　大学院工学研究科　機械工学専攻　教授
*2　Toshihiro Kawaguchi　関西大学　社会安全学部　准教授

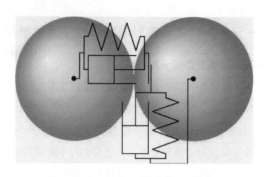

図1　DEM接触力モデル

間相互作用，gは重力加速度である。粒子-流体間相互作用項は実験的な相関式[8~10]に基づいて与えられる。混相流中のせん断応力項の扱いは未解決問題の1つであり，流動層や噴流層のように高濃度な流れにおいては無視されることも多い。

固体粒子相に対しては，個々の粒子運動を離散的に追跡する。並進および回転運動は次式のNewtonの運動方程式を数値積分することで求められる。

$$\ddot{x} = \frac{F}{m} \tag{3}$$

$$\dot{\omega} = \frac{M}{I} \tag{4}$$

ここで，Fは粒子に作用する力，mは質量，Mは粒子に作用するトルク，Iは慣性モーメントである。B粒子やD粒子からなる流動層や噴流層内の粒子に作用する力としては，重力，流体力，粒子間および粒子-壁面間接触力が支配的であると考えられるが，A粒子やC粒子に対しては，静電気力やvan der Waals力などもモデル化し，組み込む必要がある。流体力は(2)式のf_pの反作用として与える。接触力は図1に示すDEM[1]でモデル化する。

3.3　流動層および噴流層への適用例とその検証
3.3.1　矩形容器内流動層

まず，川口ら[2]がDEM-CFDカップリング法を初めて2次元流動層に適用した例を紹介する。幅150 mmの矩形容器内に密度2700 kg/m³，直径4 mmの球形粒子を2400個充填し，底部中央の幅10 mmのノズルから気体を流入させる計算を行った。また，結果の検証のため，同条件の実験を行った。ただし，計算は粒子1層の完全な2次元であるが，実験では奥行き方向に22 mmの厚さをもつ装置が用いられた。気泡の発生，上昇，崩壊といった気系流動層の特徴的な流動現象も含めて，気体速度の増加に伴う流動パターン変化が計算と実験とで一致することが確認された。発生する気泡の大きさや形状も一致し（図2），さらに，層内の圧力変動を比較することで，気泡発生周期が一致することも確認された。

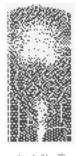 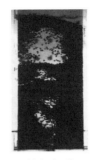

(a) 計　算　　　　　　(b) 実　験

図2　2次元流動層における気泡

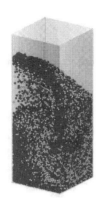 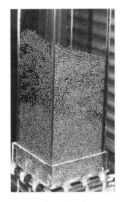

(a) 計　算　　　　　　(b) 実　験

図3　3次元流動層における粒子流動

　次に，粒子および流体の運動を3次元に拡張することで，3次元流動層に対してDEM-CFDカップリング法を適用した例を示す[11]。一辺150 mmの矩形容器内に上記と同じ粒子を8万個充填し，底面から気体を一様に流入させた。同条件の実験と比較したところ，計算と実験とで流動パターンがよく一致することが確認された（図3）。

3.3.2　噴流層

　円筒容器内噴流層にDEM-CFDカップリング法を適用した例を示す[12]。直径152 mmの円筒容器の下部に60°の勾配をもつ円錐部が接続されており，空気は底面中央の直径19 mmのノズルから流入する。ここに直径3 mm，密度2500 kg/m^{3}の球形粒子を20万個充填した。粒子運動については計算領域内に存在する全粒子の3次元運動をDEMで追跡したのに対して，流体運動は軸対称性を仮定した2次元計算で求めた。

　噴流化開始速度以上の速度で空気を流入させると，図4に示すように，噴流部，ファウンテン，環状部が定常的に形成され，安定した粒子循環パターンが得られた。図5は噴流部における粒子

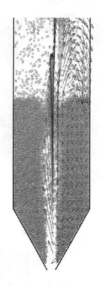

図4　噴流層内粒子速度

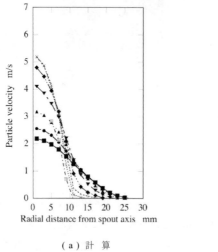 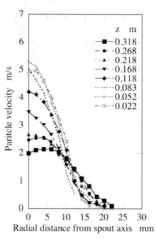

（a）計算　　　　　　　　　　　　（b）実験

図5　噴流部における半径方向粒子速度分布

速度分布をHeら[13]が光ファイバープローブによる計測で得た実験結果と比較したものである。両者がよく一致していることが確認できる。

　流動層や噴流層のように粒子が高濃度に存在する流れでは，内部の流動状態の直接観察が困難であり，様々な非接触・非破壊の計測手法の適用が試みられている[14]。ここでは，MRI（磁気共鳴画像法）を噴流層内の粒子流動に適用した例を紹介する[15]。MRIは核磁気共鳴現象を利用して水素原子核の空間分布を求めるものである。また，位相情報を利用することで，速度分布を得る

第6章　計測・特性評価技術

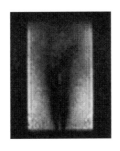
（a）MRI画像

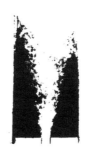
（b）ビデオ画像

図6　2次元噴流層における噴流部

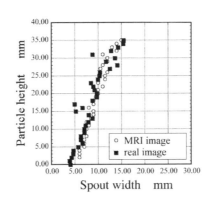

図7　噴流部形状の比較

こともできる。

　まず，幅30mmの2次元噴流層に対して，ビデオによる直接撮影画像とMRI画像とで噴流部形状の比較を行った（図6）。MRIで粒子の空間分布を得るため，ビタミンE（$C_{29}H_{50}O_2$）をゼラチンでコーティングした球形カプセル粒子（直径1mm，密度1000kg/m^3）を用いた。画像を二値化して噴流部幅の高さ方向変化をプロットしたところ，両者が定量的によく一致し，MRI画像が噴流層内の粒子流動に適用できることが確認された（図7）。

　次に直径30mmの円筒容器内に上述のカプセル粒子を充填した3次元噴流層内環状部に対して，位相法による速度分布計測を行った。結果を図8に示す。底面からの高さが20mm，30mmの位置においては，粒子は半径方向位置に関わらずほぼ一定の速度を持ち，側壁近傍を除いて1次元的に粒子が降下していることがわかる。一方，高さ5mm，10mmの位置においては，側壁に近づくにつれて粒子速度がゼロに近づき，容器隅付近で粒子滞留部が存在することを示している。これらの点において，計算と実験とでよく一致している。

　ここではMRIの撮像法として，最も一般的なスピンエコー法を用いた。スピンエコー法では1枚の画像を取得するのに数十秒以上の時間がかかる。噴流層内の流動は図4に示したようにほぼ

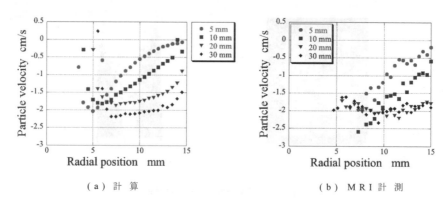

(a) 計　算　　　　　　　　　(b) MRI計測

図8　環状部における粒子速度分布

定常であるため，スピンエコー法でも特に問題はないが，気泡流動層のように非定常な現象の瞬間的な画像を得ることはできない。近年はEPI[16]，RARE[17]，FLASH[18]といったMRIの高速撮像法が進歩しており，流動層内の非定常な現象に対してもMRIで計測する試みがなされている[19〜21]。

3.4　DEM-CFDカップリング法の展開

3.4.1　大規模計算

クラスター型コンピュータによる並列計算はDEM-CFDカップリング法による大規模計算に適した手法であり，これを用いて3.3.1項目で示した計算と同じ粒子と気流の組み合わせに対して3次元流動層の流動化挙動の大規模計算が行われている[3]。図9は，一辺が1.2mの正方形断面形状をもつ流動層内での，粒径4mmの球形粒子450万個の流動化挙動の計算結果である[3]。容器底部からは一様な気流の流入が与えられているが，図から分かるように多数の気泡の発生を伴った複雑な流動が再現されている。計算結果に対して空隙率の等値面を表示することにより，流動層内部での気泡の3次元構造を観察することもでき，実験に比して，数値解析は3次元流動化挙動の

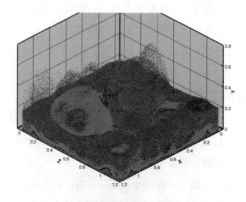

図9　3次元流動層の大規模流動解析

第6章 計測・特性評価技術

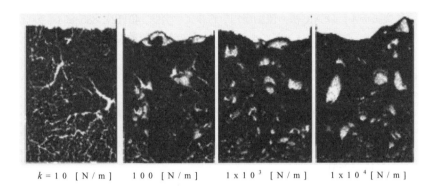

図10 付着性粒子の流動化挙動に対するバネ定数の影響

内部構造を把握するのに優れている。

3.4.2 微粒子系への展開

A粒子流動層のように微粒子を含む問題では粒子の付着力が問題となる。付着力の影響をDEMに加えるには，接触している粒子間に付着力に相当する引力を付加すればよい。ただし，DEMに付着力を付加する場合にはDEMモデル中のバネ定数に関して注意が必要である。接触粒子間に一定の付着力を与え，DEMの接触力モデル中のバネ定数を変えたときの流動パターンの計算結果を図10に示す[22]。図から分かるように，計算モデル中の付着力が一定であってもバネ定数が小さいほど流動に対する付着力の影響は大きく現れる。計算におけるこの問題を解決するためには，粒子衝突時の付着反発挙動に対する付着力の影響を考慮する必要があり，その様な付着力の動的な効果を考慮した動的付着力モデルが提案されている[22]。

文　献

1) Cundall, P. A. and O. D. L. Strack, "Discrete numerical model for granular assemblies", *Geotechnique*, **29**, 47-65 (1979)
2) 川口寿裕, 田中敏嗣, 辻裕, "離散要素法による流動層の数値シミュレーション（噴流層の場合）", 日本機械学会論文集（B編）, **58**(551), 2119-2125 (1992)
3) Tsuji, T., K. Yabumoto and T. Tanaka, "Spontaneous structures in three-dimensional bubbling gas-fluidized bed by parallel DEM-CFD coupling simulation", *Powder Technology*, **184**(2), 132-140 (2008)
4) 田中敏嗣, "中―高濃度固気二相流の数値解析モデル", 粉体工学会誌, **35**(10), 726-734 (1998)
5) 田中敏嗣, "計算粉体工学「第3章　粒子力学, 3.3粗粒子混相流, 3.3.3中および高濃度混

相流（衝突モデル，DSMC法，流動層）」", 粉体工学会誌, **40**(12), 885-894（2003）

6) 日本機械学会, "計算力学ハンドブックⅢ　原子／分子・離散粒子のシミュレーション", 丸善（2009）

7) Anderson, T. B. and R. Jackson, "A fluid mechanical description of fluidized bed", *I&EC Fundamentals*, **6**(4), 527-539（1967）

8) Ergun, S., "Fluid flow through packed columns", *Chemical Engineering Progress*, **48**(2), 89-94, 1952.

9) Wen, C. Y. and Y. H. Yu, "Mechanics of fluidization", *Chemical Engineering Progress*, **62**(62), 100-111,（1966）

10) Di Felice, R., "The voidage function for fluid-particle interaction systems", *International Journal of Multiphase Flow*, **20**(1), 153-159（1994）

11) 川口寿裕，福嶋正造，田中敏嗣，辻裕, "矩形容器内流動層の3次元流動解析", 第4回流動層シンポジウム講演論文集, 517-523（1998）

12) Kawaguchi, T., M. Sakamoto, T. Tanaka and Y. Tsuji, "Quasi-three-dimensional numerical simulation of spouted beds in cylinder", *Powder Technology*, **109**, 3-12（2000）

13) He, Y.-L., S.-Z. Qin, C. J. Lim and J. R. Grace, "Particle velocity profiles and solid flow patterns in spouted beds", *The Canadian Journal of Chemical Engineering*, **72**, 561-568（1994）

14) Chaouki, J., F. Larachi and M. P. Dudukovic, "Noninvasive tomographic and velocimetric monitoring of multiphase flows", *I&EC Research*, **36**, 4476-4503（1997）

15) Kawaguchi, T., T. Yoshida and Y. Tsuji, "MRI measurement of particle velocity in spouted bed", *Journal of the Japanese Society for Experimental Mechanics*, **7**, 12-16（2007）

16) Mansfield, P., "Multi-planar image formation using NMR spin echoes", *Journal of Physics C : Solid State Physics*, **10**, L55-L58（1977）

17) Henning, J., A. Nauerth and H. Friedburg, "RARE imaging : a fast imaging method for clinical MR", *Magnetic Resonance in Medicine*, **3**, 823-833（1986）

18) Haase, A., J. Frahm, D. Matthaei, W. Hänicke and K. -D. Merboldt, "FLASH imaging, rapid NMR imaging using low flip-angle pulses", *Journal of Magnetic Resonance*, **67**, 258-266（1986）

19) Fennel, P. S., J. F. Davidson, J. S. Dennis, L. F. Gladden, A. N. Hayhurst, M. D. Mantle, C. R. Müller, A. C. Rees, S. A. Scott and A. J. Sederman, "A study of the mixing of solids in gas-fluidized beds using ultra-fast MRI", *Chemical Engineering Science*, **60**, 2085-2088（2005）

20) Müller, C. R., D. J. Holland, J. F. Davidson, J. S. Dennis, L. F. Gladden, A. N. Hayhurst, M. D. Mantle and A. J. Sederman, "Rapid two-dimensional imaging of bubbles and slugs in a three-dimensional gas-solid two-phase flow system using ultrafast magnetic resonance", *Physical Review E*, **75**, 020302（2007）

21) Müller, C. R., J. F. Davidson, J. S. Dennis, P. S. Fennel, L. F. Gladden, A. N. Hayhurst, M. D. Mantle, A. C. Rees and A. J. Sederman, "Rise velocity of bubbles and slugs in gas-fluidized beds: ultra-fast resonance imaging", *Chemical Engineering Science*, **62**, 82-93

(2007)
22) Kobayashi, T., N. Shimada and T. Tanaka, "DEM-CFD coupling simulation of fluidized behavior of Geldart's group A particles (a contact force model for expressing adhesion force)", *Proc. of ASME-JSME-KSME Joint Fluids Engineering Conference 2011*, Hamamatsu, Japan, 12011 (2011)

4 メカノフュージョン処理による粒子の表面物性改質

寺田勝英[*]

4.1 はじめに

　錠剤は内服固形製剤の中で最も繁用される剤形であり，取り扱いの簡便さ，服用のしやすさ，苦味マスキングや遮光性などの機能付与が可能であることなど，他の剤形と比較して多くの優れた特性を有している。数多くの製剤が使用されている中で，錠剤が約半分を占めており，このことからも錠剤が優れた剤形であることがわかる。

　錠剤は，打錠工程では成形性に優れることが求められるが，使用時には投与後消化管において速やかな崩壊性・溶出性求められ，相反した特性を同時に満足させなければならない。すなわち，衝撃に対しては抵抗性を示し，生体に投与されてからは速やかに消化管内で崩壊し，溶解，吸収されることが求められる。よって，適切な硬度と速やかな崩壊・溶解性を兼ね合わせて持つバランスの良い製剤設計が望まれる。

　ここでは，成形性が不良な医薬品に乾式粒子コーティング技術として知られているメカノフュージョン処理を施し[1~3]，医薬品の表面改質を行うことで，錠剤の成形性向上と崩壊性・溶出性の改善を同時に達成できた事例について紹介する。さらに，メカノフュージョン処理が医薬品の物性をどのように変化させたのかを表面物性，すなわち表面自由エネルギー[4,5]の観点から解説する。また，医薬品粒子と乾式粒子コーティングに用いた添加剤がどのような状態でコーティング層を形成しているのかを大型放射光施設SPring-8赤外物性ビームラインを用いて解析した結果を紹介する。これらの結果をもとにメカノフュージョン処理した医薬品粒子の成形性及び溶出性改善のメカニズムについて述べる。

4.2 メカノフュージョン処理による粒子の表面状態

　医薬品には，低成形性・難溶解性のモデルとしてメフェナム酸[6,7]を用いた。また，乾式コーティング剤には，医薬品添加物として使用されている無機物のベントナイト及び合成ケイ酸アルミニウムを用いた。メカノフュージョン処理による粒子コーティングを行うのに，核粒子およびコーティング剤の粒子径はコーティング効率に影響する。ここでは，コーティング剤と核粒子の粒子径の比を100倍程度として行った。

　図1に再結晶化したメフェナム酸結晶及び10%の合成ケイ酸アルミニウムあるいは10%のベントナイトを用いてローター回転数5000 rpmでメカノフュージョン処理した試料の電子顕微鏡写真を示す。メフェナム酸の結晶表面は滑らかであるが，メカノフュージョンを行うことで，メフェナム酸表面に微細粒子の付着が観察され，コーティング層を形成することが確認された。合成ケイ酸アルミニウム2%添加ではコーティング剤が付着していない部分が多く，10%程度の添加で結晶表面全体が覆われることが確認された。図には示さないが電子顕微鏡写真からは，添加量10

---

[*] Katsuhide Terada　東邦大学　薬学部　教授

第6章　計測・特性評価技術

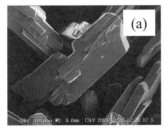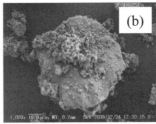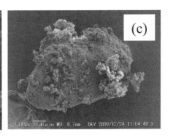

図1　メフェナム酸結晶およびメカノフュージョン処理品の電子顕微鏡写真
(a)再結晶したメフェナム酸，(b)メカノフュージョン粒子（10%合成ケイ酸アルミニウム），(c)メカノフュージョン粒子（10%ベントナイト）

%と20%，あるはローター回転数2000 rpmと5000 rpmで処理した試料間で表面状態の違いは確認されなかった。

4.3　メカノフュージョン処理による錠剤成形性への影響

　直接打錠用の標準処方であるラクトースとコーンスターチを90 mg（ラクトース：コーンスターチ＝7：3）添加した後，メカノフュージョン処理後の試料150 mg（医薬品含有量として）を直径7 mmの臼に充填し，圧縮圧1 tで油圧式打錠機を用いて調製した。また，比較としてメフェナム酸原末，および物理的混合物も同様の条件で錠剤を調製した。

　図2にメフェナム酸原末，物理的混合物，メカノフュージョン処理品を成形した錠剤の硬度を示した。メフェナム酸原末に比べて，物理的混合物ではそれほど硬度が増加しないのに対して，メカノフュージョン処理品では顕著に硬度が上昇した。また，2000 rpmで処理した試料よりも，5000 rpmで処理した試料の方が高い硬度を示した。合成ケイ酸アルミニウム，ベントナイトのどちらもメカノフュージョン処理により成形性が向上したが，ベントナイトで処理した方が硬度は上昇した。無機物をコーティングしたことによる医薬品の流動性改善及び粒子同士の結合性が増

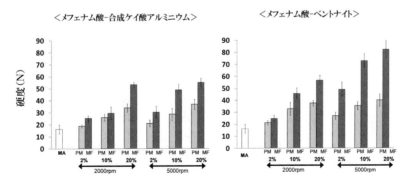

図2　メフェナム酸原末あるいはメカノフュージョン処理粉末から調製した錠剤の硬度
MA：メフェナム酸，PM：物理的混合物，MF：メカノフュージョン処理品

大し，成形性が向上したものと推定された。一般に，錠剤硬度が40N程度であれば衝撃に対する抵抗性は十分と考えられる。この結果から，ベントナイトあるいは合成ケイ酸アルミニウムとメカノフュージョン処理を行うことで充分な硬度を持つメフェナム酸の錠剤製造が可能であることが示された。

4.4 メカノフュージョン処理した粒子で成形した錠剤の崩壊性及び溶出性

メカノフュージョン処理した粒子を用いて成形した錠剤の崩壊性及び溶出性を検討した。崩壊試験，溶出試験ともpH6.8緩衝液（KH_2PO_4/$NaHPO_4$），試験温度37℃の条件で行った。

図3にメフェナム酸とメカノフュージョン処理した粒子で調製した錠剤の崩壊性を示す。未処理のメフェナム酸，およびメフェナム酸と2％のベントナイトでメカノフュージョン処理した錠剤は90分では崩壊しなかったが，10％あるいは20％のベントナイトでメカノフュージョン処理した錠剤の崩壊時間は30分以内となり，メカノフュージョン処理することで崩壊性が顕著に短縮することがわかった。ローター回転数2000rpmの処理ではベントナイト添加量10％の試料の崩壊時間が最も短くなった。また，5000rpmの処理では添加量を増すにつれて硬度が上昇するにもかかわらず，崩壊時間は短くなっていくことがわかった。以上のことから，メカノフュージョン処理において，崩壊時間が最も短くなる最適添加量があることが推察された。

未処理のメフェナム酸及びメカノフュージョン処理したメフェナム酸を標準処方で錠剤に成形し，パドル法で溶出試験を行った。溶出性は，試験開始後30分のメフェナム酸の溶出量からおおよその溶出速度（10^{-3}mmol/L/min）として算出した。図4はメフェナム酸及びメカノフュージョン処理品（5000rpm処理）で調製した錠剤からの溶出速度を比較したものである。合成ケイ酸アルミニウムでコーティングした粒子では若干の溶出速度の上昇がみられた。一方，ベントナイトでコーティングした粒子では，添加量10％，20％の粒子で成形した錠剤において顕著に溶出速

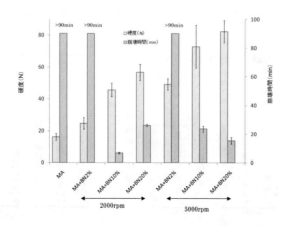

図3　メフェナム酸原末・およびBNとのメカノフュージョン処理品（MF）の硬度と崩壊時間
MA：メフェナム酸，BN：ベントナイト

第6章 計測・特性評価技術

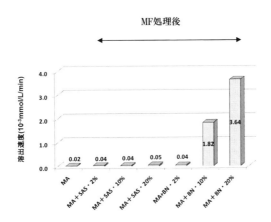

図4 メカノフュージョン（MF）処理にともなう溶出速度の増大
MA：メフェナム酸，SAS：合成ケイ酸アルミニウム，BN：ベントナイト

度が上昇した。メカノフュージョン処理を行うことで原末に比較して硬度が高いにも関わらず，原末よりも著しく速い溶出性を示す錠剤の調製が可能となった。

4.5 メカノフュージョン処理による粒子表面の改質と表面自由エネルギーから見た表面状態

メカノフュージョン処理により粒子の表面状態がどのように変化するのかを溶媒浸透法により表面自由エネルギーとして評価し図5に示した。メカノフュージョン処理前後で分散成分の表面自由エネルギー（γ_d）にはあまり違いがみられなかったが，極性成分の表面自由エネルギー（γ_p）はメカノフュージョン処理することで著しく増大することがわかった。これは，無機物をコーティングすることで医薬品粒子表面の親水性が増したことを示している。

図6にいくつかの条件でメカノフュージョン処理したメフェナム酸のγ_pとその粒子を用いて成

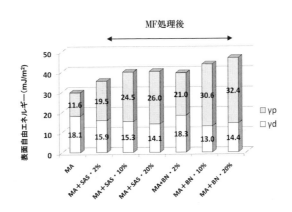

図5 メカノフュージョン（MF）処理前後における表面自由エネルギーの変化
MA：メフェナム酸，SAS：合成ケイ酸アルミニウム，BN：ベントナイト

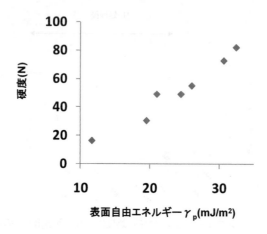

図6 極性成分（γ_p）の表面自由エネルギーと錠剤硬度との関係

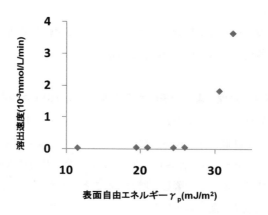

図7 極性成分（γ_p）の表面自由エネルギーと溶出速度との関係

形した錠剤の硬度の関係を示した。粒子のγ_pの値が大きくなるにつれ，錠剤の硬度が大きくなることがわかる。このことから，メカノフュージョン処理を行うと医薬品粒子表面の親水性が増し，そのために成形性が増大することが示された。すなわち，メカノフュージョン処理することで粒子表面がより親水性となり，そのことが粒子同士の結合性を強め，成形性が改善されたものと推察された。

図7にいくつかの条件でメカノフュージョン処理したメフェナム酸のγ_pと溶出速度との関係を示した。γ_pが大きな粒子で調製した錠剤ほど溶出速度が速くなる傾向が確認された。医薬品粒子表面の親水性の増加は成形性に影響を及ぼすだけでなく，錠剤のぬれ性も改善し，その結果，溶出性の向上に寄与したものと推察される。

4.6 核粒子とコーティング剤との粒子表面の相互作用の検討

核粒子であるメフェナム酸に無機物がどのように結合し，コーティング層を形成しているのかを検討するために，大型放射光施設SPring-8赤外物性ビームライン（BL43IR）により粒子の断面のマッピング測定を行った。図8に粒子断面のN-H基の吸収ピーク（3350〜3250 cm^{-1}）とC＝O基の吸収ピーク（1680〜1620 cm^{-1}）を示した。粒子の表面付近でN-H基とC＝O基の吸収が高波数側にシフトしていることが確認された。図9には，メフェナム酸と無機化合物界面で生じている推察される分子間相互作用の状態を示した。メフェナム酸は通常，N-H基とC＝O基で分子内水素結合，C＝O基とO-H基で分子間水素結合を形成している[8]。無機物とメカノフュージョン処理をすることにより，メフェナム酸の分子内及び分子間水素結合が切れ，無機物表面のO-H基とメフェナム酸表面のN-H基，C＝O基との間でそれぞれ新たな水素結合を形成したものと推察された。ピーク位置のシフトした状態から，メフェナム酸表面から約4 μmの深さに及ぶ範囲でメフェナム酸と無機物との相互作用が生じていることがわかった。よって，メカノフュージョン処理により物理的にコーティングが施されているだけでなく，核粒子とコーティング剤との間で

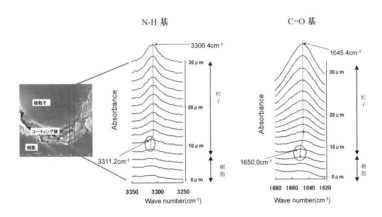

図8　粒子断面の赤外吸収スペクトル

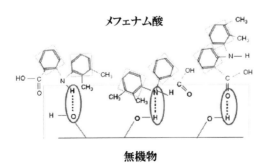

図9　粒子界面におけるメフェナム酸と無機物の相互作用

強固な分子間相互作用を生じていることが示された。

4.7 まとめ

　メカノフュージョン法を利用することにより，成形性，崩壊・溶解性が悪く，通常の製造方法では製剤化に困難をともなう医薬品結晶において，無機物をコーティングすることにより，十分な硬度と速い崩壊・溶解という相反する性質を備えた錠剤を容易に調製できる可能性が示された。成形性と崩壊・溶出性の改善は，無機物のコーティング処理による粒子表面の親水性の増加によることが示された。また，コーティング剤は医薬品との粒子界面において強固な分子間相互作用により結合していることが示された。低成形性，難溶性の医薬品製造において，メカノフュージョン処理による結晶表面処理は有用であることが示された。

文　　献

1) B. Philippe, et al., *KONA*, **23**, 109–125 (2005)
2) Y. Nagai, et al., *J. Soc. Powder Tech., Japan*, **43**, 640–647 (2006)
3) H. Yamamoto, et al., *Yakuzaigaku*, **64**, 245–253 (2004)
4) J. Badjik, et al., *Int. J. Pharmaceutics*, **269**, 393–401 (2004)
5) V. Puri, et al., *Eur. J. Pharmaceutical Sci.*, **40**, 84–93 (2010)
6) S. Park., et al., *Int. J. Pharmaceutics*, **321**, 35–41 (2006)
7) A. Bani-Jaber, et al., *Chem. Pharm. Bull.*, **55**, 1136–1140 (2007)
8) S. Romero, et al., *Int. J. Pharmaceutics*, **178**, 193–202 (1999)